护理学基础

Fundamentals of Nursing

主　编　陈晓莉　张　青

副主编　顾耀华　裴先波

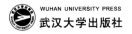

WUHAN UNIVERSITY PRESS

武汉大学出版社

图书在版编目(CIP)数据

护理学基础/陈晓莉,张青主编 . —武汉:武汉大学出版社,2018.11
(2024.4 重印)
ISBN 978-7-307-20659-5

Ⅰ.护… Ⅱ.①陈… ②张… Ⅲ.护理学—高等学校—教材 Ⅳ.R47

中国版本图书馆 CIP 数据核字(2018)第 267780 号

责任编辑:胡 艳 责任校对:李孟潇 整体设计:马 佳

出版发行:**武汉大学出版社** (430072 武昌 珞珈山)
(电子邮箱:cbs22@whu.edu.cn 网址:www.wdp.com.cn)
印刷:湖北云景数字印刷有限公司
开本:787×1092 1/16 印张:24.5 字数:578 千字 插页:1
版次:2018 年 11 月第 1 版 2024 年 4 月第 2 次印刷
ISBN 978-7-307-20659-5 定价:49.00 元

编 委 会

主　　编　陈晓莉　张　青

副 主 编　顾耀华　裴先波

编　　者　（以姓氏笔画为序）

孔令磷（湖北科技学院护理学院）

卢　吉（华中科技大学同济医学院附属同济医院）

齐小伟（长江大学医学部）

陈晓莉（武汉大学健康学院）

张　青（武汉大学健康学院）

顾希茜（武汉大学中南医院）

顾耀华（武汉大学健康学院）

聂　蓉（武汉轻工大学医学技术与护理学院）

裴先波（武汉大学健康学院）

编写秘书　余　昀（武汉大学健康学院）

前　言

随着全球人口老龄化加速、慢性疾病增多，以及人们健康保健需求的增加，护理人员被赋予了更多的角色和职责。但是，临床实践环境日益复杂，病人维权意识也逐渐增强，这在一定程度上使护理专业本科生的临床实践机会逐渐减少，影响了护生实践创新能力的提升。《中国护理事业发展规划纲要》明确提出，应加快护理教育改革，促进理论与实践融合，注重护生实践创新能力的培养；并且不断完善课程体系，突出护理专业特色，以适应社会经济的发展和满足人们的健康需求。

在此背景下，武汉大学 HOPE 护理学院在美国护理教育专家玛莎·柏翠妮博士（Dr. Marcia A. Petrini）的带领下，借鉴国际护理教育先进经验，对护理本科人才培养模式进行了一系列改革，构建了基于概念的整合性课程体系以及与国际接轨的同步式教学模式。在多项省级、校级教学研究项目的支持下，我院组织教师编写了该教材，以体现教学改革的成果，并为国内护理同仁在护理教学与研究方面提供参考。

"护理学基础"作为护理专业本科生必须掌握的专业基础课程，在教学模式上采用"理论教学—模拟实训—临床实习"同步教学，在教学内容上以护理基本理论与概念为主线进行编排，涵盖了护理的核心概念、基本技术及临床案例，在教学方法上采用"基于 SPOC 的翻转课堂混合式教学"，旨在为低年级护生适应同步式教学模式提供指引和帮助，同时也供教师同步式教学参考之用。

在多年的教学改革中，护理学院全体老师付出了大量辛勤的劳动和汗水。本教材的编写也得到了护理学院各位老师的大力支持，在此代表编委会对大家表示衷心的感谢！同时，感谢护理学院罗先武和张旭老师及研究生朱昱璇、李彤、龙文嘉、胡婉婷对本书的撰写所提供的帮助。本书的出版得到了武汉大学出版社的大力支持和帮助，在此一并表示感谢。

鉴于国内外护理高等教育的快速发展，也限于编者知识面的局限性，本书难免存在错误和不当之处，恳请广大读者不吝赐教，欢迎批评指正及提出宝贵意见。

陈晓莉　张青

2018 年 6 月

目　　录

第一章　护理学基本概念

学习目标

识记：1. 陈述护理学四个基本概念。
　　　2. 陈述护理概念的发展过程及其每个发展阶段的特点。
理解：1. 理解护理学四个基本概念对护理实践的意义。
　　　2. 分析护理学四个基本概念之间的关系。
应用：1. 运用护理学基本概念阐述如何促进护理实践的发展。
　　　2. 运用现代健康观阐述护士在健康促进中的作用。

概念是事物的特有属性，是人们在头脑中的反映，是理论体系形成和发展的起点和依据。在现代护理学中，护理学基本概念主要包括了人、健康、环境、护理。研究和探讨护理概念，分析护理概念的内涵及其内在关系，对于准确理解和更好地应用护理理论有着重要意义，同时也会直接影响护理工作的内容和范畴、护理研究领域、护士角色功能及其专业行为和护理学科的发展。

第一节　人

人是护理的对象，也是护理概念的核心。护理概念中的"人"不仅涉及个体，也涉及个体组成的家庭、社区、群体；可以是健康的人，也可以是患病的人。

一、人是一个统一的整体

人具有生物属性，同时又具有社会属性。人是一个是由器官、系统组成的生命有机体，同时，人又是有思维、有情感、有文化的，具有一定的社会功能。所以人是生理、心理、社会、文化相统一的整体，每个部分相互联系、相互作用、相互依赖。生理疾病会影响人的心理状况和社会功能，而事业受挫、自然灾害、车祸等社会环境因素则会影响人的心理健康，甚至会导致精神障碍。

二、人是一个开放的系统

人是生活在社会环境和自然环境里的有机体，随时都在和周围环境发生着关系，不断地在和周围环境进行物质、能量、信息的交换，通过这种交换，人体能维持各系统和功能正常的运转。比如，人体从外界摄取食物，供给机体能量，再通过人体消化、吸收、代谢、排泄，将产生的废物排出体外。而外界环境不良刺激也会对人体造成不良的影响，比如大气污染会引起人体呼吸系统疾病，水污染会引起消化系统疾病，等等。

人是一个开放的系统，需要不断调整自身的内环境，以适应外界环境的变化，才能保持机体内外界环境的平衡，保持人体各系统和功能的正常运转。人的开放性要求护士在护理过程中，不仅要关注人自身内环境的变化，还要关注外部环境对人的影响，尽量减少和消除外界环境对人体的不良影响，以使人体达到健康的良好状态。

三、人有其基本需要

需要，可以被抽象地理解为人们在社会中为了自己的生存和发展而需要予以满足的要求。需要是人类活动的内在动因。正确认识人的需要，直接影响到是否能正确认识人的价值、利益、权利、信仰、自由，以及是否能实现人的全面发展。

根据马斯洛基本需要层次理论，人的需要具有层次性。人的基本需要按照其重要性和发生的先后顺序从低到高分为五个层次，依次为生理需要、安全需要、爱与归属感需要、尊重需要、自我实现需要。生理需要是维持生命最基本的需要，包括空气、水、食物、阳光、相对适宜的温度、休息、活动、排泄、感觉等，是最低层次的需要。安全需要是希望受到保护，摆脱焦虑和恐惧，进而获得安全感的，例如生命安全、财产安全等。爱与归属需要是指被他人、群体、社会所接纳、所保护，避免孤独、被抛弃等痛苦。尊重需要包括自尊和他尊，自尊是指个体渴望提高能力，获得自信；他尊是指个体渴望获得他人的尊重、认可、赞赏。当这些需要得到满足时，人会感到自信和有价值。当得不到这些需要时，人就会感到自卑、无助和毫无价值。自我实现需要是最高层次的需要，指个体希望最大程度地发挥自己的潜能，培养和提高自己的能力，实现自身的全面发展，从而不断地超越自我，实现自己的理想和社会价值。自我实现需要是最高层次的需要。当低层次的需要得到满足时，才会渴望得到更高层次的需要。各层次需要可重叠出现，它们之间的顺序并非固定不变。越高层次的需要，其满足方式和程度差异越大，这和个体的个性、教育水平、社会背景等因素有关。

根据马斯洛基本需要层次理论，护士在护理过程中要识别和预测患者未满足的需要，根据各层次需要的重要性，确定患者护理问题的轻重缓急，制订和实施切实有效的护理计划，满足患者各层次需求，从而提高护理质量。

四、人的自我概念

(一) 自我概念的定义

自我概念是对自我感知的系统性概括，包括对自我特征和能力的感知，以及对自我与环境、他人的关系的感知。自我概念影响个体的思想、行为、能力等，与健康行为有着密切关系，对维持个体生理、心理、社会等方面的良好状态具有重要作用。

(二) 自我概念的发展

自我概念是随着个体与外界环境之间不断互动，结合他人对自己的看法和自我认识而形成的。在学前阶段，个体的自我概念有很大的发展。个体最终是如何看待自己的，是一个逐渐积累的过程，是儿童与他人、环境不断产生联系，并体验这种联系的结果。如果其大多数的联系都是积极的，那么个体会建立一个良好的自我感觉；相反，如果个体总是从他人或周围环境那儿得到无休止的消极反应，那他（她）就会认为自己犯了什么错。而此后随着年龄的增长，在与他人交往过程中不断将他人的判断和认识内化到自己的认知中，形成自我概念。自我概念的影响因素包括家庭环境、父母教育程度、教养方式、个体生长发育过程等。

(三) 自我概念的组成

自我概念由躯体自我和人格自我两部分组成。躯体自我包括躯体感觉和身体心像，人格自我则包括自我一致性、自我理想和道德-伦理-精神自我。在层次上，自我概念可分为个体水平和群体水平的自我概念。在个体水平上，自我概念源于自身的感知和他人的评价，经过自我内化而形成，是个体在某段时间对自己的感觉、评价和信念；在群体水平上，自我概念又称为群体身份。

(四) 自我概念的作用

积极的自我概念可以促进个体人格的良好发展和社会化发展，有利于个体身心健康，促使个体积极地参与健康促进计划，能有效抵御身心疾病侵袭；相反，消极的自我概念会使个体产生消极的思想和行为，常会表现为对自己失望、不满、情绪低落，不配合医护人员治疗。所以，在临床护理实践中，护士要帮助患者认识到积极的自我概念在健康促进过程中的作用，帮助患者形成积极、客观、正确的自我概念，增强其战胜疾病的信心，使其积极配合治疗和护理，从而促进患者康复。

五、人对自身的健康负有重要责任

人是具有思维、情感和复杂心理活动的生物体，能通过学习获得自我照顾和照顾他人的能力，所以人具有促进健康的潜能。每个人的健康不仅是个人的，而且关系到家庭、群体、社会，所以人有健康责任性。每个人都有责任维持促进自身的健康。所以，在临床护理过程中，护士要通过健康教育，提高患者健康素养，改变其不良生活方式，促进其健康行为的形成，从而达到减轻患者病痛、促进患者恢复的目的。

第二节 健 康

健康是医学科学中最基本的概念，是人类生命活动的本质和质量的一种反映。护理专业是为个人、家庭、社区、社会提供保健服务的专业，其主要宗旨是帮助人们预防疾病，恢复健康、维持健康、促进健康。

一、健康

（一）健康的概念

健康是一个包含生理、心理、社会、精神等不同层面的多维的、复杂的、不断变化的概念。随着人类社会和科学技术的发展，健康的概念也在不断变化。在不同文化和社会背景下，人们对健康的理解和认识也有所不同。

1. 古代健康观

在中世纪，医学和宗教不分，疾病被视为鬼神作祟的结果。随着近代医学的进步，医学才和宗教分离。在西方医学史上，哲学家和医生恩培多克勒认为，火、水、土、气不仅是生化万物的四个根，而且这四种元素按不同的比例相结合就形成不同性质的东西。比如，肌肉是由四种等量的元素混合而成的，神经是由火和土与双倍的水混合而成的。医学之父希波克拉底创造性地提出"四体液学说"。该学说认为：人体由血液、黏液、黄胆汁和黑胆汁四种体液构成，其中血液与火相对、黏液与水相对、黄胆汁与风相对、黑胆汁与地相对。四种体液在健康的人体中保持平衡状态，即：当四体液平衡时，人体就健康；当四体液失平衡时，人体就生病。因此保持四体液的平衡非常重要。

中国古代医学认为人、社会、自然是一个统一的和谐整体，它们之间存在着普遍的复杂联系。这种统一的基础是"气"，它们之间的联系也是通过"气"的运行流动变化来实现的。人们为了实现健康目的而进行的种种活动都是为了实现和保持这种和谐统一的状态。从本质上看，这种和谐统一的状态也就是阴阳平衡；这种和谐统一的状态就是健康的本质和标准。

2. 近代健康观

（1）传统生物学健康观。随着近代医学的发展，人们对健康的认识也有所变化。在此阶段，人们认为没有疾病就是健康。这种观点是生物医学模式的产物，它只关注人的生理问题，但忽视了人的心理情况和社会特征，有局限性和片面性。

（2）社会学健康观。20世纪40年代后，西方学者开始从社会学的角度探究健康和疾病的内涵，从而产生了健康社会学。健康社会学认为，健康不是一个孤立的问题，它与社会的规范结构和观念结构有重要关联。比如，健康的不平等广泛存在并反映出社会在制度、政策等方面的不平等。健康社会学不仅应当探讨健康本身的问题，而且将其纳入社会环境、社会结构和社会制度的背景下，这对医学模式的转变产生了重要影响，使人类健康观发生了质的飞跃。

3. 现代健康观

世界卫生组织（WHO）在1948年将健康定义为："健康不但是没有疾病和身体缺陷，而且还要有完整的生理、心理状态和良好的社会适应能力。"这一概念被提出后，就得到了人们的广泛认可和接受，它强调了要关注人的心理状态和社会适应能力。1989年，世界卫生组织又提出了健康新概念，即："健康不仅是没有疾病，而且还包括了躯体健康、心理健康、社会适应良好和道德健康。"世界卫生组织对健康的定义已经从生理概念转变到包括生理、心理、社会和道德四个方面内容的四维健康观。

4. 亚健康

亚健康是介于健康与疾病之间的中间状态，它虽不呈现某种确定的疾病，各种医疗检查也无明显阳性结果，无器质性病变，但主观上有不适感觉，并在很大程度上是某种慢性疾病的潜伏期，是一种趋向疾病的状态。

亚健康是健康的低质量状态，已经严重地影响到人们的生活、学习和工作，成为普遍的社会问题。人类健康的概念是动态发展的，有关亚健康概念的研究促进了健康概念的完善，有助于深化人们对健康问题的理论研究和提高人们的健康意识。

(二)影响健康的因素

1. 环境因素

环境是人类赖以生存和发展的社会和物质条件的总和。人类依赖环境生存和发展，但环境中也存在着很多危害人类健康的因素。环境因素包括自然环境和社会环境。自然环境为人类提供空气、水、阳光、食物、气候等各种人类生存发展所必需的条件。但是自然环境中水污染、大气污染、噪声污染等各种危险因素会造成自然环境的恶化，危害人类健康。社会环境包括政治、经济、文化、教育、风俗习惯、科技发展等诸多方面，这些因素与健康有密切的关系，积极的社会环境会促进人的健康，消极的社会环境会危害人的健康。

2. 生物因素

生物因素是影响人类健康的主要因素，主要包括三类：(1)生物性致病因素，即由病原微生物引起的传染病、寄生虫病和感染性疾病；(2)生物遗传因素导致的人体发育畸形、代谢障碍；(3)个体生物学特征，如年龄、性别、种族、生长发育和代谢等。

3. 心理因素

心理因素主要是通过情绪和情感影响人的健康。情绪对健康的影响分为两方面，积极的情绪可以增进健康、延缓衰老；消极的情绪可以损害健康，导致疾病。临床实践证明，不良的心理活动使人体对几乎所有的躯体疾病都有较高的易感性。当人处于抑郁状态时，会抑制胃肠蠕动和消化液分泌，导致食欲减退。当人处于愤怒状态时，会导致呼吸加快、心跳加速、血压升高、心电图发生明显变化。

(三)生存质量

生存质量(quality of life, QOL)又称为生命质量、生活质量，1958年美国经济学家坎伯瑞斯(Calbraith)在其著作《富裕社会》一书首先提出了"生存质量"的概念。随着疾病谱的改变和人民健康需求的提高，健康观和医学模式发生了转变，生存质量的概念也应用于医学领域。目前，生存质量的测量和评价被广泛应用于癌症、慢性病患者及特殊人群(如老年人)，为药物筛选及临床治疗方法的评价提供了综合依据。

1. 生存质量的概念

何谓"生存质量"？至今未有公认的定义。学者们从自己的专业或角度出发对生存质量进行了描述:"生存质量是对现时生活的满意程度","生存质量是对特定生存需要(外界标准和个体感觉)的满意程度","生命质量是病人对现在的功能状态与其预期或认为可到达的功能状态相比时产生的赞同感和满足感"。

世界卫生组织在1993年将生存质量定义为:"生存质量是指一个人在生活中所处的文化和价值体系背景,由其生存目标、期望、标准所决定的对自己目前社会地位和生存状况的认识。"它是一个广泛的概念,它受到一个人的身体健康、心理状态、独立程度、社会关系及其与环境的关系的复杂影响。

2. 生存质量的测量

生存质量的测量包括主观指标和客观指标两方面的测量。主观指标是被用来测量个人体验到的生活满意度或幸福感;客观指标指公共安全、居住空间、住房标准、教育、公共健康等指标。与健康有关的生存质量量表测量内容主要包括躯体健康、心理健康、独立活动能力、社会关系、所处环境等方面。

不同的测量对象、不同的疾病、不同的健康状态,其所使用的生存质量量表也不同。生存质量量表有三种类型:普适性量表(generic scale)、疾病专用量表(disease-specific scale)、领域专用量表(domain-specific scale)。

(1)普适性量表适用于不同健康状态和一般人群,包括世界卫生组织生存质量量表(WHOQOL)、社会功能-36量表(SF-36)、疾病影响量表(SIP)、健康应用指数(HUI)、Nottingham健康量表。

(2)疾病专用量表适用于测量某种特殊疾病患者的生存质量,这类量表测量灵敏度高,但在使用不同量表测定多组病人时,测得的结果很难进行比较。常见的有癌症患者生存质量测定量表(FLIC)、糖尿病患者生存质量测量量表(DDCT)MOS-HIV健康调查量表。

(3)领域专用量表适用于测量构成生活质量各领域的专用量表,常见的量表有日常生活活动能力量表(ADL)、侧重于行为表现功能评定的量表(KPS)。

(四)健康状况的测量和评价

健康测量是对健康概念及与健康有关的事物或现象进行量化的过程,即根据被测对象的性质或特征,用数字来反映健康状况及与健康有关的事物或现象。健康测量是健康评价的主要手段,健康测量的结果为健康评价提供依据。

健康测量的连续性对比,可为临床治疗方法或干预措施的筛选提供依据,如对入院患者的评估、术后患者康复指导等。目前,生活质量已成为评价临床治疗有效性的一个重要结果测量,尤其对于慢性疾病,治疗和干预的主要目标就是为了改善患者的生活质量。此外,健康测量的方法与指标也为临床循证护理提供依据,因而能促进临床护理科研的发展。随着人们对健康概念认识的深入,健康测量必然向着更加敏感的新指标的方向发展,更加全面准确地反映健康的真正内涵。

1. 个体健康状况的测量指标

(1)生理方面:反映个体躯体健康,包括身高、体重、腰围、坐高、臀围等生长发育指标,红细胞、白细胞等血液测量指标,生命体征指标,营养标志物、每日营养摄入量等营养状况指标,肺功能、心功能、肾功能等脏器功能指标,握力、肌力等肌肉骨骼适应性指标。

（2）心理方面：反映个体心理健康，包括人格、智力、注意力、认知、情绪等心理状况的指标。

（3）社会方面：反映个体社会适应状况，包括人际关系、社会地位、生活方式、角色功能等指标。

2. 群体健康状况的测量指标

（1）人口统计学指标：出生率、死亡率、平均期望寿命等指标。

（2）疾病统计指标：发病率、病死率、患病率、感染率等指标。

（3）其他群体健康统计指标：潜在寿命损失年、平均减寿年数、无残疾期望寿命、活动期望寿命、调整疾病生存年等指标。

二、疾病预防

在疾病发生和发展的过程中，医护人员可以采取有效的预防措施，避免疾病的发生，阻止疾病的恶化，促进患者的康复，减少疾病的危害和后遗症，减轻患者痛苦，改善患者预后情况和提高患者生活质量。这种包括了医疗服务过程中预防、治疗、康复三个方面的措施，称为三级预防。

（一）一级预防

一级预防又称病因预防，是在疾病尚未发生时针对病因所采取的措施，也是预防、控制和消灭疾病的根本措施。加强对病因的研究，减少对危险因素的接触，是一级预防的根本。

开展一级预防时，常采取双向策略，即健康促进和健康保护，前者是指对整个人群的普遍预防，后者则是指对高危人群的重点预防。将二者结合起来，可相互补充，提高效率。例如，对于艾滋病的一级预防，一方面通过宣传教育使人们了解艾滋病的传播和预防，另一方面促进高危人群的安全性行为，如使用避孕套或一次性注射器等；对于高血压的一级预防，可以通过提倡体育锻炼、合理饮食、情绪管理等健康促进措施加以预防，同时可通过控制食盐的摄入量、定期监测血压等健康保护措施预防其发生。

（二）二级预防

二级预防是在疾病的潜伏期为了阻止或减缓疾病的发展而采取的措施，包括早期发现、早期诊断和早期治疗，故二级预防又称为"三早"预防。目前，许多慢性非传染病，如高血压、冠心病、肺结核等，大多病因不明，因此要有效地开展一级预防是不可行的，而由于其发生和发展的时间较长，做到早发现、早诊断和早治疗是可能的。例如，传染病的早期发现、诊断和治疗，不仅可以预防发展为慢性病人或病原携带者，而且可以通过早期发现和早期隔离来防止疾病的传播。

二级预防的核心是早期诊断。早期发现是早期诊断的基础，而只有早期诊断才可实现早期治疗，改善预后。三者是相互联系在一起的。因此，要做好二级预防，应当做到：向群众宣传疾病防治知识和疾病早期治疗的好处；提高医务人员的业务水平，提高疾病诊断和治疗水平；开发适合筛检的检测技术。

(三)三级预防

三级预防又称临床预防，是在疾病的临床期为减少疾病的危害而采取的措施，包括对症治疗和康复治疗。对症治疗可以改善症状、减轻病痛、提高生存质量，防止病情恶化，减少并发证、后遗症和复发。康复治疗可以促进功能恢复，争取残而不废，维持生活能力。康复治疗的措施包括功能康复和心理康复、社会康复和职业康复。三级预防可以防止伤残和促进功能恢复，提高生存质量，延长寿命，降低病死率。

三、健康促进

1986 年，世界卫生组织 40 多个国家在加拿大渥太华召开了第一届国际健康促进大会，会上发表的《渥太华宪章》奠定了健康促进的理论基础，成为制定健康促进政策和开展健康促进活动的指导依据。

(一)健康促进的概念

随着全球卫生保健事业的发展和人们生活方式和生活环境的不断改变，"健康促进"的概念也在不断发展和深化之中，有如下几个具有代表性的定义：

(1)"健康促进包括健康教育及任何能促使行为和环境转变为有利于健康的有关组织、政策及经济干预的统一体。"(美国联邦办公署，1979 年)

(2)"健康促进是指一切促使行为和生活条件向有益于健康改变的教育与环境支持的综合体。"(Lawrence W. Green，1991 年)

(3)"健康促进是促使人们维护和提高他们自身健康的过程，是协调人类和环境的战略，规定个人与社会对健康各自应负的责任。"(世界卫生组织，1986 年)

健康促进以健康教育为导向，充分利用行政、经济、法律等手段，广发动员个人、家庭、学校、社区、企业、医疗卫生机构以及社会各相关部门的力量，改变危害健康的生活方式和环境，消除威胁健康的各种因素，从而不断提高社会群体健康水平。

(二)健康促进的策略

《渥太华宪章》明确提出了健康促进的策略，主要包括：

(1)建立健康的公共政策。根据健康促进的概念，健康问题已远远超过了卫生保健的范畴，它把健康问题提到各级政府和组织、各个部门决策者的议事日程上来。健康促进政策包括立法、财政、税收和行政措施，使政策更趋平等和公正，使人们更容易做出健康的选择。

(2)创造支持性的环境。环境是影响健康的因素之一，所以要创造有利于健康的环境。健康不仅是个人的责任，也是社会的责任，所以无论是个人，还是群体、社会，都要积极参与到环境的改善和良好环境的维护中来，要系统地评价迅速变迁中的环境，特别是技术、工作、能源和城市化对健康产生的影响，以保证自然和社会环境有利于健康的发展。

（3）加强社区行动。健康促进只有通过具体、有效的社区行动才能奏效，比如确定社区存在的健康问题，制订和实施社区健康促进计划。同时，社区行动需要利用社区现有的人才和物质资源，加强自助和社会支持，促使社区群众积极参与社区健康促进的行动，帮助他们认识和解决社区存在的健康问题。

（4）开发个人技能。通过健康教育，提高健康选择的技能，从而支持个体和社会的发展。让人们有更多的机会锻炼自己，更好地管理自己的健康，不断学习卫生知识，以更好应对可能出现的健康问题。

（5）调整卫生服务方向。不仅要提供临床治疗服务，还要拓宽卫生服务范围，加强医疗保健人员的专业培训，积极推动不同职能的医疗队伍的建设，改变长期重治疗服务而轻预防服务的状况。

第三节 环 境

一、环境的概念

环境是相对于某项中心事物而言的周围情况。人类的环境是指人们周围的一切客观事物的总和，包括自然环境和社会环境。

自然环境是指由人周围的一切物质因素所构成的环境，比如空气、水、气候、动物、植物、阳光等，这些都是人类赖以生存的物质基础，根据其组成要素分为物理环境、生物环境、化学环境。

社会环境是指人类在生产、生活、社交活动中所形成的关系和条件。广义的社会环境指的是对我们所处的社会政治环境、经济环境、法制环境、科技环境、文化环境等宏观因素的综合。狭义的社会环境仅指人类生活的直接环境，如家庭、劳动组织、学习条件和其他集体性社团等。社会环境对人的形成和发展进化起着重要作用，同时人类活动也对社会环境产生深刻的影响，而人类本身在适应改造社会环境的过程中也在不断变化。

二、环境与护理

环境与健康、疾病有着密切关系。1975年，国际护士会声明了环境与护理的关系：保护和改善人类环境，是人类为生存和健康而奋斗的一个主要目标。该目标要求每个人和每个专业团体要承担以下职责：保护人类环境和世界资源，研究它们的应用对人类的影响及怎么避免人类受到不良影响。

而在保护和改善人类环境的过程中，护士有以下职责：

（1）帮助发现环境对人类的积极影响和不良影响。

（2）在和个体、家庭、社区等接触的过程中，要指导他们如何处理有潜在危害的化学物品、有放射线的废物等，以及如何利用健康知识预防和减轻危害。

（3）对健康造成威胁的环境因素采取预防措施，并加强个人、家庭、社区、集体等的健康宣教，指导他们如何保护环境，减少对健康的威胁。

（4）帮助社区解决环境卫生问题。

(5)参与如何早期预防威胁健康的环境因素及改善生活和工作条件方面的研究，并提供建议。

第四节　护　　理

一、护理学的形成和发展

(一)国外护理学的形成和发展

随着社会的发展和科学技术的进步、人们生活水平的提高以及健康需求的增加，护理学科经过不断实践、研究和完善，形成了自己的理论学科体系和实践体系，已经逐渐发展成为一门独立学科。

1. 早期护理学的发展过程

(1)公元前。自从有了人类就有了护理性质的照顾活动，但早期人们用驱魔等巫术手段来治疗疾病，当时医、护、药不分，这种情况持续了数千年。

在公元前6世纪至公元前4世纪期间，希腊医学之父希波克拉底创造了体液学说和冷敷、热敷、泥敷等护理技术，提出了要利用观察、诊断、记录等方法来治疗疾病的观点，并将医学引入了科学发展的轨道，开启了医学早期的黄金时代。这一阶段罗马创建了罗马医院，人们开始注意环境和个人的卫生，这一阶段被看做是人类疾病预防和健康促进的早期阶段。印度国王在公元前建立了东方最早的医院，并重视疾病预防以及医护人员的培训，成立了治疗小组，包括护士、医生、药师。但是此阶段印度妇女不能外出工作，而是由男性承担护理工作，他们被看做是最早的护士。

(2)公元初期(公元1—500年)。自公元初期基督教兴起后，此阶段从事护理工作的主要是基督教修女，她们没有接受过正规、系统的护理训练，这一时间被看做是以宗教意识为主要思想的护理最初阶段。在基督教会的支持下，人们建立了很多医疗慈善机构。在公元400年，基督教徒菲碧建立了第一个护理团体，随后又有一些护理团体成立，使护理组织化、社会化。

(3)中世纪。中世纪的护理发展主要以宗教、战争为主题。当时护士主要工作于一般的医疗机构和教会式医疗机构。由于战争连年，伤病员大量增加，一些基督教徒组成医疗救援队，护理人员也大量增加。此阶段的护理工作重视改善医疗环境，也重视护理技术的改进、护理人员的培训等方面，同时护理逐渐从家庭式的自助、互助的模式向规模化、社会化、组织化的方向发展。

(4)文艺复兴时期。从14世纪开始，由于文艺复兴、宗教改革、工业革命的影响，出现了一批医学科学家，医学逐渐发展成为一门独立学科。但是护理仍然停留在中世纪的阶段，护理人员没有接受正式的护理训练，护理学的发展处于停滞的状态。

2. 现代护理学的形成和发展

(1)现代护理学的形成。1836年，德国牧师弗里德尔在斯瓦茨建立医院和女执事训练所，招收年满18岁、身体健康、品德优良的妇女，进行护理训练，这就是最早的具有系统化组织的护士学校。19 世纪中叶，英国佛罗伦斯·南丁格尔（1820—1910）首创了科学的护理专业，促进了护理学科的形成与发展。这是护理工作的转折点，也是护理专业真正的开始。1854 年，在克里米亚地区爆发战争期间，佛罗伦斯·南丁格尔带领护理团队使英国前线伤员的死亡率由 50% 降到 2.2%。1860 年，南丁格尔在英国的圣托马斯医院创办了世界上第一所护士学校——南丁格尔护士训练学校，使护理由学徒式的教育向正式的学校教育转变，促进了护理教育的发展。南丁格尔的代表作有《医院札记》和《护理札记》，曾作为当时护士学校的教科书，被广泛应用，被称为护理工作的经典著作。1907 年，国际护士会建立了南丁格尔国际基金会，向各国优秀护士颁发奖学金供进修学习之用，将每年 5 月 12 日——南丁格尔诞辰日定为国际护士节。国际红十字会在伦敦召开大会，决定设立南丁格尔奖章，作为国际护理界的最高荣誉奖，每两年颁发一次。

（2）现代护理学的发展。现代护理学是在南丁格尔创建的护理学的基础上发展起来的。①建立多层次的护理教育体系：自 1840 年后，各国纷纷创建了护士学校和护理学院，形成中专、大专、本科、硕士、博士等多层次的护理教育体系。②护理工作向专科化发展：随着护理教育和护理研究的发展，各类护理专业团体逐渐形成，肿瘤护理、儿科护理等专科护理体系也逐渐发展成熟。③建立护理专业学术团体和创办护理学术刊物：为了提高护理人员的地位和学术水平，各国护士开始在自己的国家建立了护理学术团体和创办护理学术期刊。1896 年，美国与加拿大联合校友会成立，至 1911 年改名为美国护士会。1899 年，国际护士会（international council of nurses，ICN）在英国伦敦成立，1925 年该会迁至日内瓦。目前主要的国际护理期刊包括：《国际护理研究杂志》《高级护理杂志》《北美护理杂志》《护理瞭望杂志》，以及内、外、妇、儿、精神心理、急危重症等专科护理杂志。④建立护士执业注册制度：各国相继建立了护士执业注册制度，以保证护理人员达到合格的标准，提高护理质量，并通过执业注册制度保证护士的终身教育。

（二）中国护理的发展历程

1. 中国古代护理的产生和发展

早期的中医学与护理学有着密切关系，中医学为护理学的发展提供了丰富的理论和技术基础。殷商时期的甲骨文就记录了十几种疾病和处理方法。春秋战国时期，名医扁鹊总结出"望、闻、问、切"的诊病方法和针灸、汤药、热敷的治病方法。秦汉时期《黄帝内经》阐述了许多生理、病理现象，治疗和护理原则。东汉张仲景《伤寒杂病论》总结了药物灌肠术、舌下给药法、胸外心脏按压术、人工呼吸等急救护理措施。古医书还记载了导尿术、灌肠术。隋唐孙思邈《千金要方》提出"凡衣服、巾、枕、镜不宜与人同之"的预防隔离观点。

2. 中国近代护理

（1）西方护理的传入及影响（1840—1919 年）。自鸦片战争开始，各国传教士涌入中国，他们在中国建了教堂，还建了医院和学校。1877 年，美国护士麦克奇尼首先在中国开展护理教育，在上海西门妇孺医院开办护士训练班。1888 年，美国人约翰逊在福州成立了中国第一所护士学校。此阶段，虽然我国成立了很多护士学校，但是大多数学校设施简陋，没有统一教材，老师教学水平低，教学内容注重护理操作而忽视基础理论知识。

（2）中国近代护理的发展。1920年，中国协和医学院建立了中国第一所具有本科水平的护士学校，即协和高等护士专科学校。1932年，南京成立了中国第一所正规的公立护士学校，即中央护士学校。1934年，成立了中央护士教育委员会，完善了护理教育课程内容，要求护士学校要在教育部办理登记手续，自此，护理教育正式被纳入国家正式教育体系中。1936年，卫生部开始管理护士执业注册，以保证进入医疗行业的护理人员达到合格标准。在抗日战争期间，护理人员克服种种困难，在解放区出色地完成了救治伤病员的任务，并坚持护理人才的培养，开办护士学校，保证护理教育的质量。

3. 中国现代护理的发展

（1）护理管理。1986年，卫生部召开了全国首届护理工作会议，对各级医院护理部的管理作了明确规定。各级医院应卫生部要求，健全和完善了护理管理制度，提高了护理质量和护理人员的素质。1979年，卫生部颁布了《卫生技术人员职称及晋升条例》，规定护士专业技术职称分为护士、护师、主管护师、副主任护师、主任护师五个等级，完善了护士晋升考试制度。1993年，卫生部颁布了《中华人民共和国护理管理办法》。1995年6月25日全国开展了第一次护士执业考试，考试通过者拿到护士执业证书才能申请注册，从事护理工作。自此，我国护理管理工作正式走向法制化的轨道。

（2）护理教育。1950年，第一届全国卫生会议将护理专业教育列为中级专业教育之一，成立了护理教材编写委员会，出版了一系列全国统一的护理专业教材。1952年，我国取消了护理高等教育。"文革"期间，我国几乎所有护士学校被迫停办。1983年，我国恢复了护理高等教育，同年天津医学院首先开设了五年制护理本科专业。1992年，北京医科大学首先开展了护理硕士研究生教育。2004年，我国多个院校开展了护理博士研究生教育。2011年，为加强对我国高级护理临床实践人才的培养，教育部批准开设护理专业学位硕士研究生教育。目前，我国已经形成了中专、大专、本科、硕士、博士多层次的护理教育体系。

（3）临床护理实践。自1950年以来，我国临床护理工作主要是以疾病为中心的护理，护士的工作环境主要在医院，只是医生的助手，处于从属的地位。1979年，随着医学模式的转变，我国开始开展整体护理实践，护理工作范围扩大到社区、家庭等方面，护士在疾病预防和健康促进方面也发挥着自己的作用。

（4）护理研究。随着护理高等教育和国内外学术交流的发展，一批批高级护理人才走上临床、教育、管理岗位，在各自领域不断创新，促进了护理研究的发展。《中华护理杂志》《中国护理管理》《护理研究》《护理学杂志》《中国实用护理杂志》等多本护理学术期刊创刊。1977年以来，中华护理学会及各地护理分会纷纷恢复，每年开展多次护理学术活动。

二、护理学的概念

（一）护理的概念

"护理"一词的英文是 nursing，源于拉丁文 nutricius，意为抚育、照顾、保护幼儿。随

着护理专业的发展和医学模式的转变,护理的概念的发展经过了以下三个阶段:

1. 以疾病为中心的阶段(19世纪60年代—20世纪40年代)

此阶段人们认为无疾病就是健康,一切医疗活动都是治疗疾病为中心,护理的主要工作就是在医院协助医生诊疗,消除躯体疾病,恢复身体正常功能。在这个阶段,护理被看做是一门职业,护理人员要经过专业训练才能上岗,但没有形成系统的护理理论和学科体系,但在临床实践中护理人员总结出了一套护理常规。

2. 以病人为中心的阶段(20世纪40—70年代)

"二战"后,随着科学技术的发展和人们生活水平的提高,人们对健康与疾病的认识也不断深化,开始重视心理因素和社会环境对健康的影响,强调护理要以病人为中心,运用护理程序为患者提供整体护理。但护理的主要对象还是住院患者,护理工作范围仍然局限于医院。当时护理学者们从不同角度对护理进行了不同的定义:

1943年,奥利维尔认为:护理是一种艺术与科学的结合,包括了照顾患者的身体、精神和智力。

1961年,约翰逊认为:人在压力下不能满足自己的需要,护理的主要作用是为人提供技术服务和消除压力,以帮助人恢复原有的内在平衡。

1966年,韩德森认为:护理是帮助健康人或患者保持健康,恢复健康或安宁死亡的活动。

3. 以人的健康为中心的阶段(20世纪70年代至今)

此阶段医学模式由生物医学模式向生物—心理—社会医学模式转变,引起了护理概念的变化,要求护士要把护理对象看成一个有心理、生理、社会需要的整体,而不是只注意人的生理或病理反应。同时,随着护理研究和护理教育的发展,护理学已经发展成为一门独立的学科。护理服务对象也由以住院患者为主向所有健康人和患者转变,护理工作范围从医院扩展到了家庭、社区及学校等各类机构。

(二)护理学的概念

目前护理学的概念还没有国际公认的标准定义。但是,国内外学者一致认为护理学是一门独立学科,有着其独特的、科学的知识体系和理论框架。不同机构和护理学者从不同角度对护理学进行了描述:1973年,国际护士会提出护理学是帮助健康的人或患者保持和恢复健康,预防疾病;1980年,美国护士会认为护理学通过判断和处理人对已存在或潜在的健康问题的反应,以为个人、家庭、社区、人群代言的方式,以达到保护、促进以及最大程度地改善人的健康和功能,预防疾病,减轻痛苦的目的;我国护理学者林菊英认为护理学是一门新兴的独立学科,有独特的护理理论体系,有为人民服务的思想。

总之,护理学是一门在自然科学、社会科学理论指导下的综合性应用学科,是研究有关健康促进和疾病防治过程中的护理理论与技术的科学。

小　结

　　在现代护理理论体系中，护理学基本概念包括人、健康、环境、护理。理解护理概念的内涵及四个概念之间的关系，对护理理论和学科的发展都有着重要意义。在护理学概念中，人是一个开放的系统，是一个统一的整体，人有自我概念、需要层次性、健康责任性，是护理概念的核心。健康不仅是没有疾病，而且还包括了躯体健康、心理健康、社会适应良好和道德健康。人类的环境包括自然环境和社会环境。环境与人类健康有着密切关系，良好的环境可促进健康，恶劣的环境会危害人的健康。护理的概念是随着环境的变化和护理专业的发展而不断完善的。护理学是一门独立学科，有着其独特的、科学的知识体系和理论框架。

思考与练习

一、单项选择题

1. 护理学四个基本概念的核心是：
A. 人　　　　　　B. 环境　　　　　　C. 护理　　　　　　D. 健康

2. 在护理学中对"人"这个概念的描述，下列正确的是：
　　A. 人是一个闭合系统
　　B. 人是护理实践的核心
　　C. 人是由生理和心理两部分组成的
　　D. 在不同发展阶段，人都有相同的基本需要

3. 护理学的四个基本概念是：
　　A. 病人、治疗、健康、预防
　　B. 健康、环境、人、预防
　　C. 治疗、护理、预防、人
　　D. 人、健康、环境、护理

4. 下列哪项不符合"以疾病为中心"护理阶段的特点：
　　A. 开始成为一门专业
　　B. 护理人员需要经过特殊的培训
　　C. 护理人员运用护理程序解决病人的健康问题
　　D. 形成了一套较规范的护理常规和操作规程

5. 1888 年，美国的约翰逊女士在何地创办了中国第一所护士学校：
A. 上海　　　　B. 北京　　　　C. 广州　　　　D. 福州

二、简答题

1. 简述健康促进的策略。
2. 简述健康与环境的关系。

（陈晓莉）

第二章 护理理论

学习目标

识记：1. 陈述常见护理理论的主要内容。
　　　　2. 说出护理理论相关概念的含义。
　　　　3. 描述护理理论、研究和实践之间的联系。
理解：1. 解释奥瑞姆自理理论的主要内容。
　　　　2. 举例说明纽曼系统模式中的三级预防。
应用：1. 试运用奥瑞姆自理理论对具体个案进行分析。
　　　　2. 试运用罗伊适应模式对具体个案进行分析。

现代护理学经过一百多年的发展，已经初步形成指导护理实践和护理研究的理论与知识体系。学者们对护理现象进行了大量的讨论与研究，并努力加强对理论的利用、创造和测试，以指导护理研究和改进护理实践。护理理论即护理学家对于护理现象的解释和预测，不同的理论家有着自己的理论，并且通过护理实践的检验被大家所熟知以及运用。护理理论源于人们对于护理现象的研究和在实际临床护理中的实践。护理理论是学习护理知识及护理学科发展的基石。当今护理是一门十分重要的学科，其理论的发展必不可少。

第一节　护理理论概述

一、护理理论相关概念

（一）护理模式（nursing model）

护理模式，又称概念框架，是一套相互关联的概念，以笼统而抽象的方式阐述护理现象的本质和各个现象之间的关系。它适用于护理所有的方方面面，是护理发展的基石。但是，概念框架高度抽象，无法测试或测量，所以很难直接指导护理实践。概念框架通过科研及实践不断地检验、总结，最后发展为完善的护理理论。同时，它还是护理教育中课程设置的必需框架，也是护理研究的框架，指导护理人员识别并研究问题。

(二) 护理理念

护理理念(nursing philosophy)是指护士对护理专业的信仰体系或世界观。护理理念的目的是向护士指出专业价值观及信念，并且为护理实践、学术和研究提供视角。护理理念是护士临床实践中做出护理决策的依据。护理理念的发展分为四个阶段，包括：禁欲主义阶段、浪漫主义阶段、实用主义阶段、人本存在主义阶段。

范式(paradigm)是一种世界观和价值观，是看待这个世界的方式，范式随着护理学科发展而转变。总的来说，范式分为两种，一种是部分观，将人体看做一个机器，作为一个单独的个体来看待，将身体生理、心理、社会等方面分开来看待；另外一种是总体观，人及其生理社会心理等各个方面还有能量范围作为一个整体来看。

护理学家们试图找到一个学说来统领综合护理中的所有理论，一个单一的占主导地位的理论——元范式，就是护理学科统一的看待护理学世界的方式。它包括四个基本的概念：人、护理、健康、环境。无论什么理论，都与这四个概念相关。大多数人都赞同这样的观点：护理越来越被认为是一种多范式的学科。从抽象的程度来看，元范式是最抽象的，并且位于护理理念顶端，接下来是由不同的护理学家提出的各式各样的范式，再下来是护理模式，它描述了护理学科中的不同方面，每种模型都有其不同的护理学视角。最后是理论，理论根据抽象程度的不同，又可分为宏观理论、中观理论和微观理论。

(三) 护理学

1980 年美国护理学会将护理(nursing)定义为："护理是诊断和处理人类对现存的或潜在的健康问题的反应。"护理学认识到人类对健康和疾病的反应的关系，并讨论生物、行为、社会和文化各个层次。护理学的目标是描绘护理的本质，理解它、解释它，并用它为人类服务。护理科学为未来的实质性护理知识的产生提供了方向，护理科学也为护理的各个方面提供了知识的基础。

二、护理理论的特点

护理理论有以下几个特点：

(1) 护理理论是一系列与中心概念相关、概念之间相互联系的对于某一种护理现象的陈述。

(2) 理论可作为假设的基础经受实践的检验。

(3) 护理理论用于护理现象的描述、解释、预测、控制或操控。

(4) 理论必须逻辑清晰。

(5) 理论需要交流沟通，应当简单易懂，易于推广运用。

三、护理理论的组成

一个理论的组成部分包括目的、概念、定义、陈述、结构和假设。概念模型的建立也是理论发展的一个组成部分，它被用来进一步解释并定义理论中概念的关系、结构和联系。

(一)目的

一个理论的目的解释了这个理论被制定出来的原因，并规定了它可以应用的情境。目的可以反映理论发展时的社会背景、影响理论家创作的情况、理论家过去的经验等信息。理论的目的通常在探讨中会被明确地描述。

(二)概念及其定义

概念是分配给对象或事件的语言标签，被认为是理论的基石。概念是人们对周围环境中某种物体所形成的印象，是人们对客观事物属性及其本质的理性认识。概念性定义是指对现象进行描述和分类的概念的定义。操作性定义将概念与现实世界联系起来，并确定可观察和测量的概念的方法。理论应包括明确的概念定义来描述和解释现象，并表达概念的内在含义。

(三)陈述

一旦一个概念得到了充分发展，就可以将其与其他概念结合起来，形成描述现象的语句，即陈述或命题。理论陈述或命题是关于两个或更多的概念之间关系的陈述，理论陈述可以分为两种形式，第一种是非关系型，又称存在陈述，说明现象或者概念的存在和概念的定义；第二种是关系型，又称关系陈述，阐述了两个或多个概念之间的关系。

(四)结构

通过逻辑顺序来构建理论并确定理论概念和陈述的联系，对于理论的发展至关重要。理论的结构为理论提供了整体框架。理论结构包括确定逻辑顺序，确定中心概念，以及描述概念之间关系的指向、强度和质量。

(五)假设

假设是指没有确切证据证明，但被公认为正确的陈述。在科学研究中，假设是对客观事物的假定性说明。当你接受一种理论时，即要接受其假设，虽然它们可能无法检验，但可以在哲学上进行争论。假设可以以事实主张的形式出现，也可以反映理论家的价值观。在某一具体理论中，假设可能是隐含的或明确的。在许多护理理论中，理论假设可能被包含在陈述当中，但有时假设和陈述必须要分开。

四、护理理论的分类

不同的护理学家和不同的学说提出了不同的分类标准，在护理学中常常使用的一种分类方式是按照抽象程度或者范围的不同来进行分类，分为宏观理论、中观理论和微观理论。还有其他的分类标准，如按照理论的用途分类，按照理论发展来源、所在学科来分类，等等。

在护理学理论发展的初期阶段，主要发展和出现的是宏观理论和元理论，这些理论都非常的抽象。因此，护理学家开始呼吁关注中观理论和微观理论，中观理论和微观理论没有宏观理论那么的抽象，并且可以用来指导学术研究和临床护理实践，更易于在现实中进行检验。下面根据抽象水平将理论进行分类描述。

(一)宏观理论

在护理学中，宏观理论是由相对抽象的概念组成的，这些概念不是操作性定义，而是试图全面地解释或描述人类的经验和反应。宏观理论包括概念框架、看待护理实践的概括性视角和基于这些观点观察护理现象的方法，提供了护理实践、教育和研究的全球观点，但因为其概括性和抽象性使得这些观点受到了限制。事实上，这些理论过于抽象，通常被认为难以运用于护士的日常护理实践，并且很难测试。早期宏观护理理论集中在护士-患者关系和护士的角色。后期宏观理论扩大到涵盖更广的概念，包括整体视角，如人际关系、社会制度、健康等。近年来，宏观理论开始试图解决护理中的现象学方面问题，如关怀、跨文化问题。宏观理论在护理学科中的应用是全球性的，在护理学发展方面发挥着重要的作用。

(二)中观理论

在 20 世纪 60 年代，社会学领域中首次提出在实践学科发展中观理论的需要。在护理学科中，中观理论的发展逐渐填补了宏观理论与护理实践之间的差距。和宏观理论相比，中观理论包含较少的概念和更特定的、受限制的适用范围。在中观理论的范围内，也有一些比较抽象和概括的理论，类似于宏观理论。一般，中观理论的命题是明确的，假设是可以得到检验和推断的。中观理论包括疼痛、症状管理和健康促进等概念。中观理论的发展来源主要有三个方面：从研究和/或实践中归纳；从宏观理论推导出来；源自于实践中的指南和研究中的标准。

中观理论有一些可识别的特点：第一，中观理论的主要概念是相对简单、直接的。第二，中观理论的概念数量是有限的，并且概念没有宏观理论那么抽象；中观理论有一个特殊的实质性关注点，并考虑了现实世界。第三，中观理论还能接受实证检验，即具备可测试性，并能将其整合为更广泛的理论。第四，中观理论主要关注患者护理问题以及护理干预对患者的影响。第五，中观理论可以详细说明一个护理实践领域、疾病范围、护理措施以及想要的结果。

(三)微观理论

微观理论(又称实践理论或说明性理论)解释了护理实践的规定或模式。微观理论的实质是一种被定义或被识别的目标和为达到这一目标所做的干预或活动的描述。微观理论可以涵盖某一专业的特殊领域，如肿瘤科护理、产科护理或手术室护理，或与护理其他方面有关。这类理论通常描述了护理照护中的详细或者特定的内容，如癌症疼痛的缓解，或者特殊的体验，比如死亡和临终关怀。

(四)不同水平的护理理论之间的关系

有学者指出，不同层次的理论可以被联系起来以指导护理学科。元理论阐明了每一个后续的理论发展水平的方法和作用。每一层理论都为进一步分析和澄清元理论提供了材料。宏观理论引导了对中观理论的关注现象，中观理论有助于对宏观理论进行精炼和细化，以及对微观理论的指导。微观理论建立在科学基础方法之上，并对这些方法的经验有效性进行检验，并将其采纳到对患者的照护中。

五、护理理论的评价与作用

(一)护理理论的评价

在 20 世纪 60 年代，护士意识到需要确定标准或发展机制来确定这些理论是否符合他们想要的预期目的。因此，1968 年第一次发表了描述、分析和批判理论的方法。在接下来的几十年里，许多理论评价方法被提出来。对这些方法的理解将有助于护士进行理论的评价和选择。理论评价也反过来帮助人们确保该理论是有效的，并被正确地使用；它还可以为开发和测试新理论提供信息。

理论评价是系统地检验理论的过程。这个过程的标准是可变的，它们主要内容通常包括对理论的起源、意义、逻辑性、有用性、概括性和可测试性的检验。理论评估对指导护理实践、研究、教育和管理具有一定的实用价值。在护理实践中，理论评价可以为临床护士提供更多的理论知识，同时它还有助于确定实践和研究支持哪些理论，为护士选择适当的干预提供指导，并说明它们的作用。在研究中，理论评估有助于阐明正在测试的理论的结构，或者允许研究者确定理论内容与现实的相关性，还可以作为研究的概念框架。在实践或研究中，评估还将识别理论与现实中的不一致。

(二)护理理论与实践、研究的相互作用

早在 20 世纪 70 年代，护理学者就对理论、研究和实践之间的关系进行了评述。事实上，当时护理领导者们敦促将护理研究与理论发展结合起来，为实践提供合理的依据。与护理科研相比较，理论更加完整和系统，理论有助于确定研究和实践的重点、手段和目标。护理理论同时指导着护理工作者的日常临床护理实践，并使护理工作者更加全面和深刻地了解护理实践。因此，理论、研究和实践以互惠、互动和周期性的方式相互影响。

1. 理论与实践的关系

理论指导实践。理论的主要用途之一是通过提供评估、诊断和干预的目标，为护理实践情况提供见解。同样的，通过实践形成了护理理论，实践的指导方针也在不断发展。理论使实践更有效率。在护理学中，理论应用的最终目标是改善患者的照顾质量。

2. 理论和研究的关系

研究可以验证和修改理论。在护理学中，理论激励着护理学者去探索护理领域的意义问题，因此护理知识发展的潜力得以增加。护理学者可以发展制定一套理论来解释变量之间的关系，并且在实证中得到检验。研究结果可用于验证、修改、否定或支持理论命题。

3. 实践与研究的关系

研究是学科发展的关键。中观理论和微观理论可以通过临床研究进行实践检验。如果护士要发展专业知识，他们必须参与研究。因此，应该鼓励护士对理论和模型进行测试和

参考，以发展护士自己的实践模式。

护理理论发展中出现的争议①

护理理论的发展和运用过程中，理论在护理中的使用引起了相当多的争议，第一个问题是能不能在护理中借用来源于别的学科的理论？还是只允许使用护理独有的理论；第二个问题是关于护理的范式；第三个问题是在护理中照护概念的重要性。

护理学中借用理论的支持者认为，知识属于科学共同体和社会，它不是个人或学科的财产（权利和义务）。事实上，这些人认为知识不是一门学科的私有领域，任何学科所产生的知识都不是借来的，而是共享的。此外，共享理论并不能减少护理的知识，而是提升了它。在现实中，所有的护理理论都将概念和理论与其他学科相结合，以指导理论的发展、研究和实践。然而，简单地从另一个学科采纳概念或理论并不能将其转化为护理概念或理论。因此，对于理论家、研究者和实践者来说，恰当地使用来自其他学科的概念是很重要的。重点应从护理的角度，对概念和理论进行重新梳理和综合。

第二节　常用护理理论

一、纽曼系统模式

贝蒂·纽曼1924年出生于美国俄亥俄州，是杰出的美国护理理论学家。20世纪60年代以来，贝蒂·纽曼一直被公认为护理领域的先驱，尤其是在社区精神健康领域，她是一位出色的社区精神健康护士和临床心理学家。纽曼系统模式于1972年发表，纽曼在加州大学洛杉矶分校的社区心理健康讲座上描述了纽曼系统模式。起初，该模式是一个教学模式，用于教授病人问题的总方法。多次修改之后，纽曼正式发表了纽曼健康系统模式。纽曼健康系统模式是包含完整的概念、系统方法、将人看做整体的模式，其重点是保护人的需求或减轻压力，基于患者对压力的反应，以保护患者的稳定性。纽曼认为，压力源可以通过护理干预来识别和治疗，她强调了人对动态平衡的需要，并主要关注如何保持个体系统的稳定，通过准确评估应激源，协助个体调整以保持最佳的健康状态。护士可以评估人对应激的反应，并运用预防的概念，通过干预来恢复系统的平衡，满足其健康需求。纽曼模式是仅有的几个被认为具有广泛适用性、抽象性、完整的模式之一，并且适用于来自不同文化的个体。

---

① 资料来源：McEwen，M. &Wills，E. Theoretical basis for nursing（4thed.）. Philadelphia：Wolters Kluwer Health，2014：40-45.

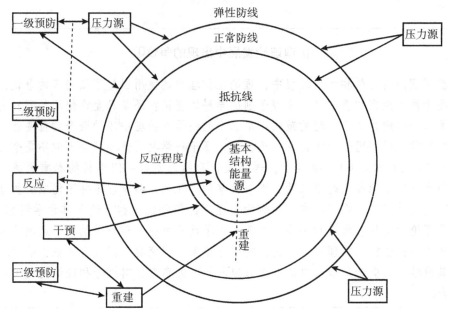

图 2-1 纽曼系统模式①

(一)纽曼系统模式的主要内容

(1)纽曼概述了模式的一些命题或假设：

①每个个体系统都是独特的。

②存在许多已知的、未知的和普遍的压力源。每个人都有不同的潜在压力干扰个体正常的防线。在任何时间点，弹性防线会保护个体，防止个体对压力源产生反应，这个程度取决于个体变量之间的特定相互关系。

③每个个体或个体系统都已经发展出对环境的正常反应范围，被称为正常防线。正常防线可以作为衡量健康状况的标准。

④当灵活的防线不再能够保护个体或个体系统免受环境中的压力源的影响时，压力源突破了正常防线。

⑤个体无论处于健康还是疾病状态，都是变量之间相互关系的动态组合。健康是一个可连续获得能量，来支持系统处于系统稳定的最佳状态。

⑥隐含在每个个体系统中的是内部抵抗因素，称为抵抗线，其功能是维持个体健康状态的稳定。

⑦个体作为一个系统，可与环境进行动态、持续的能量交换。

(2)纽曼开发了许多其他概念，在系统模式中，她定义了5个相互作用的变量：生理、心理、社会文化、发展和精神，这5个变量的功能是及时获得能量，维持或保持系统

———————

① 来源于：李小妹 . 护理学导论[M]. 北京：人民卫生出版社，2012：267.

稳定性。

①环结构：是保护同心环的基本结构，用于达到或维护系统的稳定性和完整性。围绕着人这一开放系统，由抵抗线构成一系列同心圆。

②抵抗线：代表着有助于个体抵抗应激源的因素。抵抗线的外层有两层防御线：里层是一层正常防御线，最外层是弹性防御线。

③适应：良好的适应是指个体的所有组成成分和亚成分都与整体保持一种协调的状态。

④正常防御线（也称正常防线）：是个体对内外环境刺激的正常的、稳定的反应范围，是个体系统逐渐形成的。它代表随着时间变化，个体的平衡状态或适应状态的发展和维持。正常防御线有利于个体抵抗各种刺激，维持个体系统日常的稳定状态。如果弹性防御线无法抵挡应激源的入侵，应激源作用于正常防御线，个体会产生应激反应，随即健康状态下降或者出现疾病。正常防御线与个体的健康状况相关，如果个体的健康水平较高，正常防御线向外扩张；若健康状况恶化，则正常防御线向内收缩。

⑤弹性防御线：是在正常防御线外层的防御线，弹性防御线是保护性缓冲器，起着保护正常防御线以免被应激源穿透的作用。弹性防御线是动态变化的，可以在很短的时间内受一定的变量影响而发生迅速变化。如果有失眠、休息不足、生活作息不规律、压力过大、营养不足等问题，则会削弱弹性防御线。

⑥基本结构：又称能量源，是所有个体最重要的共有部分，是纽曼系统模式中同心圆的核心部分。基本结构是个体所需生存要素和其先天的内外部特征的综合，包括生命体维持生命所需基本要素。

(二)对于护理学基本概念的阐释

1. 人

个体或个体系统，是一个生理、心理、社会文化、发展和精神变量的各个方面的综合体。

2. 环境

环境可突破个体的防御线，引发紧张，威胁个体稳定和平衡的所有刺激，所以环境即为应激源，人作为一个开放系统与环境相互作用。在纽曼系统模式中，环境是一个同心环结构，且分为三类：个体内部应激源、个体外部应激源、个体之间应激源，所有这些都影响着个体对于压力的适应。

3. 健康

最佳的系统稳定性即为健康，健康状态就像一个两端为健康和疾病的连续的状态。健康或不同程度的系统不稳定性是由正常防御线受到应激源作用所引起的。个体的健康或者疾病是动态变化的过程，在不同的时间下，其健康和疾病的状态也不同。

4. 护理

纽曼认为，护理就是通过对来自于内外环境的压力源及其可能产生的应激反应进行精确的评估，采取干预措施，以避免或减少压力源对个体系统的影响，促进个体系统保持或恢复稳定、和谐和平衡，尽可能达到或维持理想的健康状态。

（三）护理实践中的运用

纽曼描述了一个三步护理过程模型。第一步是护理诊断假定护士收集足够的相关数据，从中分析来自患者健康的差异以进行护理诊断。护理目标是作为第二步，这一步通过与患者协商确定。作为干预策略的适当预防也会在该步骤中被确定。纽曼认为护理的目标是协助个体、家庭和群体获得和保持最高水平的健康。第三步是护理结果，评估情况的改变或重新制定护理目标的步骤。护士将患者、环境、健康和护理联系起来，根据具体情况，这些结果会反馈到系统中。纽曼系统模式认为，护理干预应关注保持个体系统的稳定，这些护理干预是按如下三种预防水平实施的：

（1）一级预防：防止压力源侵入正常防线，可采取减少或避免与压力源接触、巩固弹性防线和正常防线来进行干预。重点是保护正常防御线和增强弹性防御线。

（2）二级预防：当个体表现出压力反应时开始干预，即早期发现及时干预，增强抵抗线，其目的是减轻和消除反应、恢复个体稳定性并促使其恢复到强健状态。重点是增强内部抵抗机制，减少应激反应，同时增加抵抗因素。

（3）三级预防：在经过治疗之后的个体重新恢复健康状态的干预，其目的是为了进一步维持个体稳定性，使个体最大限度地恢复健康，直到达到其未突破正常防御线时的健康水平。重点是通过教育护理对象和协助预防应激反应反复产生，适应、稳定并保护重建的适应或重返健康。

纽曼系统理论将护理科学扩展为需求和因果关系框架。它呼吁护士将个体视为一个对应激源做出反应的整体，纽曼系统理论还预测加强抵御应激的防线时的结果，而应激源可能破坏系统的稳定。纽曼的模型不仅适用于急危重症监护领域，也适用于社区卫生状况，因为其理论重点在于获得能量来恢复和维持系统的稳定性，而且注重预防措施。

二、奥瑞姆自理理论

多萝西娅·奥瑞姆是美国著名护理理论学家，1914年出生于美国马里兰州。1959年，她提出了自理模式，1971年她第一次发表了自护理论。奥瑞姆的理论包含三种嵌套理论：自我护理、自我护理缺陷和护理系统的理论，护理系统理论是一种外在的或包容性的理论，它包含了自护缺陷的理论；自护理论是自护缺陷理论的一个组成部分。奥瑞姆的理论基本前提是，人类能够与环境进行持续地交流，以保持活力和发挥作用。每个人都有自我照护能力的需要，护理是帮助有自护缺陷的患者满足其需求，帮助患者恢复到有足够的自护能力的状态。在奥瑞姆自护理论中，护理被看做是一种艺术，通过这种艺术，护士为失能人士提供专门的援助，而这些援助比普通的帮助更能满足自我照顾的需要。护士也参与到个体接受的医疗照护之中。而人类则定义为"男性、女性和儿童单独或作为照顾的社会单位"，是护士和其他提供直接护理的"物质对象"。

（一）奥瑞姆自理理论的主要内容

1. 自我照护

自我照护为一种人类的调节功能、自我照顾活动，通过提供或确保提供必要的物质来维持生命、增长、发展和维护人类的完整性。自护需要是指自我保健的一部分，为了控制影响人类功能或发展的人类或环境因素而采取的行动的表达方式。有三种类型：一般型、发展相关型和健康不佳相关需求。

2. 自护能力

自护能力是人类可以自我照顾或者进行自理活动的能力，包括自护能力和照顾性自护能力。这种能力受到年龄、发展状况、生活经历、文化背景、健康状况等因素的影响。不同的人，甚至相同的人，在不同的发展阶段，在不同的健康状况下其自理能力也不相同。奥瑞姆认为，人类自护能力包括十个方面：（1）对于外界有害因素的警戒；（2）分配和使用精力的能力；（3）改变身体姿势的能力；（4）认识和预防疾病的能力；（5）动机；（6）对自我健康状况的判断能力；（7）掌握运用疾病知识和康复技巧的能力；（8）有效沟通的能力；（9）合理安排照护活动的能力；（10）寻求社会支持的能力。

3. 自护缺陷

当自护能力无法满足自护需要时，会产生自护缺陷。

4. 护理系统

护理系统为护士设计、描述和提供的改善患者自护能力和满足其自护需求的护理实施方案。奥瑞姆制定了如下三种护理系统：

（1）完全补偿系统：由护士来提供护理以满足个体全部的自护需求，这种系统适用于无法控制和调整自己所处环境和处理信息的个体，包括：①在精神和体力上均没有能力自理，如昏迷病人；②神志清楚但没有体力来进行自我护理，如高位截瘫患者；③虽然有体力，但是由于智力和精神方面的原因无法自理，如严重智力障碍患者。

（2）部分补偿系统：由护士和其护理的对象（个体）一起实施护理，这种系统适用于有一定自护能力的个体，个体可以完成一定程度的自理活动，但在某些方面缺乏自理能力。在满足个体的自理需要时，护士的帮助和个体的努力同样重要。

（3）支持-教育系统：在护士提供帮助下，个体可以进行自我护理，这种系统适用于个体有能力满足自己所有的自护需求，只是某些自理活动需要学习才能完成，个体需要在护士指导下做出决策、学习相关知识和行为技能。在此系统中，护士的角色主要是提供支持和教育，促进个体的自理能力的提高。

5. 基本条件因素

这是指反映个体生活状况特征及其生活条件的一些因素，奥瑞姆描述了10个基本条件因素：年龄、性别、生长发育阶段、健康状况、社会文化背景、健康服务系统、家庭系统、生活方式和行为习惯、环境因素、资源及利用情况。

6. 治疗性自理需要

这是指在某一个阶段中，个体所需要一般的、发展的、健康不佳时的自理需要。

（1）一般的自理需要：是指人最基本的生理需求，也是在人类生命周期中各个发展阶段都会出现的、与维持人的机构和功能的完整性有关的需要。包括：足够的水、空气和食物；提供与排泄有关的调节和控制；维持活动、休息和睡眠的平衡；维持独处与社会交往的平衡；预防或避免对生命和健康有害的因素；达到社会所认同的正常发展状态。

（2）发展的自理需要：是指在生命发展过程中所产生的、与各阶段发展相适应的特殊的自理需求，或成长发展过程中遇到不利事件时的需要。包括：特殊需要，如人在婴幼儿时期有学会如何控制大小便、学习说话走路的需要，在青少年时期则有自我认同的需要；一些不利情况下的需要，如突发车祸、亲人的丧失等情况发生时，如何正确处理和应对的需要。

（3）健康不佳时的自理需要：是指个体发生疾病、损伤、其他病理情况下，或在疾病诊断治疗过程中时产生的自理需要。如糖尿病病人需要学会如何自我监测血糖，残疾人需要学会如何使用助行工具等。奥瑞姆关于健康不佳的自理需要总结了6个方面：①及时寻求适当的治疗；②认识、预防、警惕和应对疾病导致的身心变化；③有效地按照医护人员的要求进行治疗和康复等措施；④认识、警惕、应对由于医疗措施引起的不良反应，如化疗期间会有恶心呕吐、脱发等症状；⑤调整自我概念，接受和适应患病的自己和治疗的需要；⑥适应与疾病共存的生活，适应诊疗带来的不便以促进自我继续发展，如截肢患者需要接受有假肢的自己，需要使用假肢生活。

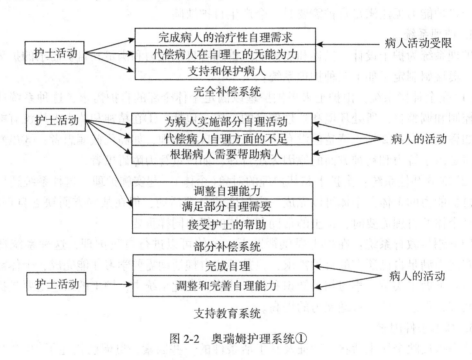

图 2-2 奥瑞姆护理系统①

（二）对于护理学基本概念的阐释

1. 人

人是有自理能力的个体。奥瑞姆认为，人的自理能力不是生来就有，而是通过学习来发展自我照护能力。自我照护是人的能力的重要组成部分。每个人都有可能出现自我照护能力缺失的情况，即人因为生病或其他原因无法照顾自己，此时就需要他人的帮助。

---

2. 环境

环境是人以外的所有可以影响人自理能力的因素。环境具有物理、化学和生物特性，包括家庭文化和社区。奥瑞姆认为，在社会中，人被希望具有自我照护能力，并且对自己的健康负责，而社会在人的自理能力不足时可以提供帮助。

3. 健康

这是指在结构上和功能上的完整或健全。此外，健康包括个人和群体的健康的状态，而人类的健康还包括反思自我、象征经验和与他人交流的能力。

4. 护理

护理是预防和处理自理缺陷的服务。护理应以预防保健为主，对于健康的个体，满足其一般的和发展的自理需要。对于患病个体，满足其一般的、发展的、健康不佳时的自理需要。奥瑞姆还认为，护士尤其需要社会和人际交往技术和调整技术。

(三)护理实践中的运用

奥瑞姆将其自理理论与护理程序相结合，发展出以下三个步骤的护理程序：

1. 护理诊断和处理

评估患者的自我照护能力及需要，目前患者的健康状况，对自己健康状况的认识，患者的健康史，确定患者哪些方面需要照护，需要为患者制定什么样的目标，如何提升患者的自我照护的知识和能力，等等。

2. 护理计划

计划和设计护理系统，根据前一步的对患者的评估，设计符合患者自我照护需要的护理实施计划，制定护理步骤。根据患者的具体情况，护理系统又分为完全补偿护理系统、部分补偿护理系统或支持-教育系统。护理目标分为长期目标和短期目标，评估患者是否达到了护理目标，可以有效地促进和调整护理实施计划，其最终目标应当是患者恢复了自我照护的能力。

3. 护理实施和改进

这也就是护理程序中的实施和评价两步骤，根据护理计划提供相应的护理措施，帮助患者进行自我照护，减轻或去除影响患者自我照护能力缺失的影响因素，以达到满足患者的自理需求、恢复和促进健康、增进自理能力的目的。奥瑞姆自护理论不但被广泛的运用在实践当中，并且是护理教育中许多高校课程设置的主要指导思想和理论框架。

三、罗伊适应模式

卡莉斯塔·罗伊是美国当代著名的护理理论学家，一生获得无数荣誉和奖励。罗伊在加州大学洛杉矶分校攻读硕士学位时，第一次提出了罗伊适应模式。当时，多萝西·约翰逊要求学生们开发护理概念模型，罗伊在其护理模式的启发下开发了罗伊适应模式（The Roy Adaptation Model，RAM）。随后她在1970年发表了关于适应模式的概念框架，并在1974年正式出版。她目前是波士顿大学康奈尔护理学院的教授和护理理论家。罗伊适应模式关注四个自适应系统的相互关系。和很多其他理论一样，RAM是基于护理实践的演绎理论。RAM指导对生理和社会适应感兴趣的护士进行实践活动。

（一）罗伊适应模式的主要内容

罗伊的适应模式基于这些假设：个体是完整存在的整体，各个系统平衡才能使人发展得更好；人通过和环境的相互作用，不断思考和感受，适应各种变化和刺激；人与环境的整合过程也是人不断转变意识、思考和行动的过程，这个过程的结果是人的适应。

罗伊适应模式中也有许多定义和概念，现介绍如下：

1. 适应水平

适应水平由个体所能承受或应对的刺激的范围和强度构成。当个体在面对刺激时，其适应水平决定了能否输出适应反应。适应水平受到个体的发展水平和应对机制的使用的影响，不同的人适应水平不同。

2. 应对机制

应对机制是指人作为一个适应系统，面对刺激时的内部控制过程。罗伊认为，应对机制包括先天的和后天习得的，并将其分为两类：调节者和认知者。调节者是个体本身具备的应对机制，通过神经—化学—内分泌过程，调节和控制个体对刺激的自主性反应；认知者是后天习得的应对机制，通过认知、信息处理、学习、判断和情感调适等途径，调节和控制个体对刺激的自主性反应。

3. 刺激

刺激是指能激发个体反应的任何信息、物质和能量单位。刺激来自于内部或者外部环境，来自外部环境的刺激称为外部刺激，如空气、光线、声音等；来自内部环境的刺激称为内部刺激，如疼痛、血压、体温等。罗伊将环境中的刺激分为以下三种：

（1）主要刺激：指人当时所面对的、直接作用于个体的、引起个体最大程度变化的刺激，这些刺激是造成个体应激反应的最直接原因，并且主要刺激处于不断的变化中。

（2）相关刺激：指所有对主要刺激引起的行为有影响的其他刺激，包括内部或外部环境中的所有其他刺激，这些刺激可能会或可能不会影响个体。例如，对于一个正在经历手术后疼痛的患者来说，按摩和舒缓的音乐可以舒缓他的疼痛，所以，疼痛是其主要刺激，音乐和按摩是相关刺激。

（3）固有刺激：指原有的、组成本身特征的刺激，那些可能会引起机体反应、不可估量和不可知的刺激。这些刺激可能对个体当前行为有影响，但其作用还未确定，如个体习惯、自身经历、文化背景等。

4. 输出

输出是指当个体受到刺激后，通过调节和控制所产生的最终行为即为系统的输出部分。适应性反应有利于促进人的完整性，无效反应则不利于人维持其完整性。人对于刺激能否适应取决于输入的刺激和人的适应水平的综合效应。

应对子系统可以让患者在受到压力时适应并做出改变，即其应对机制，包括了两对调节机制：调节者是生理应对子系统；认知者是认知—情绪应对子系统。这两对调节机制形成四种适应方式：生理功能方式、自我概念方式、角色功能方式和相互依赖方式。罗伊适应模型由四种自适应方式组成，它们构成了作为评估框架的专门类别，通过这四种方式对个体环境的反应和互动，可以观察到适应过程。

（1）生理功能方式：涉及机体生理功能和活动的物理和化学过程；生理功能反应个体生理上的完整性，即生理健康水平。

（2）自我概念方式：是个体在某一时间对自己的看法和感觉，由躯体自我和心理自我两部分构成，自我概念反映了个体心理和精神的完整性，即心理和精神的健康情况。

（3）角色功能方式：指个体在社会中所承担角色的责任以满足社会完整性需要和社会对自己的期待。角色功能反映个体的社会完整性，即社会健康状况。

（4）相互依赖方式：个体与对其有重要作用的人和各种支持系统之间的相互依存关系，包括爱、尊重的需要，等等。相互依赖是个体社会关系完整性的表现，与心理精神健康紧密相关。

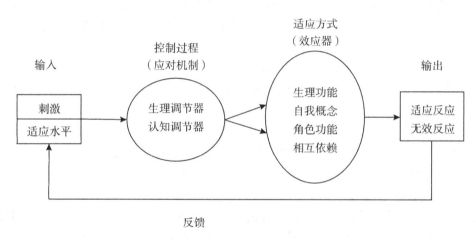

图 2-3　罗伊的适应模式①

（二）对护理学基本概念的阐释

1. 环境

环境是影响人类发展与行为的所有情况、事情及影响因素的综合。罗伊认为，环境是人体内部和外部所有刺激的总和。任何环境变化都需要人去积极适应。

2. 健康

健康是指向一体化和整体化发展的人的状态和动态过程。人的完整性表现为有能力达到生存、发展、自主、繁衍和自我实现的目的，适应是为了促进和保持人的完整性，因此，良好的适应就是健康。当人能适应不断变化的环境时，就能保持健康，如果人的应对出现了问题，就会导致疾病。

3. 人

罗伊认为，人是护理的服务对象，人是一个整体性的自适应系统，即人是具有生物、心理和社会属性的有机整体。为了保持自身完整性，人需要不断适应环境的变化，适应就

---

①　来源于：李小妹．护理学导论［M］．第 3 版．北京：人民卫生出版社，2012：262.

是促进人的生理、心理和社会完整的过程。人类系统包括人群组织、社区和整个社会。人是不断与环境进行互动的开放系统，包括输入、控制、效应器、输出和反馈五部分结构。

4. 护理

罗伊认为，护理是一门运用学科，它通过促进人与环境的互动来增进个体或群体的整体适应能力。护理的目标就是促进适应性反应，减少或者消除无效反应。

(三) 护理实践中的运用

适应模式指导护士对患者的刺激因素、适应能力等作评估，以患者为中心制订适合其本人的护理计划，减轻各种刺激对患者的影响，提高患者的适应能力。罗伊适应模式也广泛用于护理实践和护理教育。罗伊适应模式不仅作为理论依据用于研究，也用于社区护理和慢性病人的康复等方面。不同于一般护理程序，罗伊发展的六步护理程序包括：

1. 一级评估

一级评估是主要收集生理功能、自我概念、角色功能和相互依赖四种适应方式有关的行为，又称行为评估。护士需要判断个体输出的行为是否是适应性行为，识别个体出现的无效行为。

2. 二级评估

二级评估又称刺激评估，是对个体的三种刺激类型的评估。护士需要对有可能影响个体的内、外环境刺激因素进行全面评估，并且识别主要刺激、相关刺激和固有刺激。

3. 护理诊断

护理诊断是对人作为适应系统的整体的适应状态的描述或判断。护士通过一级评估和二级评估，明确了个体的无效行为及其原因，进而判断出个体的护理问题。诊断的描述中包含了护士观察到的个体输出行为和对此行为影响最大的主要刺激，即诊断的相关因素。

4. 制定护理目标

护理的目标是减少或消除个体无效行为，促进和维持其适应行为。护理目标有长期目标和短期目标，并且目标应当根据个体情况来制定。

5. 实施护理干预

护理干预是根据护理目标实施的具体步骤。罗伊适应模式认为，护理干预可以通过改变或控制各种作用于个体的内、外刺激，维持和促进个体适应行为。

6. 评价

评价是促使护士反思护理干预是否有效的步骤，在此过程中，护士可继续通过一级、二级评价来完善个体资料，再根据评价结果来调整干预措施。

小　结

护理理论是护理学作为一门学科的基石，它不仅为护士提供专业知识基础，还促进了护理作为一门独立学科的自主性。护理理论的发展受到了不同学科及其理论的影响，20 世纪以来，护理学有了自己独特的知识体系和理论。无论哪一种理论，均是围绕护理、人、环境、健康四个概念展开。护理理论按照其抽象水平由高到低分为三种，分别是宏观理论、中观理论、微观理论。本章主要介绍了宏观理论中运用较广泛的纽曼系统模式、奥瑞姆的自护理论和罗伊的适应模式。纽曼系统模式提供了一个整体性的护理观点来解释护理对象和环境间互动的关系。奥瑞姆的自护理论描述和解释在什么情况下人需要护理照护，强调护理的最终目标是恢复和增强人的自护能力。罗伊的适应模式描述和解释了人在面对压力源时所产生的压力反应和适应过程。

思考与练习

一、单项选择题

1. 纽曼认为维持机体基本结构正常状态的是下列何种防线：

    A. 应变   B. 正常   C. 抵抗   D. 防御

2. 根据奥瑞姆的自我照护理论，属于健康不佳时的自我照护需求是：

    A. 摄入空气、水、食物

    B. 维持独处和社会交往的平衡

    C. 患病后做出相应生活方式的改变

    D. 预防对健康有害的因素

3. 下列有关罗伊适应模式的描述，正确的是：

    A. 人是一个适应系统，只具有生物属性

    B. 效应者适应表现在生理功能和自我概念

    C. 适应性反应是指人能够不断适应而保持健康

    D. 人是一个适应系统，具有生物和社会属性

4. 王某，男，67岁，护士为其注射流感疫苗，根据纽曼的系统模式，此护理行为属于哪一级预防行为：

    A. 一级预防   B. 二级预防

    C. 三级预防   D. 早期预防

二、多项选择题

1. 下列关于约翰逊的行为系统模式描述正确的有：

    A. 行为系统模式有利于护理

    B. 是一个有组织的整体的功能单位

    C. 功能就是调节个人对环境中输入刺激的反应以维持系统的平衡

    D. 人是一个特殊的个人行为系统

    E. 个体一共有 7 个相互影响的亚系统

三、简答题

1. 纽曼的健康系统模式中，系统的预防机制包括哪些？护士根据个体对压力源的反应，可采取的干预是什么？

2. 举例说明奥瑞姆护理系统理论中的护理系统的分类。

（陈晓莉）

第三章 护患关系与沟通

学习目标

识记: 1. 陈述护患关系的概念和特征。
　　　2. 陈述护患关系的基本内容和分期。
　　　3. 陈述护患沟通的概念。
理解: 1. 理解影响护患关系的因素。
　　　2. 解释人际沟通的基本结构。
　　　3. 举例说明语言沟通的类型、方式和层次。
　　　4. 理解非语言沟通的类型和特点。
应用: 1. 运用所学知识模拟处理护理工作中的各种人际关系。
　　　2. 在护理工作中运用护患沟通的技巧进行护患间有效的沟通。

个体生活在社会中,必然要与他人接触和交往,从而形成各种各样的人际关系。人们为建立各种人际关系,满足自身精神及物质需要,需要运用语言符号或非语言符号进行沟通,以传递信息、交换意见、表达思想及情感。在护理工作中,护患沟通是最基础,也是最关键的内容。护士通过学习护患关系与人际沟通的相关知识,才能建立和发展良好的人际和护患关系,更好地为患者服务。

第一节　护　患　关　系

护患关系是护理人际关系的核心,是帮助性的专业关系,只有建立在相互信任、相互理解的基础上,才能更好地满足服务对象的各种需要,为其提供真正高质量的护理服务。

一、护患关系的概念及特征

(一)护患关系的概念

护患关系,是指在护理过程中,护士与患者在相互尊重并接受彼此文化差异的基础上产生和发展的一种工作性、专业性和帮助性的人际关系。

狭义的护患关系是指住院的患者及其家属与护士之间在医院特定的环境下形成的一种人际关系，单指护士与患者之间的关系。广义的护患关系所指的范畴除了在医院环境中形成的人际关系外，还包括护士向周围人群传播健康知识，或进行社区护理时与服务对象形成的一种人际关系，它的职能和属性有了进一步的扩充。

(二)护患关系的特征

(1)护患关系是专业性的治疗关系。护患之间要达成健康的共识，就是一个专业性和帮助性的互动关系(治疗性人际关系)。这种关系是以解决患者在患病期间所遇到的生理、社会、心理、精神等方面的问题，满足患者需要为主要目的的一种专业性的人际关系。

(2)护患关系是帮助性的工作关系。护患之间的人际交往是一种职业行为，具有一定的强制性，无论患者的身份、性别、年龄、职业、素质如何，基于护理工作的需要、护理职业的基本责任和义务，护士均应与患者建立及保持良好的护患关系。

(3)护患关系是多元化、多方位的人际关系。护患关系涉及医疗护理过程中多方面的人际关系，如护理管理者、医生、护士、护工，以及患者、家属、朋友等，都是护患关系中的重要组成部分。因此，护患关系可以是护患之间群体与群体的关系，或护士与患者群体之间的关系，这些关系会从不同的角度，以多元化、多方位的互动方式影响护患关系。

(4)护患关系是相对短暂性的人际关系。护患关系是帮助者或者帮助系统与被帮助者或被帮助系统之间的关系。同时，护患关系只有在患者寻求健康帮助时才会产生，一般来说，一旦患者病情缓解出院，这种人际关系就会结束。

二、护患关系的基本内容

护患关系是组成护士人际关系的主体，护患双方受到生理、社会心理、文化环境、教育、经济等多种因素的影响，在互动过程中形成不同内容的护患关系，包括以下几个方面：

(一)技术性关系

技术性关系指护患双方在进行一系列的护理技术活动中所建立起来的，以护士拥有相关的护理知识及技术为前提的一种帮助性关系。护士掌握着帮助患者恢复健康的技能并服务于患者，这就构成了护患关系的基础。

(二)非技术性关系

非技术性关系指护患双方由于社会、心理、教育、经济等多种因素的影响，在实施医护技术过程中所形成的道德、利益、法律、价值等多种内容的关系。

(1)道德关系：是非技术关系中最重要的内容。由于护患双方所处的地位、教育、经济、职业等多种因素的影响，在护理活动中容易对一些问题或行为在理解及要求上产生矛盾或分歧。为了避免矛盾，护患双方必须按照一定的道德规范来约束自身的行为，并尊重对方的权利与利益。

(2)利益关系：指在护理过程中护患双方发生的物质和精神方面的利益关系。护理人员的利益表现为付出劳动后得到工资奖金报酬，以及由于患者康复而得到精神上的满足与欣慰。患者的利益则表现在付出一定的费用后得到了正确的治疗与护理，解除了病痛，恢复了健康。

（3）法律关系：指护患双方在护理活动中各自的行动和权益都受到法律的约束和保护，在国家法律范围内行使各自的权利与义务，调整双方之间的关系。

（4）价值关系：指以护理活动为中介的，体现护患双方各自社会价值的关系。护理人员运用所学的知识和技术为患者提供优良的服务，使患者重获健康，实现了崇高的人生价值。

三、护患关系的发展

（一）观察熟悉期

这是护士与患者的初识阶段，也是护患之间开始建立信任关系的时期。此时期的工作重点是护患双方彼此熟悉并建立信任关系，护士需向病人介绍治疗环境及设施、医疗场所，以及各项规章制度、参与治疗的医护人员等，并初步收集病人的生理、心理、社会文化及精神等各方面信息与资料。病人也应主动向护士提供相关资料，为进一步治疗与沟通奠定基础。在此阶段，护士与病人接触时展现的良好仪表、言行及态度等，都有利于护患间信任关系的建立。

（二）合作信任期

这是护士为患者实施治疗的阶段，也是护士完成各项护理任务、患者接受治疗和护理的主要时期。此时期的工作重点是通过护士高尚的医德、熟练的护理技术和良好的态度，赢得患者的信任，取得患者的合作，以满足患者需要。在护理过程中，护士应尊重患者的人格，维护患者的权利，尽可能地与患者及其家属商讨其健康问题，鼓励他们积极参与，减少对护理的依赖，逐渐达到自理及康复的目标。在此阶段，护士的知识、能力及态度是保证良好护患关系的基础。

（三）终止评价期

经过治疗和护理，患者病情好转或基本康复，已达到预期目标，可以出院休养，护患关系即转入结束期。护士应在此阶段来临前为病人做好准备，并进行有关评价，如护理目标完全实现，病人对自己目前健康状况十分满意，病人对护理是否满意等，并根据尚存的问题或可能出现的问题制定相应的对策，以保证护理的延续性。

四、护患关系的基本模式

1956 年，美国精神科医生托马斯·萨斯和马克·荷伦德在《医患关系的基本模式》中提出医患关系的三种模式。护患关系的基本模式在此基础之上建立，并根据护患双方在建立和发展护患关系的过程中所发挥的作用、心理方位、主动性及感受性等因素的不同，分为以下三种基本模式：

(一)主动-被动型

这是一种传统的护患关系模式,是一种常见的单向性的、以生物医学模式及疾病的护理为主导思想的护患关系模式。护士处于主导地位,把自己的处置意见施加于病人,要求病人绝对服从任何处置和安排,病人则处于被动地接受护理的从属地位。这种护患关系的特点是"护士为病人做什么"。它过分强调护士权威,忽略了病人的主观能动作用,不能取得病人的默契配合,严重影响护理效果。这种模式主要适用于婴儿、危重、昏迷、休克、全麻、有严重创伤及精神疾病患者。

(二)指导-合作型

这种模式把病人看成是有意识、有思想、有心理活动的人,是一种微弱单向、以生物医学-社会心理及病人的护理为主导思想的护患关系模式。在护理活动中,患者有一定的主动性,这种主动性是以执行护士的意志为基础,以主动配合为前提的。病人可以向护士提供有关自己疾病的信息,也可以提出意见和要求,但护士的权威仍是决定性的。患者的主动合作,包括诉说病情、反映治疗情况、提供检查方便、配合各种护理措施等,都是以护士的要求为前提,病人的地位是合作。

这种护患关系的特点是"护士告诉病人做什么",这种模式能在一定程度上发挥患者的主观能动作用,但病人一般仍处于相对消极配合状态,护患关系仍然是不能完全对等的。这种模式主要适用于病情较重,但神志清醒的情况。

(三)共同参与型

这是一种双向性的、以生物医学-社会心理及人的健康为中心的护患关系模式。在治疗护理过程中,病人的意见和认识是有价值的,护患双方有同等的主动性和权利,双方相互尊重,相互协商,病人不仅是合作,还积极主动地参与自己的治疗护理讨论,向护士提供自己的治疗护理体验,探讨某些护理措施的取舍,共同参与护理措施的决策和实施。

这种护患关系的特点是"协助病人做什么"。护士不仅要了解疾病的护理,而且要了解疾病对患者的生理、心理、社会、精神等方面的影响,设身处地为患者着想,以患者的整体健康为中心,尊重患者的自主权,给予患者充分的选择权。但这不能理解为把本应由护理人员亲自执行的任务交给患者或患者家属。共同参与旨在发挥患者主动精神,更好地使患者建立信心,逐步独立处理自己的生活。这种模式适用于慢性病患者或良好教育的患者。

在临床实践中,这三种模式是客观存在的,没有好坏之分,选择哪一种关系模式不仅取决病人的疾病性质,而且还需考虑到病人的人格特征等。护理人员与特定的病人间的护患关系不是固定不变的,随着病人病情的变化,可以由一种模式转向另一模式。

五、影响护患关系的因素

护患双方彼此形成的关系的基础是一致的,没有彼此的利害冲突,而且双方都在对方的利益上得到体现和满足。但是,仍然有很多影响护患关系的发展的因素。

（一）护理人员的因素

1. 传统医学模式的影响

在传统的医学模式影响下，护理人员以疾病为中心，只是单一的执行医嘱和技术操作，而不注意病人作为社会中的一员，与社会有着千丝万缕的联系，忽略病人内心的需求。尽管"以病人为中心"的服务理念早已用来指导护理工作，但由于人员相对缺乏、工作超负荷等诸多因素的影响，这一整体护理模式没有得到真正的演绎。因此，只有从思想上克服和摆脱传统护理观的束缚，才能够建立良好的护患关系。

2. 职业道德不良

由于受社会不正之风的影响，不少医护人员医德水平低下。有些护士缺乏工作责任感，工作粗心大意，敷衍了事，甚至玩忽职守，造成医疗差错事故。这些行为不仅影响了护理人员的美好形象，更使病人的健康受到极大的损害，也严重影响护患之间的信任度。

3. 护理技术不精

护理工作不是机械地执行医嘱，护士必须有渊博的医学知识和严谨的科学态度，不能有半点马虎。但有些医护工作者满足于现状，不能及时充实和更新自己的专业知识与技能，导致护理技术不精，不仅会增加病人的痛苦或耽误治疗，还会给患者的健康和生命带来威胁，引起家属的不满，造成紧张的护患关系。

4. 服务环境不佳

医院要从生物-心理-社会医学模式出发，创造一个有利于患者身心全面康复的舒适环境，才能提高服务水平和医疗质量。医疗服务环境不佳，容易引起患者情绪上的不满，引起护患矛盾。

5. 不良心理因素

由于护理人员所受教育的程度不一，道德修养水平参差不齐，他们的心理状态也会有所区别。在护士与患者的交往过程中，不良心理因素主要包括：（1）权威心理：护士掌握医疗护理专业知识和技术，处于主导地位，就认为治病救人是施恩于病人，患者有难来求医，病人应该感恩戴德，这些护士习惯于说一不二，认为自己有绝对权威；（2）谋财心理：极少数医护人员把医疗职业作为发财致富的途径，为了追求最大利益，给患者使用不必要的治疗护理措施，或以次充好，抬高药品价格和治疗收费标准；（3）谋生心理：个别医护人员认为工作不过是谋生混饭的手段，奋斗目标不明确，因而工作责任心不强。

（二）患者的因素

1. 旧观念残余影响

部分患者受旧意识和社会不正之风的影响，热衷于找熟人、走后门。当有权有势的患者要求得不到满足，或无权无势的患者得不到一视同仁的待遇时，都会给医患关系带来影响。

2. 信任感降低

目前，一些新闻媒体报道的不实新闻，使部分群众对医院和医务人员存在偏见，对医疗服务质量、收费等产生质疑。

3. 期望值增高

大多数患者由于缺乏医学常识，对治疗效果期望值过高，在此心理影响下，一旦治疗进度、效果不尽如人意，没有达到预期的效果，就会对医务人员产生质疑。

4. 维权意识增强

患者自我保护意识和法律意识增强，不再满足于主动与被动型的医患关系。如果患者在主观上认为自身权益受到侵害，就会出现过度维权的现象。

5. 动机不纯

在医疗实践中，有一些护患冲突的发生与个别患者的就医动机不纯有关。如某些家属将患者疾病恶化归因于医护人员的治疗不当，意图敲诈医院。

六、建立良好护患关系对护士的要求

在护患关系的建立和发展过程中，护士处于主导地位，对护患关系的转归起着决定性作用。因此，为了建立良好的护患关系，护士必须做到以下几点：

（1）保持健康的生活方式。护士健康的生活方式、健康的体魄和健康的心理状态会对患者产生积极的影响和仿效作用，且能助其更好地完成护理工作。

（2）保持健康的情绪状态。护士的情绪状态会对患者产生重要的影响，职业的特定角色要求护士有效地控制和调整自己的情绪，避免不良情绪状态对患者产生负面影响。

（3）尊重并平等地对待患者。护士应尊重患者的权利和人格，对所有的患者一视同仁。

（4）以真诚的态度和适当的同理心对待患者。在临床护理实践中，护士应该以真诚的态度对待患者，善于设身处地为患者着想，体验患者的感受，理解患者的情感和行为。

（5）具有丰富的与护理有关的科学文化知识。除扎实、娴熟的护理技能外，护士还应具备丰富的护理专业知识以及与护理相关的人文、社会科学知识，保持对护理专业的兴趣，并具备较强的职业能力。

（6）掌握与患者沟通的技巧。良好的沟通技巧是建立和发展护患关系的基础，护士通过利用沟通技巧与患者进行有效的沟通，更好地了解和满足患者生理、心理以及社会等多方面的健康需求。

第二节 护患沟通

沟通作为一个社会心理学名词，有狭义及广义之分。狭义的沟通是指以信息符号为媒介，人与人之间进行的信息、思想及感情的交流。广义的沟通是指人类整个社会的沟通，不仅包含信息、情感及思想的沟通，也包括相互作用的个体的全部社会行为，以及采用各种大众传播媒体所进行的沟通。

所谓人际沟通，是指人们运用语言或非语言符号系统进行信息（思想、观念、动作）交流沟通的过程。在人们沟通的过程中，不仅是单纯的信息交流，也是思想和情感的渗透。护患沟通是指护士与患者之间的信息交流及相互作用的过程。所交流的信息与病人的护理及康复直接或间接相关，同时也包括双方的思想、感情、愿望及要求等多方面的

沟通。

一、沟通的基本结构

沟通是一个遵循一系列共同的规则互通信息的过程，包括以下六个要素：

(1)信息背景：是指互动发生的场所环境及事物，是引发沟通的"理由"，是每个互动过程的重要因素。沟通的产生受信息发出者社会文化背景、知识背景、情绪、沟通技巧以及对目前环境的感受和预期结果等因素的影响。

(2)信息发出者：是指发出信息的人，是沟通的主动方面，也称为信息的来源。信息发送过程必须经过整理，使之由模糊、抽象的概念变为具体、易理解的信息，这就需要借助语言、文字、表情、动作等途径将信息进行编码后发送出去。因此，信息的发出者又称为编码者。

(3)信息：是指沟通时所要传达和处理的内容，即信息发出者希望传达的思想、情感、意见、观点等。

(4)信息传递途径：是指信息由一个人传递到另一个人的通道，也称信道，是指信息传递的手段。例如，语言声音是通过听觉渠道传递的；表情、手势、穿着、文字影像等信息是通过视觉渠道传递的；握手、抚摸是通过触觉渠道传递的；此外，味觉、嗅觉也可以传递信息。在人际沟通中，信息往往是通过多渠道传递的。

(5)信息接收者：是指信息的接受方面。信息接收者在接收信息时，必须先将信息发出者通过各种渠道传递来的信息代码译为可理解的信息内容，方能接收信息，所以又称为译码者。

(6)反馈：是指信息接收者回应给信息发出者的信息，即信息接收者对信息发出者的反应。最有效的沟通应该是信息发出者所发出的信息和信息接收者所接收到的信息相同。

(7)环境：是指信息发出者与信息接收者相互作用的场所。为了获得有效的沟通效果，沟通的环境应该满足参与者对物理或感情上舒适及安全的需求。噪声、温度过高或过低、存在使人分心的事物以及缺乏隐私的空间，都可能产生混淆、紧张和不适。

二、语言沟通

沟通的形式十分复杂，而且每种形式的沟通都与护士的日常工作生活有密切的联系。按沟通的不同符号系统，可将沟通形式分为语言沟通和非语言沟通。

(一)语言沟通的基本类型

护士的交流沟通具有一般性交流的共同特征，还具有明确的专业目的性，即要为服务对象解决健康问题，促进康复，减轻痛苦和预防疾病。护理人员通过提问和回答，引导交谈过程围绕主题展开，从而达到有效沟通目的。根据交谈的目的，可将护理专业性交谈分为两类。

1. 评估性交谈

评估性交谈的主要目的是获取或提供信息。交谈双方所关注的是信息的内容。护患之间的评估性交谈是护理人员收集患者健康信息的过程，包括患者的既往健康问题、目前的健康状况、遗传史、家族史以及患者的精神心理状况、住院的主要原因、护理要求、日常生活方式自理能力等。这些信息可以为确定护理诊断、制订护理计划提供依据。

2. 治疗性交谈

治疗性交谈的主要目的是为患者解决健康问题，侧重于帮助患者明确自己的问题，克服个人的身心障碍，从而达到减轻痛苦，促进康复的治疗性目的。治疗性交谈有两种基本形式，即指导性交谈和非指导性交谈。

指导性交谈是指由护士向患者提出问题发生的原因、实质，针对患者存在的问题，提出解决问题的方法等，由患者执行。指导性交谈的特点是可以充分发挥护理人员的专业知识水平。其优点是交谈进程较快，比较节省时间。缺点是患者主动参与较少。所以，运用指导性交谈的前提是护士必须掌握患者的基本情况。

非指导性交谈是指一种商讨性的交谈，其基本观点是承认患者有认识和解决自己健康问题的潜能，鼓励患者积极参与治疗和护理过程，主动改变过去对自身健康不利的行为方式。患者有较多的自主权，感到自己受到尊重，参与了决策，因而能积极并自觉地按照决策去实施，主动改变行为方式以利健康。其优点是能依据患者需要实施护理，激发患者的自主性，减少治疗中的错误决策。缺点是比较费时。

(二)语言沟通的方式

1. 个别交谈

个别交谈是仅限于两个人之间所进行的信息交流。一般是两个人就某些问题相互讨论，商量研究。谈话常常有一个主题，需要交谈双方就某个问题做出适当的反馈。

2. 小组交谈

一般是指 3 人或 3 人以上的交谈。由于参与交谈的人较多，所以主题不易把握，谈话的内容易受干扰。参加小组交谈的目的是了解自己和别人的情感及其他信息。有组织的小组交流一般在一开始时就安排一个组织者。

3. 对面交谈

护理人员所进行的交谈多为对面交谈。对面交谈可以借助身体、表情和手势的帮助，使交谈双方尽可能准确、完整地表达各自的意思，使交谈达到或基本达到预期的目的。

4. 电话交谈

电话交谈可以被认为是在更大的空间范围内进行的面对面的交谈。护士对患者的健康指导，患者对护士进行疾病或心理咨询，在许多情况下是用电话进行的。

(三)交流沟通的层次

1. 一般性沟通

一般性沟通是最低层次的沟通，是使用社交应酬式、寒暄式交谈，话题表浅。一般性交流沟通在彼此关系较生疏时使用，可作为开头语，有助于打开局面和建立人际关系。但是，护患之间的沟通不能长期停留在这个层次上，否则会不利于病人说出有意义的话题。

2. 事务性沟通

事务性沟通是一种只罗列客观事实的说话方式，不加入个人观点和感情，不涉及人与人的关系。在陈述事实的过程中不做任何评价。在交谈双方无信任感时，一般只陈述事实，不发表意见，这种沟通方式对促进护士对病人的了解是非常有必要的。

3. 分享性沟通

分享性沟通是比事实性沟通高一层次的交谈方式，会分享个人的想法和判断，这是一种交换式、试探式的交谈。当一个人开始以这种方式沟通时，说明他已经在建立相互关系的过程中有了一定的信任感。因为这种交流方式必须将自己的想法和判断说出来，并希望与对方分享，能引起共鸣或得到对方的认可、同情。

4. 情感性沟通

这个层次的交流是一种分享式、畅谈式的沟通，只有在相互信任、无戒心，在有了一定信任感的基础上才能做到。这时双方认为与对方交流对自己有好处，因此很愿意告诉对方有关自己的信息，以及对一些问题的观点，彼此分享自己的感受、情感、愿望。

5. 共鸣性沟通

这是沟通的双方达到一种完全一致的状态，产生高度和谐的感觉，甚至不用对方说话就知道他的体验和感受。这是沟通交流所达到的最理想的境界。

在护患沟通过程中，沟通的各种层次都可能出现，在不同情况下，会达到不同层次的沟通。在与病人沟通的过程中，应让对方自由地选择他所希望采取的交流方式，不要强求进入更高层次的沟通。

三、非语言沟通

(一)非语言沟通的概念

非语言沟通是指不以自然语言为载体，而是以人的仪表、服饰、姿态、动作、神情等作为沟通媒介(载体)进行的信息传递方式。

(二)非语言沟通的类型

非语言沟通的作用往往需要由不同的非语言符号来承担，而不同的非语言符号亦会释放出不同的功能。在对各种各样的非语言符号进行鉴别和分析后，通常有以下几种类型：

1. 仪表

仪表包括一个人的修饰及着装等，它会向沟通的对方显示一个人的社会地位、身体健康状况、婚姻状况、职业、文化、自我概念等信息。护士应重视职业礼仪修养，护士的仪表会影响沟通对方的感知、第一印象及接受程度。

2. 面部表情

一个人可以通过面部表情来表达他的喜、怒、哀、乐、悲、恐、惊。不同种族、不同文化背景的人的面部表情所表达的信息是相似的。面部表情所传递的信息可以是对真实情感的展现，也可以与真实的情感相矛盾，还可以是对真实情感的掩饰。护士面带微笑地接待患者是开始有效沟通的首要条件。

3. 目光的接触

目光的接触是人际间最传神的非语言表现，在沟通过程中，眼神主要用于表达感情，控制及建立沟通者之间的关系。目光接触的水平影响沟通交流的结果，最理想的情况是双方面对面、眼睛在同一水平上。

4. 身体姿势

这是指手势及其他身体姿势，它体现了一个人沟通时特定的态度及当时所包含的特定意义，可以反映出态度、情绪、自我概念和健康状况。此外，手势可以用来强调或澄清语言信息，有时手势和其他非语言行为结合起来可以替代语言信息。

5. 空间效应

包括空间和距离两个概念。个人空间为一个人提供了自我感、安全感和控制感。在病房环境中，患者所住的病床和床旁桌等区域即为其个人空间，当护士进行晨间护理为患者整理床铺及床旁桌时，应向患者做好解释工作，以避免患者产生被侵犯感。距离是空间效应的另一个概念，它不仅是人际关系密切程度的一个标志，也是用来进行人际沟通传达信息的载体。在人际交往过程中，人们总是根据自己的沟通内容、双方关系的性质、沟通时的背景因素，保持一定的空间距离。美国人类学家爱德华·霍尔认为，人际沟通中的距离大致可分为4种：

（1）亲密距离：指沟通双方相距小于50cm，在这种距离下，人们可以进行保护、安慰和爱抚等活动。这种距离一般在社交场合较为少见，主要在极亲密的人之间或护士进行某些技术操作时应用。

（2）个人距离：一般为50~100cm，人们常用此距离与朋友交谈，也是护患沟通时使用的理想距离。个人距离有明显的文化差异，一般以沟通双方均感到自然舒适为宜。

（3）社交距离：一般距离为1.3~4m，在工作单位或社会活动时常用，是一种社交性的或礼节性的较为正式的关系。

（4）公共关系：一般距离为4m以上，是一种大众性、群体性的沟通距离，如演讲或讲课，声音要超出正常范围，或使用扩音设备。

6. 环境因素

这是指能影响人们相互关系的因素，包括光线、噪声、颜色、室温、建筑结构等。这些因素能影响信息的传递形式及人们互动过程中的舒适程度。

7. 触摸

这是人际沟通时最亲密的动作，可以传递关系、牵挂、体贴、理解、安慰、支持等情感。触摸是一种无声的安慰，是一种很有效的沟通方式。触摸受性别、年龄、文化及社会因素的影响，在运用触摸时，应注意对方的文化及社会背景，清楚自己触摸的意义，有选择地、谨慎地使用。

（三）非语言沟通的特点

1. 广泛性

运用身体语言进行沟通，是人人具有的能力。从婴儿时期起，人就会通过身体语言表达自己，会显示出微笑地接纳反应、气愤地拒接表情。

2. 连续性

非语言行为可以使人保持不间断的沟通。日常生活中，语言的沟通是间断的，而身体的沟通则是一个不停息的、无间断的过程。只要人们彼此在对方的感觉范围内，就总存在非语言沟通。

3. 真实性

通常人们的交谈总是自主或不自主地伴随一些表情、动作的变化，人们在使用体态语言时，自主的与不自主的界限很难区分。就大多数情况而言，不自主的表情居多，不自主的体态语言是下意识的。因此，越是无意识的，越能表现人的真实情感。体态语言往往比口头语言更为有效地反映人的内心情感。

4. 模糊性

模糊性即体态语的不确定性。非语言沟通表达的意思朦胧含蓄，表现在同一动作的多种解释方面，在实际运用中容易造成曲解和误会。

四、有效沟通的技巧

交谈作为护士与患者、同行沟通的一种重要的手段和基本功，除取决于护士是否能维持与患者或同行之间良好的关系之外，还取决于护士能是否恰当地运用各种交谈技巧，而交谈技巧与沟通关系向来是密不可分的。

(一)共情

共情又叫同理心、移情、换位思考，是站在当事人的角度上，客观地理解当事人的内心感受，且把这种理解传达给当事人的一种沟通交流方式，也就是将心比心，设身处地去感受、体谅他人。共情有助于保护患者的自我价值，满足病人在生理和社会心理方面的需要；共情有助于提高病人的自我控制能力，如果医护人员共情地倾听患者的诉说，病人可通过表达自我情感而获得控制力，这样有助于他们在困境中自我调整，会减少病人对他人的依赖，让他们更加感到自己战胜疾病应负的责任；共情有助于促进护患沟通的准确性，只有在通过共情，体验到别人情感的前提下，一个人才能准确地理解别人传递的信息；共情有助于护理人员学会关注环境及他人，发展爱心、宽容、合作、尊重、善解人意等人格品质。

1. 共情的表达方式

(1)直接给予确认：对他人传递的信息给予直接肯定。如"你说得很对""是的，这个问题很重要"。

(2)表达理解支持：努力使对方感到自己被接受。如"我明白你的意思""我认为你能做到的"。

(3)表达积极情感：对他人做肯定的、不带有评判性的情感反应。如"我很高兴你告诉我这一切""你所说的使我想要进一步了解这个问题"。

2. 护患交谈中实现共情的方法

(1)学会换位思考：能从对方的角度为对方的行为寻找合理性，最大限度地理解并体谅对方。但是，由于受年龄、阅历和生活视野等因素的限制，绝大数护士都不曾体会疾病对人的身心折磨，故对患者的某些要求及表现缺乏同情和理解，这就需要护士学会换位思考，站在患者的角度理解患者的疾苦。这样做有助于护士为患者提供更高质量的护理服务。

（2）学会倾听：听其言、观其行，在与患者交谈的过程中，护士要注意观察患者的面部表情、姿势、动作、说话的语调等，有时患者的身体语言更能表达他的真实意思。

（3）学会表达尊重：尊重对方的个性及能力；接纳对方的信念和所做出的选择和决定；善意理解对方的观点及行为，而不是简单采取排斥态度；以尊重的态度表达自己的观点，而不是将自己的观点强加于人。

（二）提问

提问是收集信息和核实信息的手段，而且可以引导交谈过程围绕主题展开，提问是交谈的基本工具。

提问的方式有以下几种：

（1）封闭式提问：是一种将患者的应答限制在特定的范围之内的提问。其优点是患者能直接坦率地做出回答，使医护人员能够在短时间内获得大量信息。缺点是这种提问方式的回答比较死板机械，如"你发烧几天了？""你的头疼不疼？"病人无法充分解释自己的想法和情感，缺乏自主性。

（2）开放式提问：问题范围较广，不限制患者的回答范围，可引导其说出自己的观点、意见、想法和感觉。优点是患者能说出更多真实的情况，有较多的自主权，医护人员可获得有关患者较多的信息。缺点是需要较长的交谈时间，常用"如何""怎么""为什么""能不能""可不可以"等语句，如"您今天感觉如何？"。

（3）代述式提问：有些想法和感受病人不好意思说出来，对此，护士可以代述。这要求护士有足够的敏感度，即善解人意，能揣摩出弦外之音。例如，护士试探性地问病人："您是不是觉得您的主管医师太年轻了，您不太放心？"如果患者表示同意，这就使患者内心的隐忧或顾虑得到了表达和理解。

（4）鼓励式提问：鼓励患者表达，可采取多种不同的方法，如用未完成句，意在使病人接着说下去，如"整天躺在床上，你是不是觉得……"用正面的叙述方式引导患者进一步发挥，意在发泄其压抑在心里的情绪，如"你家里支付你的住院费用好像有困难"。用自己的经历引发病人共鸣，从而促进进一步的交流沟通，如"我的一位亲戚得了肝炎，我们家人都在为他担忧"。

提问应围绕交谈的主要目的来进行，且应该使用关切的语言，不应冷淡突兀。避免提连续性的问题，提一个问题后，等回答完成后再提第二个问题，避免提双重性问题，避免提"为什么"之类的问题，因为这类问题迫使病人对自己的行为及生活状态做出解释，容易使病人反感或紧张。注意提问的语气、语调和句式，如话说得过快、语气生硬、语调过高、句式不协调及说话过慢等，容易使患者反感，不愿意回答；话说得过慢，则会使患者产生焦虑不耐烦的情绪。

（三）倾听

倾听，是指全神贯注地接收和感受对方在交谈时发出的全部信息，并做出全面的理解，并不是单纯地听别人说话，更要注意说话者的非语言信息，如说话的声调、频率、语言选择、面部表情、身体的姿势和动作等。倾听在人际沟通中占有十分重要的地位，倾听可以获得重要的信息；倾听可以减少错误和误会；善于倾听才能更好地表达；倾听能发现说服对方的关键；从对方的谈话中了解对方的看法、依据和思路，从中找出问题所在；认真倾听还能有助于了解对方的性格特点，进而找到说服对方的最佳角度和方式；倾听可以掩盖自身弱点；倾听可获得友谊和信任。

在护理工作中，护士应掌握一些特殊的倾听技巧，全身心地投入，来显示对患者的关切，使其能畅所欲言。有效倾听的策略如下：

（1）明确倾听目的：清楚沟通的目的，知道为什么倾听，我们所谈及的倾听是在相互交谈中的倾听，双方是在交流观点与思想，目的是加深了解、联络情感。

（2）专注倾听对象：将注意力集中在说话者身上，听其言、观其色，力求准确把握说话者的意图。专注是有效倾听的重要因素，下列措施有助于培育沟通中的专注能力，提高沟通效果：排除环境干扰，选择合适的场所，应避免在噪声较大的地方交谈，而选择安静、舒适的地方；选择恰当的时间，避开高峰期；在交谈时，保持一定的距离；调整自身因素，将注意力专注于说话者，耐心倾听，以提高沟通效果；一名好的倾听者总会寻到好的兴趣点，能引起共鸣的话题；注意身体语言，保持目光交流。

（3）参与：倾听者全身心投入以显示对对方的关切，使对方能够畅所欲言。面向患者，与其保持合适距离，保持放松、舒适的体姿，并将身体稍向患者倾斜；全神贯注，交谈中与患者保持避免注意力分散的举动；适时给予反馈，如微笑点头；不要打断患者的诉说，也不要急于做出判断；注意患者的非语言行为。

（4）核实：证实自己的感受，这是护理人员在倾听过程中为了确定自己理解是否准确时所采用的技巧。护理人员核实的方法通常有以下几种：重述，把患者的话再重复一次，使用这种方法时不要对患者所说的话做判断；改述，将患者所说的话用不同的方式说出来，同时应注意不改变原句的意思，并突出重点；澄清，将一些模棱两可、含糊不清和不完整的陈述弄清楚，即对对方陈述中的一些含糊语言提出疑问，以求取得更具体、更明确的信息；总结，用简单、概括的方式将患者的叙述重复一遍，以核实自己的感觉。

（四）反应

反应，是回应对方所说的内容，使信息发出者能对自己的讲话和表现进行评估，从而保证有效的沟通。反应时，应注意护士的思维速度要与服务对象的谈话速度相适应。不要急于下结论，应该努力弄清对方的全部谈话内容，并把握了对方的语言表达和感受后才能下结论。谈话时，不要对所讲的事做出无关的应答，这容易使对方感到无所适从。更不要做虚假保证，否则容易引起护患纠纷。在护患沟通过程中，过于抽象的回答、太过于直率、不适当的坦诚、过于肯定等反应都不利于良好护患关系的建立。比较理想的反应应该是：既不乱许诺，也不要泄气，要使患者感到安慰、有希望、不丧失信心。

（五）沉默

沉默本身也是一种信息交流，常常出现在信息内容之间，是超越语言力量的一种沟通方式。

沉默有助于病人宣泄自己的情感，给人以思考及调适的机会，尤其在患者悲伤、焦虑时，患者会感受到护士是在认真地倾听和体会他的心情。沉默也能给护士一定的时间去观察病人的非语言行为，以便组织进一步的提问及记录资料。沉默既能传递出患者的担心、害怕，发泄自己的感情，也能表示自己很舒服，有能力应对问题。例如，当患者因情绪受到打击而哭泣时，护士保持沉默是很重要的，如果护士过早地打破沉默气氛，可能会影响病人内心强烈情绪的表达，使得他们可能压抑自己的情感。

许多护士在沉默时可能感到不自在，所以护士应学会使用沉默的技巧，适应沉默的气氛，才能为患者提供更有效的支持。尽管沉默有一定的积极作用，但如果不分场合和时机，其结果往往会事与愿违，在适当的时候，护士也需要打破沉默。

(六) 阐释

阐释是为对方所表达的思虑进行解释的过程，常出现在交谈的探讨期。阐释包含释疑、提供新观点、新办法等。患者常常心存许多问题和疑虑，如诊断、治疗的反应、病情的严重程度、预后、各种注意事项等。

护患沟通中常需要阐释的情况有：解答患者的各种疑问，消除不必要的顾虑和误解；护士在进行护理操作时，向患者阐述并解释该操作的目的、注意事项等；护士以患者的陈述为依据，提出一些看法和解释，以帮助患者更好地面对或处理所遇到的问题；针对患者存在的问题提出建议和指导。

在运用阐释技巧时，要注意给患者提供接受和拒绝的机会，即让患者做出反应。阐释的基本步骤和方法如下：尽力寻求对方谈话的基本信息，包括语言和非语言信息；努力理解患者所说的信息内容和情感；将信息观点、意见用简明的语言讲述给对方听。

(七) 安慰

患者容易对自己的病产生很多顾虑和担忧，或将自己疾病看得过于严重而引起害怕和不安。因此，安慰性语言是一种对各类病人都有意义的一般性心理支持，它可使新病人消除陌生感；使恐惧的病人获得安全感；使有疑虑的病人产生信任感；使紧张的病人得以松弛；使有孤独感的病人得到温暖。针对不同的病人，护士应理解患者的处境，体察患者的心情，选用不同的安慰性语言。安慰的方法有如下几种：

(1) 激励法：在安慰时，要鼓励患者增强战胜疾病的信心，鼓励患者相信医生，可介绍本科室医生的水平，鼓励患者相信治疗方案，启发患者正视现实，认识对自己有利的一面。

(2) 对比法：患者的信心在治疗过程中起重要作用，根据患者不同的具体情况，将患者与其他患者进行比较，让患者树立起战胜疾病的信心。

(3) 松弛法：有些患者因各种原因导致情绪十分紧张，可用松弛法进行安慰。如对手术前紧张的患者，可向其介绍成功的案列。

(4) 解惑法：有的患者因充满疑虑而产生恐惧，可用解惑法安慰患者，取得信任。充分解释患者的疑虑，并进行一定的健康宣教。

(5) 转移法：对于那些只把注意力集中在病症上而引发不良情绪的患者，可采用转移法分散其注意力，如听音乐，说一些他关心和感兴趣的事情，以缓解其紧张情绪。

(八) 自我暴露

自我暴露，是指个体在自愿的情形下，将纯属个人的、重要的、真实的内心所隐藏的一切向他人吐露的历程。自我暴露是必要的历程，通过自我暴露，向对方传递信任，展现愿意与对方更深入交往的诚意。自我暴露的过程通常进展缓慢，但是随着自我暴露的增多，人际关系也更趋亲密、稳固。

五、与特殊病人的沟通技巧

对发怒的病人：了解原因，提供发泄机会，应用倾听技巧，满足需要。

对哭泣的病人：任其宣泄。根据病人意愿，让病人独处或对病人进行陪伴，鼓励说出原因。转移注意力。

对抑郁的病人：对其需要做出反应，给予关心重视，沟通时注意语速放慢，提问简短。

对感觉缺陷的病人：若患病听力障碍，应用非语言沟通技巧，选择安静环境，放大音量；若患者视力障碍，应用触摸的方式，接近和离开时要告知，语速要慢，语调平稳，做任何操作前都要做详尽的解释，对周围的环境加以说明。

对危重病人：尽量缩短时间，可以重复一句话，应用触摸的方式。

小　结

护患关系是在护理过程中，护士与患者之间产生和发展的一种工作性、专业性和帮助性的人际关系。护患沟通是指护士与患者之间的信息交流及相互作用的过程，所交流的内容是与患者的护理及康复直接或间接相关的信息。护患关系包括技术性关系与非技术性关系，分为主动-被动型、指导合作型、共同参与型。护理人员必须熟练掌握护理工作中的沟通技巧，才能建立和发展良好的护患关系，促进患者康复。

思考与练习

一、单项选择题

1. 下列哪一项是非技术性关系中最重要的内容：
    A. 道德关系　　B. 利益关系　　　C. 法律关系　　　D. 价值关系

2. 下列哪一项患者的陈述需要护理人员进一步去澄清：
    A. "我每天抽 2 包烟，已经 5 年了"
    B. "我每天都喝少量的酒"

C. "我每天只吃二两米饭"

D. "这次住院的费用比我的预算多出 500 元"

3. 护患间沟通最合适的距离是：

A. 亲密距离 　 B. 个人距离 　 　 C. 社会距离 　 　 　 D. 公众距离

4. 下列有关护患关系中常见问题的说法，错误的是：

A. 护士与患者在诊疗护理过程中的角色模糊或定位不当会造成护患之间出现冲突

B. 护患之间涉及权益纠纷时，护士应倾向于医护人员的利益

C. 护患之间出现责任冲突时，需要通过护理人员发挥主导性角色功能，通过沟通使双方取得一致

D. 护患冲突是由于个体或群体彼此知觉到对方阻挠或将要阻挠自身利益的实现所引起的直接对立的社会行为

5. 下列有关社会认知的说法错误的是：

A. 对他人的认知主要包括对他人外在行为特征的认知和他人人格特征的认知

B. 自我认知的过程是对自身的感知、理解及评价过程

C. 人们对自我的认知一定比对别人的认知更准确

D. 只有正确地认识人际关系，才能更好地认识自己

6. 在沟通过程中，发送信息者与接收信息者之间的角色不断变换，信息沟通与信息反馈多次往复，这种沟通方式属于哪种类型的沟通：

A. 直接沟通 　 B. 间接沟通 　 　 C. 单向沟通 　 　 　 D. 双向沟通

7. 下列有关患者角色的心理反应的叙述，错误的是：

A. 疾病是一种不良刺激，可能使患者感到挫折，严重的可能导致心理应激反应

B. 病人感知活动的变化以主观感觉异常为特点

C. 患者对周围环境出现一定的感知异常，只表现为感知性提高

D. 患病后，患者的思维能力有一定的改变

二、多项选择题

1. 非语言沟通不包括：

A. 语速、语调 　 B. 身体触摸 　 　 C. 语量 　 　 　 　 D. 着装

E. 目光

2. 在护患交往中，护士微笑的作用包括：

A. 缩短护患之间距离 　 　 　 　 　 B. 改善护患关系

C. 化解护患矛盾 　 　 　 　 　 　 D. 优化护士形象

E. 缓解患者不安心理

3. 沟通交流的基本要素包括：

A. 信息背景 　 B. 信息发出者 　 　 C. 信息传播途径 　 D. 反馈

E. 信息接受者

三、简答题

1. 简述沟通交流的层次。
2. 简述护患沟通的基本模式。

（陈晓莉）

第四章 护理程序

护理工作的根本是以人为本，护士在护理实践中应当坚持以患者为中心。随着护理专业的发展，现代护理理论的发展极大地推动了护理学科的进步。护理程序作为一种科学的工作方法，有助于指导护士将理论应用于实践。护士应当了解护理程序的产生与发展，掌握其核心要义，将其合理应用于临床实践。护理程序有助于提升护理质量，推动护理专业发展，营造良好护患关系。

第一节 概　　述

一、护理程序的概念

护理程序（nursing process），是指导护士将满足护理对象的身心需求和促进护理对象的健康视为己任的一种实践模式。护理程序科学地定义了护理对象现存或潜在的问题，采用系统化方法进行的有计划性、连续性、全面性及个性化的护理过程。

护士通过对护理对象进行全方位地评估，寻找现存或潜在影响护理对象健康状态的问题，依据专业知识确定护理诊断，制订相应的护理计划、实施计划及对护理效果做出评价。护理程序是一个循环往复却又不断前进的过程，以适应不同情境的需求，为护理对象提供全方位、多层次的整体护理。

二、护理程序的特点

(1)以护理对象为中心。护理程序针对护理对象的护理问题与需求为出发点，以保持或恢复护理对象健康状态为目标，尊重护理对象的生理、心理、文化、社会、精神等方面的需求。

(2)计划性。涉及全面的计划和实施护理措施，保障护理程序的顺利进行。

(3)动态性。整个护理程序是动态变化的，根据护理对象实际情况和护理目标的达成，可以进行动态变化，使其切合实际需求。

(4)系统性。护理程序的每一个步骤是环环相扣、密不可分的。以系统理论作为基础，按照既定的顺序，共同促进一致目标的达成。

(5)适应性。护理程序可以灵活运用于不同的临床情境下，不仅适用于个体的护理，也能适用于群组、家庭以及社区的护理需求。在护理教学、管理以及科研等活动中也十分适用。

三、护理程序的步骤

当护理对象进入特定的医疗环境后，护士即开始运用护理程序帮助护理对象解决护理问题。护理程序一般包括五个步骤：评估、诊断、计划、实施与评价。护理评估(nursing assessment)，指收集资料、采集病史、整理资料。护理诊断(nursing diagnosis)，指确定护理问题、相关症状与体征、原因。护理计划(nursing planning)，指按照优先次序排列护理问题、制定护理目标以及具体的护理措施、形成完整的护理计划书。护理实施(nursing implementation)，指实施护理计划前的准备工作、执行计划、记录结果等。护理评价(nursing evaluation)，指全面分析整个护理过程，将结果与预期目标相比较，分析成功或失败的原因，重新修改计划。

四、护理程序的发展

护理程序是现代护理不断改革发展的产物，改变了护士盲从医嘱、以疾病为中心的老旧理念。在过去，护理缺乏系统的理论体系与方法，护理工作中主要依靠经验和感觉。随着医疗卫生事业的发展以及社会的进步，护理工作提出了更高的要求。1955 年，美国护理学家莉迪亚·赫尔(Lydia Hall)首次提出了"护理程序"，指出应以患者为中心进行护理，护理工作应遵循一定的步骤。1957 年，奥兰多(Orlando)提出以"科学问题解决方法"的步骤为蓝本，利用"系统性思考"的过程，融入临床护理。1959 年，美国护理学家约翰逊(Johnson)划分了护理程序的三个步骤——评估、决定以及行动。1960 年，艾德拉哈(Abdellaha)提出 21 个标准化健康问题，形成了标准化架构的雏形。1967 年尤拉(Yura H.)和沃斯(Walsh)共同编撰了第一部护理研究的教学用书，拓展了护理程序的步骤，将其分为评估、计划、实施和评价四步。1973 年，有专家针对护理问题进行分类、标准化，命名为护理诊断；同年，美国护理学会构建了护理专家、临床实证之间的标准化共识及执行办法，将护理诊断纳入了护理程序。护理程序经过不断的发展，最终形成了我们沿用至今的五个步骤：评估、诊断、计划、实施和评价。

五、护理程序的作用

(一)提升护理的专业性

护理程序促进了护理的发展,大大提升了护理的品质。护理程序是护士工作的指引和准则,涵盖了护理工作的各个重要环节。同时,也有助于新时代护理学科的发展,为临床实践提供了循证依据。

(二)指导护士在护理实践中应用科学方法解决问题

护理程序体现了优质高效护理,有助于护理品质的提升。同时,也为临床一线护士提供了科学的护理方法,建立了标准化的照护过程,促进了护士相关能力的培养。护理程序的应用,有助于明确患者需求或问题的优先次序,根据轻重缓急合理地制订计划,以科学的方式帮助护理对象回归健康状态。

(三)提升护士的专业素养

护理程序通过标准化的应用,规范了护士的专业行为,形成了科学、规范的护理模式。在使用护理程序解决临床问题的过程中,促使护士主动学习,不断提升自己的专业素养,同时,也促进了护士自身价值的实现,推动临床护理的不断发展。

第二节 护理评估

护理评估是护士运用系统性的策略(观察、交谈或体格检查等),有目的、有计划地收集患者完整的、相关的以及可靠的讯息(包括主观及客观资料)的过程。护理评估是护理程序的第一步,也是最重要的一步,正确的评估才能制订正确的计划。护理评估是护士确定护理措施及执行先后顺序的重要依据,也是决定护理服务品质的基本元素。护士必须具备敏锐的观察力、良好的逻辑思维能力以及评判性思维能力。

一、护理评估的概念

护理评估(nursing assessment),是指有系统、有组织地收集资料,并对资料加以整理与分析的过程,目的是明确服务对象需要解决的健康问题。护理评估是一个动态、循环的过程,贯穿于护理程序的各个步骤,既是确立护理诊断和实施有效护理措施的基础,也是评价护理效果的参考。

二、护理评估的步骤

(一)收集资料

收集资料是护理程序的开端,有助于分析、判断以及做出正确的护理诊断。收集资料最基本目的是获取患者健康状况的基础资料,为医疗及护理活动提供可靠的依据。收集资料有助于培养护士的科学思维能力，为确定护理诊断、制订计划提供依据。

1. 资料的来源

（1）护理对象：收集资料的主要来源，如护理对象的主诉、症状及体征。

（2）护理对象的支持性群体：主要是家庭成员、朋友、同事或陪护人员等。

（3）其他医务人员：医师、医技人员、心理医生、营养师等。

（4）医疗护理记录：查阅护理对象的相关病理报告、病历记录、实验室报告等。

2. 资料的分类

（1）主观资料：护理对象亲身经历过的、感觉到的、看到的或者想到的，主要来自护理对象的自述，指护理对象自身的感知觉、价值观、认知态度等。比如"我经常感觉难以入眠""我总是容易感到疲乏""我对医院有恐惧感"等。

（2）客观资料：客观可评价的资料，这些资料是可以被看到、听到或感觉到的，是通过其他人或仪器设备等观察测量出来的结果，具有客观性。比如，高血压、高热、皮肤破溃、水肿、肠鸣音亢进等。

3. 收集的内容

（1）一般人口学资料：主要包括性别、年龄、民族、职业、婚姻状况、教育程度、户籍所在地、家庭住址、通信方式等。

（2）目前健康状况：发病的主要症状及不适，以及在睡眠质量、饮食、运动能力、自理能力、排泄等各方面的改变。

（3）既往史：主要指疾病史、过敏史、手术史、吸烟饮酒史等。女性护理对象还应注意询问月经史和生育史。

（4）家族史：家庭成员或家族内有无类似的病症状或遗传史。

（5）体格检查：主要指护理体检，包括身高、体重、生命体征、意识、皮肤、关节活动度、营养状况等一般指标，以及重要脏器的特殊阳性指征。

（6）其他辅助检查：实验室检查结果、心电图、B超、X线等。

（7）社会心理状况：包括护理对象的自我认知、一般心理状态、应激水平、社会支持、经济状况等可能产生不良心理后果的指标。

4. 收集方法

（1）交谈：指与护理对象面对面的交流过程，需要一定的沟通交流技巧。通过交谈，不仅能够建立良好的护患关系，同时也能为护理对象营造良好的康复环境。交谈可分为正式交谈和非正式交谈两种。正式交谈一般需要事先告知患者，有目的地进行交谈，比如在入院时进行入院评估或者术前健康教育等。而非正式交谈，顾名思义，是随意的自然地闲谈，一般发生在护士进行日常护理的过程中。交谈前，应当注意以下几点：首先，选择安静、舒适、易于放松的环境；其次，若是正式交谈，应事先告知交谈的大概时间以及目的，让护理对象做好心理准备；再次，交谈过程中需要掌握适当的技巧，引导患者围绕交谈的主题进行沟通。

（2）观察：指通过感觉器官收集资料，即视觉、听觉、触觉、味觉或是借助特殊仪器等。护士在与护理对象的交流中观察是贯彻始终的，这需要时刻保持敏感，尤其是一些护理对象未用言语表达易被忽略的地方。例如，交流中看到护理对象时不时地皱眉，应注意是否询问涉及隐私，导致护理对象感到反感，或是有生理上的不适。

（3）体格检查：是一种客观的收集资料方式。护士使用体格检查的方式对护理对象的一般体征及重要脏器进行检查，以便发现潜在或现存的健康问题。通过体格检查，护士可以获得护理对象身体状况的客观资料。护理体检与医疗体检的不同在于，护理体检更全面，注重以人为中心的整体评估。在护理实践的过程中，护士不仅需要掌握重要脏器及指标的评估，也要观察了解护理对象的精神状态、心理状况等。总而言之，体格检查是重要的资料来源。

（4）查阅资料：查找护理对象相关病历资料、实验室报告结果、护理记录等，对收集过的资料进行客观比对，核查资料内容的准确性。

(二) 核实资料

资料收集后，需要对所收集资料的真实可靠性进行核实，这是做出护理诊断及计划的基础。核实资料既可以在收集的过程中边收集边核实，也可以在资料收集完后再检查，以避免有遗漏或不准确的信息。核实资料主要可以采取以下几种方式：使用客观资料核实主观资料是否存在夸大、不准确等情况；对不清楚的信息再次询问护理对象或其主要照顾者；寻求其他医务人员的帮助或请他人帮助核实有无错误和遗漏等。

(三) 整理资料

资料的整理，即对所收集的信息进行归类整理，以便于后续护理程序的顺利进行。可根据不同的需要，按照不同的方法分类，如马斯洛（Maslow）需要层次理论、奥瑞姆自理理论、罗伊的适应模式、北美诊断护理学会（North American Nursing Diagnosis Association，NANDA）制定的人类反应型态、戈登（Majory Gordon）的功能性健康型态等。

1. 马斯洛需要层次理论

（1）生理需要：生存的基本条件，如生命体征、营养、饮食、运动、排泄、睡眠等。

（2）安全需要：常表现为对陌生环境的恐惧感、对即将进行的操作的担忧惧怕等。

（3）爱与归属的需要：主要指家属的陪伴支持，医务人员的关心。

（4）尊重与被尊重的需要：疾病因素影响护理对象自信心，出现自卑感或自我认知改变，容易受到外环境的刺激产生不良心理影响。需要尊重护理对象的习惯、价值观念和宗教信仰等。

（5）自我实现的需要：疾病本身或治疗等因素，影响护理对象的家庭、生活、学习等各个方面。

2. NANDA 的人类反应型态

（1）交换：包括营养、排泄、呼吸、循环、体温、组织的完整性等。

（2）沟通：服务对象沟通交往的能力。

（3）关系：包括角色功能、亲属关系、社会支持能力、性能力与性活动等项目。

（4）价值：指护理对象的的价值观、人生观、宗教信仰及心理状态。

（5）选择：指护理对象及其家庭的应激水平，参与及判断能力以及健康行为。

（6）移动：主要指活动休息能力，体能状况，自理能力等。

（7）感知：指自我概念（身体形象、自尊、自我实现、自我确认）及感觉功能（视觉、听觉、嗅觉、触觉、味觉及位置感)，以及意念等。

(8)知识：护理对象对健康状态的认知、学习能力。

(9)感觉：指护理对象自身体验到的情感状态、舒适度及情绪等。

3. Majory Gordon 的功能性健康型态

(1)健康感知(健康管理型态)：主要指护理对象自身对疾病的认知。

(2)营养(代谢型态)：食物的消化与摄取。

(3)排泄型态：肠道及膀胱功能。

(4)活动(运动型态)：活动、休息及娱乐状态。

(5)睡眠(休息型态)：睡眠状态等。

(6)认知(感知型态)：感知觉功能如视听味触嗅等，以及认知相关的体验。

(7)自我认识(自我概念型态)：对自身的评价与认识。

(8)角色(关系型态)：家庭或社会关系中的角色状态。

(9)性(生殖型态)：性生长发育，生育以及性知识等。

(10)应对(应激耐受型态)：对应激事件的应对处理能力。

(11)价值(信念型态)：个人的价值观念与信念。

(四)分析资料

护士要审慎地对资料进行分析，才能有助于做出正确的护理诊断。一般可将客观资料与一般正常值比较，判断护理对象在此方面是否有现存或潜在问题，或可根据主观资料分析探讨不利于护理对象恢复健康状态的因素，预测潜在性问题。

第三节 护理诊断

护理诊断(nursing diagnosis)是对病人生命历程中所遇到的生理、心理、精神、社会和文化等方面问题的阐述，这些问题可以通过护理措施解决。护理诊断是选择护理措施的基础、制订护理计划的前提条件。

一、护理诊断的发展

护理诊断最早出现在 1953 年 Virginia Fry 的论著里，随着护理程序的推广而逐渐被人们所了解。1973 年，美国成立了全国护理诊断分类组织(National Group for the Classification of Nursing Diagnosis)，同年，美国护士会出版了《护理实践标准》，首次将护理诊断纳入护理程序。1982 年，全国护理诊断分类组织改名为北美护理诊断协会，将护理诊断不断改进并进行分类。

二、护理诊断的组成部分

(一)名称

名称是对护理对象健康状态进行的概括性描述。一般采用特定用语描述健康型态的变化，如自理能力缺陷、体液不足、清理呼吸道无效等。

(二)定义

定义是对护理诊断名称的明确描述，有助于同其他护理诊断进行区分。例如有体温改变的危险定义：个体处于可能无法把体温维持在正常范围内(36~37℃或98~99.5℉)的状态；体温过高定义：个体体温因外界因素的影响处于持续增高或有可能持续增高的状态，口温高于37.8℃(100℉)或肛温高于38.8℃(101℉)。

(三)诊断依据

诊断依据，是指做出相应护理诊断的凭据，是评判该护理诊断所必要的条件，如相应症状、体征及相关信息。分为主要依据和次要依据，在诊断时优先写主要依据。主要依据是做出该护理诊断所必须的条件，而次要依据是做出该诊断的常见条件，如：便秘的主要依据：排便次数一周少于3次、粪便干硬、排便量少；次要依据：腹部胀气、排便困难、食欲不佳等。

(四)相关因素

相关因素是指促使护理诊断确立和持续的原因或情境，包括影响个体健康状态的生理、病理、治疗相关、环境、个体发育、社会支持等各方面。如：体液不足，相关因素：与尿量增多有关、与饮水摄入减少有关、与引流过多有关等。

三、护理诊断的类型

(一)现存的护理诊断(actual nursing diagnosis)

这是指护理对象目前所存在的问题，一般存在明显的健康诉求，需要尽快消除或减轻。如便秘：与长期卧床有关，采取护理措施的原则是指导护理对象合理运动、食用富含纤维素的食物。

(二)危险的护理诊断(risk nursing diagnosis)

这是指护理对象目前尚未出现的问题，但存在较高的潜在可能性，需要进行及时的干预避免不良后果。如有皮肤完整性受损的危险：与水钠潴留有关，应指导患者保持皮肤清洁干燥，穿着柔软宽松的内衣裤，防止水肿部位长时间受压而出现破溃。

(三)健康的护理诊断(wellness nursing diagnosis)

这是指护理对象有通过有效的护理措施以达到更高健康水平的可能。这一诊断直到1994年才正式得到认可，仍需要不断探索。如母乳喂养有效。

四、护理诊断的陈述

(一)陈述内容

护理诊断一般包括3个结构要素，常采用PSE公式，即健康问题(problem)、症状或体征(signs or symptoms)和与问题相关因素(etiology)。

(二)陈述方式

应用 PSE 公式进行陈述,可分为以下:(1)三部分陈述法,即包括 PES 三个部分,一般用于现存的护理诊断。如营养失调:低于机体需要量,与呕吐、厌食、消化受损有关。(2)两部分陈述法,只包含 PE 两部分,更简单方便,多适用于危险的护理诊断。如活动无耐力:与贫血、血容量减少有关。(3)一部分陈述法,即只有健康问题(P),多用于健康的护理诊断。如有提高健康水平的意愿。

在陈述中应注意用词,避免使用带有侮辱性或存在争议的词语。无论是采用何种陈述方式,都应注意在表述相关因素时使用"与……有关"。问题的相关因素指可能的影响因素,切忌使用医学诊断表述,如"心输出量减少:与冠心病有关"。还应分清健康问题与相关因素,如"知识缺乏:与缺乏高血压知识有关"。护理诊断所针对的是护理对象的健康问题,而非护士所遇到的工作困难,如护理对象不配合等。

(三)注意事项

1. 使用统一的称呼

可参考 NANDA 所认定的护理诊断,有助于做出规范正确的护理诊断。若难以找到符合实际需求的现存的诊断,则可根据实际情况以护理问题的方式表述。

2. 应考虑全面,有整体思维

护理诊断是针对护理对象的整体而言的,要有整体的观念(不仅指个人,也包括家庭、环境、社会等各方面)。应针对具体问题,提出护理诊断,一位护理对象可以有多个护理诊断。尤其在护理对象患有多种疾病时,全面个体化的护理诊断是非常有必要的。但护理诊断也不是一成不变的,应随着健康需求的变化做出调整。

3. 与医疗诊断相区分

护理诊断与医疗诊断既有区别也有联系,需要加以区分。护理诊断与医疗诊断往往容易混淆,二者都是在收集资料的基础上,结合相应医学知识对资料进行整理分析,最终做出专业诊断。但医疗诊断更注重于对个体生理、病理方面疾病的判断,它只适应于个体且相对稳定。而护理诊断的对象则是整体的人,不仅适用于个体,也适用于团体。护理诊断是由护士独立进行,并作为实施护理计划的基础。护理诊断的一大特点在于它是动态的,随着护理对象健康问题的变化而做出相应改变。

(四)常见护理诊断举例

1. 疼痛

(1)定义:个体经受或叙述有严重不适的感觉。

(2)依据:多有主诉不适感,常有痛苦表情、神情焦虑、活动不便或局限性体位。

(3)相关因素:与组织创伤、炎症、缺血、缺氧、长期受压、受化学刺激、局部受压有关;与肿瘤生长等有关。

2. 清理呼吸道无效

（1）定义：个体难以有效清理呼吸道分泌物，导致呼吸道受阻，影响呼吸功能。

（2）依据：痰液性质影响；听诊多有啰音与痰鸣音；可伴有紫绀、呼吸困难等表现。

（3）相关因素：与痰液过于黏稠、量多有关；与身体虚弱或疲乏有关；与气管插管有关；与限制咳嗽疼痛有关；与昏迷有关。

第四节 护理计划

护理计划（nursing plan）是护士以护理诊断为基础，为满足护理对象健康需求而制定护理措施的过程。其主要内容包括：对护理诊断的优先次序进行排序，为护理对象制定预期目标并提供相应依据，制订完整的护理计划以指导护理活动。

一、护理计划的种类

护理计划是护理程序的第三步，可分为入院护理计划、住院护理计划和出院护理计划。

（一）入院护理计划

入院护理计划是指护士对服务对象进行入院评估后制订的综合的护理计划。计划应在入院评估后尽早开始，并根据情况及时修改。

（二）住院护理计划

住院护理计划是指护士根据获得的新的评估资料和服务对象对护理的反应，制订更为个体化的住院护理计划。住院护理计划也可以在护士接班后制订，主要确定本班为服务对象所提供的护理活动，以达到以下目的：①确定服务对象的健康状况是否发生变化。②排列本班次护理活动的优先顺序。③判断本班次需要解决的核心问题。④协调护理活动，以一次护理活动解决服务对象多个问题。

（三）出院护理计划

出院护理计划是总体护理计划的重要组成部分。护士从初次与服务对象接触开始，以满足服务对象需要为基础，根据服务对象住院和出院时的评估资料，推测如何满足服务对象出院后的需要，并制订相应的计划。

二、护理计划的过程

（一）排列护理诊断的优先顺序

1. 首优问题

首优问题是直接威胁护理对象生命的问题，需要立即进行干预解决。如气体交换受损、有窒息的危险、严重体液不足等，如不立即干预，则可能导致严重后果，甚至是死亡。

2. 中优问题

中优问题虽不直接威胁护理对象生命安全，但在生理、心理或社会等方面可能造成不良影响，严重影响其健康状态。如皮肤完整性受损、有受伤的危险、活动无耐力等，这些问题影响护理对象的基本需求，需要进行及时干预。

3. 次优问题

次优问题指问题如果不立即解决，不会威胁身心健康。如睡眠型态紊乱、自理缺陷等，解决这些问题有助于护理对象达到最佳的健康状态。

4. 注意事项

（1）威胁护理对象生命的问题始终是在优先部位，是最首要解决的问题。

（2）排序时，以马斯洛的人类基本需要层次论作为基础，先满足低层次的需要，再逐步向高层次过渡。

（3）排序应当考虑护理对象的实际需求，尊重患者的自主选择权。应适度考虑护理对象认为急需解决的问题，并鼓励其共同参与。

（4）现存问题优先解决，但也应与潜在危险性问题并重，应当重视有危险的问题和潜在并发证。

（5）护理诊断的顺序灵活可变，应该随护理对象的需求变化随时调整，切合实际需求。

（6）要考虑其可行性与安全性等，与实际护理工作相契合，也应当同医疗措施相符合。

（二）确立预期目标

1. 目标分类

（1）短期目标（short-term goals）：指在较短的一段时间内（一般在一周以内）能够达成的目标，适合住院周转快、病情转归较快的护理对象。如 3 天后护理对象可自行注射胰岛素。

（2）长期目标（long-term goals）：指在较长的一段时间内（通畅为数周或数月）能够达成的目标，适合长期住院、病情较重、病程较长的护理对象。如住院期间不发生坠床。

在实际应用中，长期目标的实施通常需要具体明确的短期目标来实现，或长期目标涵盖一系列渐进的短期目标。如半年内维持血压稳定，需要指导患者学会正确服药与检测血压这样的短期目标来实现；术后 3 个月恢复自理能力，则可分解为从进食、洗漱、穿衣、离床、下床活动和复健等不断递进的短期目标。

2. 目标陈述

目标的陈述格式为：时间状语+主语+条件状语+谓语+行为标准，具体的顺序可以稍有改变。

（1）时间状语：指设置护理对象达成护理目标的时间，即对目标实施进行评价的时间。

（2）主语：护理对象、其机体的一部分或生理功能等，有时可省略，但逻辑主语一定是与护理对象相关的。

(3)条件状语：指"主语"完成既定目标所需要的条件，在描述时也可省略。

(4)谓语：指"主语"计划将完成的动作，一般使用行动动词来描述。如"学会、掌握、增强、保持"等。

(5)行为标准：指"主语"完成目标时的衡量标准，一般包括时间、速度、次数等描述性概念。

例如：3天后(时间)患者(主语)使用胰岛素笔(条件)注射(谓语)胰岛素计量准确(标准)。

3. 注意事项

(1)设定目标应与护理诊断相统一。目标应具有针对性，每一个护理目标都应该是依据护理诊断提出的。应注意，一个护理诊断可以制定多个护理目标，但一个护理目标只能对应一个护理诊断，故在陈述中只能出现一个行为动词。

(2)目标的设置需要护理对象的共同参与。护士应积极鼓励护理对象参与设置目标，重视并尊重护理对象的个人意愿。这能促使患者更积极主动参与护理程序，促成目标的达成。

(3)目标应具体(可行性、时间限制、可测量、可评价性)。目标首先应该是可行的，应当是在护理范畴内能够达到的问题，并且具有现实意义。其次要有明确的时限以及测量标准，才能得到有效的数据，并在此基础上进行标准的评价。

(4)潜在并发证的陈述。潜在并发证常是多学科的问题，不是单纯的护理措施可解决的。在描述时可表述为：护士能及时发现并发证的发生并且积极配合抢救。

(三)制定护理措施

1. 护理措施分类

(1)独立性护理措施：指护士根据收集的资料，在权责及法律范围允许内能独立进行的护理活动。护士凭借自身知识及经验，在资料基础上独立思考、判断、提出及实施护理措施。主要包括基础生活护理、治疗性护理措施、观察病情变化以及沟通交流。如指导患者床上活动、口腔护理、观察并发证发生和心理护理等。

(2)依赖性护理措施：主要指护士依据医嘱执行的措施。如遵医嘱补液。

(3)合作性护理措施：指需要护士与其他医务人员共同配合的措施。如请康复理疗师指导患者运动。

2. 注意事项

(1)针对性。针对护理目标，制定相应护理措施。一个目标的达成，可以有多个措施。

(2)可行性。考虑护理对象的实际情况，结合现有的医疗条件与设备，保证措施的切实可行。

(3)合作性。有时需要其他医务人员的共同参与，需要达成共同一致的看法。

(4)安全性。措施应考虑护理对象的安全，避免可能的伤害。

(5)参与性。积极鼓励护理对象及家人共同参与，有助于护理措施达到最佳效果。

(6)动态性。护理措施需要因人而异，也应根据护理对象情况的变化采取调整。

（7）科学性。制定护理措施需要有科学的依据，在一定理论的指导下实施。

(四)书写护理计划

护理计划书，是按照一定的格式，将护理诊断、护理目标、护理措施等结合起来形成完整的计划书。根据不同病区或疾病的需求，护理计划书的具体内容存在一定差异。但其基本格式一般相同，主要包括：开始日期、护理诊断、护理目标、护理措施、效果评价、停止日期和签名。

第五节　护 理 实 施

护理实施(nursing implication)，是护理程序的第四步，是将护理计划付诸临床实践的过程。通过护理实施，可以解决患者的护理问题，并可以验证护理措施是否切实可行。在此阶段，要求护士具备丰富的专业知识、熟练的护理操作技能和良好的的人际沟通能力，以保证护理计划顺利进行，以使服务对象得到高质量护理。

一、实施护理计划的技能与方法

(一)实施护理计划所需的技能

1. 专业能力

掌握一定的专业知识是护理实践的基础，贯穿了整个护理程序。护士在护理实践的过程中，需要有系统的理论知识和熟练的操作技能。尤其在使用特殊仪器或者基本护理操作技术时，其专业素养更是不可或缺。

2. 沟通能力

运用沟通交流技能，有助于建立良好的护患关系、医护关系。在进行护理实践的过程中，不仅需要护理对象的配合，也需要与其他医务人员或健康服务人员密切配合。有效的沟通交流，一方面确保了信息的真实可靠，另一方面也有助于护理实践的有效实施，最终帮助护理对象恢复健康状态。

3. 认知能力

认知能力是护士综合各类信息，结合自身知识与经验，针对实际情况进行科学合理的分析判断。培育良好的认知技能，有助于提升护士思考、分析、判断、决策以及解决问题的能力。

(二)实施护理计划的方法

（1）护士独立执行。可以由护士独立进行，比如执行医嘱或者护嘱等。

（2）护士与其他医务人员共同协作。需要护士配合其他医务人员共同协作，为护理对象提供全方位的照顾。比如对昏迷病人，需要医生、护士、营养师等共同协作提供 24 小时整体连续的照顾。

（3）鼓励护理对象及家属共同参与。如果情况允许，应当积极鼓励护理对象及其家属共同参与到护理过程中，提升其积极主动性。比如，告知护理对象及家属相关健康知识和护理注意事项，指导他们逐步提升自理能力等。但应注意，护理教育应当针对护理对象的不同需求而制定，对理解能力及文化水平差异应予以重视，也应积极鼓励其表达自己的感受和体会。

二、实施步骤

(一)实施前准备

在实施护理计划前，应再次综合考虑整个计划，并做好实施前准备。可依据"5W 原则"进行阐述。

(1)做什么(what)：重新审查护理计划，分析是否需要他人的协助以及可能的结果。安排各项工作的先后次序，优先解决重点问题。

(2)谁去做(who)：依据护理计划合理分配，确定由谁来完成。即指前文所提到的实施方法中，不同模式下的参与人员。

(3)怎么做(how)：检查所需要的用物是否备齐，是否掌握相关的知识与技能。考虑可能的意外情况，并准备好应急预案。

(4)何时做(when)：考虑合适的时机实施，依据医疗实际情况以及护理对象的需求进行考虑。比如健康教育应选择护理对象病情稳定，无特殊不适，意识清楚，愿意配合及有一定自理意愿时。

(5)何处做(where)：依据不同的护理措施，选择适宜的环境，尤其应注意环境对护理对象情绪的影响及隐私的保护。如进行导尿操作时，应当选择安静舒适的环境使其放松心情，并应有遮挡物，如床帘屏风等，以保护隐私。

(二)实施过程

执行护理计划，协调配合各参与者共同促进护理计划的实施，通过实施解决或改善护理问题。实施过程中，应注意观察护理对象的反馈，综合进行评估。实施主要可从以下几个方面进行：

(1)沟通交流，这是护理程序中最重要的环节，良好的护患沟通关系有助于营造适宜康复的氛围。

(2)实施护理措施，护士凭借自身的知识及技能帮助护理对象解决问题和满足其健康需求。

(3)医嘱与护嘱相结合，确保医疗与护理的一致性，共同促进护理对象的健康转归。

(4)健康教育，积极进行健康教育，提升护理对象及其家属的主观能动性，增强自理能力。

(5)反馈与监测，实施过程中及实施结束后应关注护理对象的反馈，并及时调整措施，有助于更好地服务于护理对象。

(6)持续完善资料收集，结合基础资料，继续补充记录实施中的变化，结合实际情况不断改进护理计划。

（三）实施后记录

对实施的护理措施及观察收集到的信息进行记录，完善信息资料，并可作为评价的基础。一般采用 PIO 的方式进行记录，包括问题（problem）、措施（intervention）和结果（outcome）三个部分。例如：

P：便秘——与长期卧床有关。

I：①指导饮食，选择易消化、富含纤维素食物（青菜、水果等）；②指导腹部按摩：顺时针方向按摩，每天两次，每次 15 分钟；③指导床上活动。④必要时告知医生，使用开塞露或口服药物。

O：当天下午 3 时排便一次。

（四）注意事项

（1）以人为中心的护理。护理活动所围绕的应该是整体的人，而非健康问题。在实施过程中，应全面综合考虑护理对象的个人实际情况，包括宗教信仰、价值观念、社会角色等方面。

（2）遵循科学依据及伦理道德。一切护理措施的实施都应有科学依据，同时也应在伦理道德的许可范围之内。

（3）安全与质量并行。实施措施首先要保证护理对象的安全，同时也应注重质量，以达到最佳的护理实践。

（4）动态实施计划。在实施计划过程中，同时也要进行护理评价，依据实际情况动态调整护理计划。

（5）鼓励护理对象参与。增强与护理对象的沟通交流，争取护理对象的理解与合作，通过共同参与提升自理能力。

第六节　护 理 评 价

护理评价（nursing evaluation），是护理程序的最后一步，是作为护理程序实施的综合评价，同时也是护理质量的客观呈现。虽然在护理程序中是最后一个环节，但护理评价却是贯穿护理对象住院始终的。在护理程序的各个阶段，都应当进行护理评价。

一、评价的类型

（一）连续性评价

连续性评价是指实施护理措施的过程中，动态评价护理对象的实际情况及其反馈，持续监测并修订护理计划，改进护理措施。这是护理程序中必不可少的步骤。

（二）阶段性评价

阶段性评价是指根据先前制定的护理目标，对护理对象目标的达成情况进行阶段性评价，如三天、一周达到什么目标等；也指在工作进行到某一阶段，同事或领导进行阶段性评价，进行总结与改进。

(三)终末评价

终末评价是指结束与护理对象关系时(转科、出院或死亡等)，对既定目标的达成情况和目前健康状态的总结。

二、评价的步骤

(一)制定评价标准

评价标准即护理程序中的预期目标，应从预期目标的达成与护理质量两方面来考虑，依据科学标准和伦理规范，制定能验证目标达成情况的指标，应注意其可观察性或可测量性。预期目标的制定可参考护理目标章节，应制定切实可行的预期目标，并设置相应的指标用于评价。而对于护理质量的评价，既应有切实可行的量化依据，也需要注重人文关怀，应当始终是以人为中心的护理。

(二)收集资料，明确实际健康状态

收集护理对象全面的健康信息，了解护理干预后护理对象相应的症状、体征及反馈，全面地评估护理对象的健康状态。应注重主观资料与客观资料相结合，两者应当达成统一。

(三)比较判断目标达成情况

根据制定的评价标准，比较当前护理对象的实际健康状态，是否达成预期的护理目标。可以分为以下四种情况：
(1)完全实现：在预期目标规定时间内达到预期结果，问题得到解决。
(2)部分实现：未完全达成目标，问题仅部分解决。
(3)未实现：完全未达成目标，问题未解决。
(4)进一步恶化：问题未解决，且实际健康状态更趋恶化。

(四)总结分析未达成原因

若目标未完全达成，可从以下几个方面思考原因：
(1)是否全面、准确收集资料？
(2)是否做出了正确的护理诊断？
(3)护理目标是否切实可行？
(4)护理计划、相应的护理措施是否恰当？
(5)是否正确有效地实施护理计划？
(6)护理对象是否积极配合？
(7)护理对象健康状态是否发生变化？

(五)修订护理计划

(1)停止。目标完全达成,问题得到解决。

(2)继续。目标部分达成,问题仅部分解决。若原护理计划合理有效,则应继续实施,促进长期目标达成。

(3)修订。若目标完全未达成,则可能护理计划中存在不恰当之处,应当加以修正改进。护理计划不合理时,应分析改进;健康状态发生变化时,应结合实际情况补充护理计划;护理计划无效或有效性低时,应增补有效的护理措施。

三、评价在护理程序中的重要性

(一)评价的目的与意义

1. 对护理措施效果的反馈

评价护理对象达成预期目标的情况及健康问题有否解决,是护理程序的重要环节。在护理实践中,只有动态观察护理对象的反应,加之与护理目标的比较、分析、判断,才能及时发现实践中的问题。及时有效的护理评价,有助于保障护理目标的达成,促进护理对象的健康。

2. 对护理质量的反应

针对护理程序的各个环节都有明确的评价标准,以评价其质量。在护理实践中,护士通过不断地评估,促进专业素养的提升;同时也有助于发现问题与不足,使护理专业发展更趋完善。

(二)评价与护理程序其他部分的关系

1. 护理程序其他部分是护理评价的基础

护士应当全面、准确地收集资料,做出正确护理诊断,制订合理的护理计划并实施,并在护理程序各部分的实施过程中进行评价。

2. 护理评价是对护理程序其他部分的反馈

只有通过护理评价,才能进一步改进存在的问题。在护理程序的各个阶段,都需要护理评价作为反馈提供指导意见。确定护理诊断时,需要评价收集资料的完整与准确性;制订护理计划时,需要评价支持目标的制定;护理实施时,需要评价来帮助修正改进护理措施。

第七节 案例学习

糖 尿 病

学习目标

1. 能诊断护理对象现存的健康问题。

2. 能制定适宜的护理计划。

课前准备

1. 复习护理程序的相关内容。
2. 了解糖尿病护理的注意事项。

案例内容

刘女士，50 岁，75 公斤，2 型糖尿病。中度脂肪肝，少运动，饮食不规则，喜食甜食和辛辣食物。平素没有按时服药，也没有定时监测血糖。今晨突感口干烦躁心慌，自述近期视力下降严重。你作为刘女士的责任护士，请依据其情况，为她制订一份护理计划书。

关键点

1. 正确判断健康问题，做出正确护理诊断。
2. 评估并制订护理计划，注意优先次序。

小　结

护理程序作为一种科学的工作方法，贯穿于护理实践的全过程。应用护理程序解决护理问题，需要系统地对护理对象进行评估与干预，并通过评价与反馈不断改进。护理程序各部分间不是单向的因果关联，而是相互联系的动态平衡。在实际临床实践中，护理程序的应用是灵活多变的，需要熟练掌握其核心要义。

总的来说，护理程序是护士通过全面收集资料做出专业的判断，以此为依据制订护理计划并实施，通过再评价与反馈不断改进的工作方法。只有正确合理地应用护理程序，才能真正满足护理对象的健康需求。

思考与练习

一、单项选择题

1. 下列说法中不正确的是：
    A. 所有资料都来自护士与患者的交谈
    B. 正式会谈应做好提前准备，有目的的交流
    C. 非正式会谈常在提供护理服务过程中
    D. 正式交谈与非正式会谈互为补充

2. 收集资料时下列做法错误的是：
    A. 患者自述的主观资料应如实记录
    B. 客观资料不明确时，可用主观资料证明
    C. 客观资料的描述应简洁明了
    D. 应该修改患者的白话

3. 开放式提问的特点有：

    A. 为澄清事实

    B. 无诱导性

    C. 患者可以随便谈论自己的观点

    D. 迂回式提问

4. 以下哪项是护理诊断与医疗诊断的不同之处：

    A. 都是基于专业知识

    B. 都需要多方面收集资料

    C. 都是针对健康问题

    D. 都是针对个体的

5. 何时进行护理评价：

    A. 做出护理诊断后

    B. 制定护理计划后

    C. 完成实施后

    D. 整个护理程序的过程中

二、多项选择题

1. 以下哪些是护理程序的特点：

    A. 以护理对象为中心   B. 计划性

    C. 动态性   D. 系统性

    E. 随意性

2. 护理诊断的要素包括哪些：

    A. 健康问题（problem）

    B. 措施（intervention）

    C. 症状或体征（signs or symptoms）

    D. 相关因素（etiology）

    E. 结果（outcome）

3. 下列叙述哪些是首优问题：

    A. 气体交换受损

    B. 有受伤的危险

    C. 严重体液不足

    D. 活动无耐力

    E. 睡眠型态紊乱

4. 下列叙述护理评价包括哪些工作：

    A. 收集资料，明确实际健康状态

    B. 制定评价标准

    C. 总结分析未达成原因

    D. 比较判断目标达成情况

E. 修订护理计划

三、简答题

1. 简述护理程序的各个环节及其相互关系。
2. 简述护理诊断与医疗诊断的区别与联系。

（陈晓莉）

第五章 环 境

学习目标

识记：1. 陈述环境的概念与分类。
2. 列出环境对健康的影响。
3. 陈述医院环境的分类。
4. 列举医院物理环境的基本要求。
理解：1. 理解促进医院良好社会环境的方法。
2. 理解患者出院后处理床单位的方法。
应用：1. 为入院和出院患者实施入院护理和出院护理。
2. 为患者提供舒适安全的病房环境。

人类的生存、生活和发展及其他一切活动都离不开环境，并与环境相互作用、相互依存。如何提高环境质量，使之有利于人类的生存与健康，越来越受到人们的关注。护理工作者以保护生命、维护健康而服务于人类，应该掌握环境与健康的知识，充分利用环境中有利于健康的因素，消除和改善环境中不利于健康的因素，努力为患者创造一个适宜的身心治疗和休养的环境。

第一节 环境与健康

环境，是指围绕着人群的空间及其中可以直接、间接影响人类生活和发展的各种自然因素、社会因素的总体。环境是护理学的基本概念之一。南丁格尔认为，环境是影响生命和有机发展的所有外界因素的总和，这些因素能够缓解或加重疾病和死亡的过程。

一、环境的分类

所有的生命系统都有一个内在环境（有机体内部环境）和围绕在其周围的外在环境。外在环境是人类的生存环境，包括自然环境和社会环境。

自然环境，是指环绕于人类周围的各种自然因素的综合，如大气、水、植物、动物、土壤、太阳辐射等，这些是人类赖以生存的物质基础。根据其组成要素的性质，可以分为物理环境、化学环境和生物环境。

社会环境，是指人类生存及活动范围内的物质和精神条件的总和。广义的社会环境包括整个社会经济文化体系，如生产力、生产关系、社会制度、社会意识和社会文化。狭义的社会环境仅指人们生活的直接环境，如家庭、社区、劳动组织、社团等。社会环境影响个体和群体的心理行为，与人类的精神需要密切相关。

二、环境对健康的影响

任何有生命的个体都有一个内在环境和围绕在其周围的外在环境。内在环境可帮助生命系统适应外环境的改变。人体系统通过体内的中枢神经系统、神经内分泌系统、免疫系统三方面的中介作用，来调节机体内外环境的动态平衡，使系统与周围环境不断进行物质、能量和信息的交换，构成相互制约、相互作用的统一体，并保持着动态平衡。这种平衡状态随环境的变化而变化。但如果环境因素的变化超过了人体的调节范围和适应能力，就会引起疾病，这些变化的因素是影响健康的危险因素。

(一)影响健康的自然环境因素

良好的生态环境为人类的生存和发展提供了物质基础，任何由自然或人类引起的生态平衡破坏，都会导致人类赖以生存的物质基础发生改变，对人类健康造成直接或间接的影响。

1. 地形地质的影响

自然环境的地质地形不同，地壳物质成分不同，各种化学元素含量的多少会影响人的生理功能，对人类健康产生不同程度的影响。

2. 自然气候的影响

自然界发生的变迁，如地震、台风、干旱、洪水、沙尘暴等自然灾害，会引起生态系统的严重破坏，从给人体健康带来威胁。

3. 环境污染的影响

随着社会生产力的发展和科学技术的进步，人类开发和利用自然能源和资源的范围不断扩大，大量工业废弃物和生活废弃物的排放缺乏控制，森林被过度砍伐，使空气、水、土壤等自然环境的生态平衡遭到破坏，从而威胁到人类健康。

(二)影响健康的社会环境因素

人类在改造自然、发展生产、创造文明的活动中结成不同的群体，建立了生产关系和社会关系。人生活在社会群体之中，社会的制度与经济、风俗习惯、文化背景及劳动条件等社会环境因素均可使人们产生不同的社会心理反应，从而影响身心健康。

1. 社会制度

不同的社会制度反映了不同的社会所有制和阶级关系。社会制度是人民健康的根本保证。在进步的社会制度下，国家政府关注民众的健康，重视卫生保健事业的发展，人们能够得到基本的医疗保障。

2. 社会经济

经济水平是决定人群健康的主要因素，也是发展卫生事业的物质基础。经济的发展不仅提高居民物质生活水平，改善生活、居住和卫生条件，使健康得到保障，还有利于增加卫生事业的投资，推动卫生事业的发展。然而，经济发展也带来新的健康问题，如由不良生活方式导致的疾病增多。

3. 文化背景

生活习惯受民族习俗与文化背景的影响，如某些地区的饮食习俗偏食腌制的食品，这种不健康的饮食习惯易导致消化道肿瘤的发生。此外，文化教育可提升健康素养，间接影响人们的健康观念和健康行为。

4. 劳动条件

劳动环境与人的健康密切相关。劳动环境的安全、强度的大小、工作程序安排的合理性以及劳动的保护措施等，对人体的健康都有直接或间接的影响。一些职业病的发生就与不良的劳动环境有关。

5. 人际关系

良好的人际关系、和睦的人际氛围有利于人们保持健康的心理环境，对疾病的预防、治疗和康复起着积极作用；而不良的人际关系和相处氛围则使人感到压抑、苦闷，可能使人产生心理问题，从而影响健康。

第二节 医院环境

医院是医务人员为患者提供医疗服务的场所。良好的医院环境有利于患者治疗、休养和康复。

一、医院环境的要求

医院的环境应当注重体现"以患者为中心"的人性化理念，不仅满足医疗、护理的功能，还应兼顾患者的舒适与安全，满足患者生理、心理、社会多方面的需求，以促进患者康复。良好的医院环境应具备以下特性：

(一) 舒适的物理环境

安全舒适感首先来源于医院的物理环境，包括足够的空间、适宜的温度、良好的通风、适宜的光线和音响、清洁卫生的环境等。医院的建筑设计与布局应该合理、规范，为患者和医护人员的工作提供方便。医疗设备配置应齐全，满足治疗与护理任务需求。安全设施，包括用电安全、火警安全系统、化学性和辐射性的防护设施等，应备齐完好。

(二) 和谐的社会环境

从人的整体观出发，在为患者提供医疗卫生保健的同时，应提供心理社会方面的支持和帮助。医护人员应具备良好的医德医风，营造和谐的医患关系，重视心理护理，使患者在医院内感受温暖，满足受尊重、爱与归属感等心理、社会需要。

(三)安全的生物环境

在医院环境中，大部分患者的免疫功能都受到疾病的影响，对各种传染病致病菌和条件致病菌普遍易感，而且部分患者是带有致病菌的感染源，如果没有严格控制感染的管理制度及措施，极易发生医院感染和传染性疾病的传播。所以，应采取预防措施，以确保生物环境的安全性。

二、医院环境的调节与控制

为满足患者治疗、护理及休养的需要，促进患者早日康复，必须创设一个良好的医院环境，即医院的物理环境、社会环境与生物环境在调节和控制下都达到安全舒适的要求。

(一)医院的物理环境

医院的物理环境是影响患者身心舒适的重要因素，为患者创造一个舒适而安全的疗养环境，是护士的重要职责。

1. 空间

每一个人都需要一个适合其成长、发展和活动的空间。医院病区的布局应考虑不同人群的需求。患者床单位的设置应保留适当的床间距，一般不少于1m。床与床之间应有隔帘遮挡，确保患者在需要时有较为私密的个人空间。

2. 温度

适宜的病房温度为18~22℃；新生儿、老年科病室的室温应略高，以22~24℃为宜。在适宜的室温中，患者感到轻松、舒适、安宁，并减少消耗，有助于患者处于最佳状态。但是在擦浴时，要求室温略高。因此，病房应安装适当的室温调节设施，如空调、暖气设备等，并配备室温计，以便观察和调节室温。

3. 湿度

适宜的病室湿度为50%~60%。病室湿度一般指相对湿度，即在一定温度下，单位体积空气中所含有水蒸气的量与其达到饱和时含量的百分比。湿度过高，空气潮湿，细菌容易繁殖，同时水分蒸发减少，抑制出汗，使患者感到潮湿憋闷，对患有心、肾疾病的患者尤其不利；湿度过低，室内空气干燥，使人体水分蒸发增加，可引起口渴、咽痛、鼻出血等，对呼吸道疾病或气管切开的患者不利。病室应配有湿度计，以便观察和调节。室内湿度过高时，可通风换气或使用空气去湿器；室内湿度过低时，在夏季可在地面洒水，在冬季可在暖气上安放水槽、水壶或使用空气加湿器。

4. 通风

通风换气是保持病室内空气清新、降低空气中微生物密度、调节室内温湿度、增加患者舒适、减少呼吸道疾病传播的有效措施。通风不足，会使室内空气污浊，氧气不足，患者会出现烦躁、倦怠、头晕、食欲缺乏等。因此，病室应定时通风换气或安装空气调节器，还可设立生物净化室(层流室)。通风时间可根据室内外温差和风力大小适当掌握，一般通风30分钟即可达到置换空气的目的。通风时，应当注意保护患者，以免着凉。

5. 音响

音响是指声音存在的情况，音响过大即可成为噪声。我国环境保护部 2008 年发布的《社会生活环境噪声排放标准》中规定，医院病房白天噪声应控制在 40dB 以下，夜间控制在 30dB 以下。医院的噪声源主要来自仪器设备的运行和报警声、医疗器械和用具的碰撞与摩擦声、人员喧哗等发出的声响。医院是特别安静区，对声源要加以控制。建立安静制度，工作人员在工作中应做到"四轻"：说话轻、走路轻、关门轻和操作轻。

6. 光线

病室有自然光源及人工光源。适当的日光照射可促进照射部位的血液循环，改善皮肤和组织的营养状况，使人感到舒适愉快。日光中的紫外线可促进机体内部合成维生素 D，并有强大的杀菌作用。因此，病室应经常开启门窗，使日光直接射入。人工光源主要用于夜间照明及保证特殊诊疗和护理操作的需要。病室应设有壁灯或地灯，既可保证夜间巡视病情，又不影响患者睡眠。

7. 装饰

医院的绿化、建筑的结构与色彩、室内的装饰等，都应从健康的角度进行人性化设计。病室应整洁美观、陈设简单，并重视色彩环境对人生理、心理的影响。

(二) 医院的社会环境

医院是社会的一个组成部分，患者身处其中，对医院的陌生环境、人员、规章制度等感觉不适应，可能产生一些不良的心理反应。护士应与患者建立融洽的护患关系，创设和谐的氛围，帮助患者尽快适应医院的社会环境。

1. 护患关系

护患关系是一种服务者与服务对象之间的特殊人际关系。护士在履行职责的过程中，对患者应一视同仁，一切从患者的利益出发，满足患者的身心需求，尊重患者的权利与人格。在护患关系中，护士始终处于主导地位。要建立良好的护患关系，护士的语言应热情、诚恳、友善，以消除患者的陌生与孤独感；护士的行为举止要端庄稳重、机敏果断，护理操作要稳、准、轻、快，以增加患者的信赖感；护士的工作态度要严肃认真、一丝不苟，使患者获得安全感，并以积极、稳定、乐观的情绪感染患者。

2. 患者于其他人员的关系

除护患关系外，患者还需与病区内其他医务人员及同室的病友之间建立和睦的人际关系。护士应主动鼓励患者与其他医务人员和病友之间进行沟通，促进病友之间相互帮助和照顾，引导病室内的气氛积极向上，护士还应协调患者与其家庭成员之间的关系，充分发挥家庭支持系统的积极作用。

3. 医院规则

健全的规章制度是保证医疗护理工作正常进行的基础，有助于患者保持良好的休息和睡眠环境，尽快恢复健康，并预防和控制医院感染的发生。但医院的规章制度在一定程度上对患者也是一种约束，护士应介绍并耐心解释医院规则和执行各项院规的意义及必要性。

(三)医院的生物环境

医院的生物环境通常指由微生物构成的环境。医院是病原微生物聚集的场所，而患者因疾病的影响，免疫功能有不同程度的下降或缺陷，病原体容易通过各种环境媒介侵入机体而引起感染。因此，制定有关医院生物环境的管理制度，采取有效的预防控制措施，确保医院生物环境的安全，减少医院感染的发生，是医院环境的调节和控制的重要组成部分。

三、入院护理和出院护理

需要住院的患者，都要经历入院和出院两个过程。入院时，护士应协助患者适应环境。出院时，护士应清理并维护医院环境。护士应当掌握入院和出院护理的程序，按照整体护理的要求，评估并满足患者的身心需要，帮助其遵守医院规章制度，积极参与和配合医疗护理工作，并引导患者出院后继续巩固疗效，维持健康。

(一)入院护理

入院护理，是指患者入院后，护士对患者进行的一系列护理工作。入院护理的目的是：①使患者和家属感到受欢迎与被关心，消除紧张、焦虑等不良情绪；②协助患者了解和熟悉环境，促进患者尽快适应医院生活；③观察并评估患者的情况；④满足患者的合理要求，调动患者配合治疗和护理的积极性；⑤做好健康教育，满足患者对疾病知识的需求。

1. 入院程序

入院程序是指从患者持门诊或急诊医师签发的住院证到入住病区过程中接受的护理步骤。

(1)办理住院手续。患者或家属凭医生签发的住院证到住院处办理入院手续，如填写登记表格、缴纳住院保证金等，并由住院处护士登记入册。

(2)通知病房。住院处护士根据患者病情及病区收治病员情况为患者安排床位，并电话通知病区值班护士准备接收新患者。若病区无空余床位，则协助患者办理待床手续；对于急诊患者，应设法与病房主管医师联系，调整床位安排入院。需急诊手术的患者，可先手术，后办理住院手续。

(3)卫生处置。根据医院条件、患者病情及自理能力，对患者进行卫生处置，如理发、沐浴、更衣、修剪指(趾)甲等。危、急、重症患者可酌情暂免卫生处置。对于确诊或疑似传染病的患者应送隔离室进行卫生处置。

(4)护送患者入病区。护士应根据患者病情，采取合适的方式护送患者进入病区。对能步行的患者，可由家属或护士陪伴送至病区；对不能步行的患者，应根据病情用轮椅或平车护送入病区。护送过程中，护士应安置患者于适宜的体位，注意保暖和保护患者的安全。如有治疗，应保证治疗的连续性。患者送达病区后，住院处护士应向病区护士交接患者病情、所采取或继续实施的治疗护理。

2. 初步护理

(1)对于一般患者：

①准备床单位。病房护士根据住院处的通知及患者的病情，安排床位，将备用床改为暂空床，并备好脸盆、热水瓶等生活用品。

②迎接新患者。患者进入病区后，负责接待的护士首先向患者做自我介绍，说明护理的服务及职责，并为患者介绍同室病友，增强患者的安全感和对护士的信任。

③执行入院护理常规：病区介绍：包括病区环境、设备、规章制度、床单位及设备的使用方法、主管的医护人员等情况；测量体征：如体温、脉搏、呼吸、血压及体重、身高（必要时）；填写表格：用蓝（黑）水笔填写体温单、医嘱记录单的眉栏项目及页码，在体温单40~42℃之间的相应时间栏内纵行填写入院时间，记录首次体温、脉搏、呼吸、血压及体重的值；制作卡带：即诊断卡、床头（尾）卡及腕带，将诊断卡和床头卡分别插入患者一览表及床头或床尾夹内，把腕带戴在患者手腕上；留取标本：交给患者留取大小便标本的容器，并说明留取的目的、方法、时间及注意事项；通知医生：请主管医生前来诊视患者，必要时协助医生为患者体检；安排膳食：根据医嘱，通知营养室准备膳食；执行医嘱：执行医生下达的入院医嘱和各项诊疗措施；护理评估：按护理程序收集患者的健康资料，拟订护理计划。

(2)对于危重患者：

①准备床单位。尽量安排靠近护士站，并根据患者病情将备用床改为暂空床或麻醉床。

②通知医生、备好急救物品。立即通知相关医生，备好急救药品和器材，如急救车、氧气、吸引器、输液用具等。

③交接患者。与护送人员交接患者病情、治疗及物品等情况。对于意识不清的患者或婴幼儿，需暂留家属或护送者，以便询问病史。

(二)出院护理

出院护理，是指协助患者离开医院的一系列护理工作，出院护理的目的是：①指导办理出院手续；②进行健康指导，促使患者适应出院生活并能遵照医嘱继续治疗；③对床单位进行消毒处理，准备迎接新患者。

1. 出院程序

(1)准予出院：指患者经过治疗、护理，疾病已痊愈或基本好转，医生认为患者可以回家休养或门诊治疗。一般由医生告知患者或由患者自己提出出院要求，医生同意并开具出院医嘱。

(2)自动出院：指根据病情患者尚需住院治疗，但因经济、家庭等因素，患者及家属向医生提出出院要求。在这种情况下，一般医生不会同意患者出院，需患者及家属填写"自动出院"字据，再由医生开具"自动出院"医嘱。

(3)转院：指根据患者的病情需转往其他医院继续诊治。在这种情况下，医生应告知患者及家属，并开具出院医嘱。

(4)死亡：指患者因病情或伤情过重抢救无效而死亡，需由医生开具"死亡"医嘱，再由家属办理出院手续。

2. 出院前一日护理

（1）进行健康教育：分析患者出院后的生理、心理和社会需要，向患者或家属进行有关的健康教育，指导患者出院后康复和维持健康应注意的事项。

（2）征求意见：征求患者及家属对医院医疗护理工作的建议，不断提升医疗护理质量。

（3）办理出院手续：在医生开具"出院"医嘱、签好出院证、写完病历记录、护士完成出院指导后，根据出院医嘱，告知患者或家属出院日期，协助做好出院准备；在体温单、医嘱记录单相应栏目记录出院日期和时间；通知营养中心停止其膳食；测体重记录于体温单有关栏内；整理病历，并与出院证一并送至出院处结算。

3. 出院当日护理

（1）结算住院费用：通知患者或家属到出院处办理出院手续，结算住院期间费用。

（2）领取所需药品：若患者出院后需继续服药时，按医生处方到药房领取药物，交给患者或家属带回并给予用药指导。

（3）清理物品：收回患者住院期间借用的物品，并做消毒处理，归还患者寄存物品，按需协助患者整理个人用物。

（4）护送患者：出院手续办理完毕后，取下患者腕带，根据病情用轮椅、平车或步行护送患者至病区门外或医院门口。

（5）停止医嘱：注销该患者所有治疗、护理执行单，如服药单、注射单、治疗单、饮食单等。

（6）取下卡片：取下"患者一览表"上该患者的诊断卡片和床头（尾）卡。

（7）登记出院：填写出院患者登记本。

（8）处理床单位：对患者床单位进行消毒、清洁，以备新患者使用，防止交叉感染。具体如下：

①撤去病床上被服，丢入污衣袋，送被服间消毒、清洗。

②用消毒液擦拭床旁桌椅。非一次性痰杯、脸盆用消毒液浸泡。

③床垫、床褥、棉胎、枕芯等可用臭氧床褥消毒机消毒或日光暴晒6小时后，按要求折叠。

④病室开门窗通风。

⑤铺备用床，准备迎接新患者。

⑥传染性病床单位及病室，均按传染病终末消毒法处理。

第三节　案例学习

晕　厥

学习目标

1. 能为患者实施入院护理。

2. 能维持病房舒适安全的环境。

课前准备

1. 复习环境的相关理论知识。

2. 了解肺炎的发病机制及临床表现。

案例内容

王某，女，27 岁，2 天前，无明显诱因出现发热，体温高达 39℃，伴有头痛，四肢乏力，关节酸痛，食欲差。门诊拍片显示"右下肺炎"，医生建议王某住院治疗并开具了"入院证"，患者在住院处办理了入院手续，现在步入病房，精神差。

你作为接待的护士，请为王某提供入院护理，并维持患者病房的环境。

关键点

1. 以正确的顺序为患者实施入院护理。

2. 评估并维持患者病房安全、舒适的物理环境。

3. 维持并建立病房良好的社会环境。

小 结

环境是指围绕着人群的空间及其中可以直接、间接影响人类生活和发展的各种自然因素、社会因素的总体。可分为内环境和外环境，其中外环境又包括自然环境和社会环境。环境对人类的健康有着重要影响。医院是医务人员为患者提供医疗服务的场所。医院应当提供舒适的物理环境、和谐的社会环境和安全的生物环境。舒适的物理环境对病房的温度、湿度、光线、音响等作出明确规定。生物环境要求控制医院感染的发生。在医疗活动中，护士应当充分做好入院护理，加快患者适应环境，配合治疗，早日康复。在出院时，护士也应当做好出院护理，促进患者的康复，做好床单位的处理，维护病房良好环境。

思考与练习

一、单项选择题

1. 下面关于环境的分类，说法错误的是：

　　A. 环境可分为外环境、内环境和中间环境

　　B. 医院环境可分为物理环境、社会环境和生物环境

　　C. 外环境可分为自然环境和社会环境

　　D. 经济文化属于社会环境

2. 下列关于病房环境的描述，符合要求的是：

　　A. 病房的适宜温度为 25℃

　　B. 病房的适宜湿度为 30%~40%

　　C. 为保持病室恒温，应避免开窗通风

　　D. 医务人员进行医疗操作时应避免产生过多噪音

3. 下列哪一项环境条件可以使患者感觉舒适：

　　A. 病房白天时噪声为 55dB

　　B. 病床间的距离为 80cm

　　C. 护士情绪稳定积极

　　D. 同病房的病友随地吐痰

4. 下列关于入院护理的说法正确的是：

　　A. 患者来到病房后应首先让患者在床单位等待

　　B. 迎接危重患者时应仔细评估患者

　　C. 通知医生评估患者，护士不用评估

　　D. 护士应当为患者介绍同病室的病友

5. 下列关于出院护理的说法正确的是：

　　A. 患者不得要求自己出院

　　B. 出院后一天才可以注销患者的信息

　　C. 没有传染病的患者出院时的被服可以留给下一位入院患者使用

　　D. 出院时应当对患者进行个性化健康教育

二、简答题

1. 描述入院及出院护理的流程。
2. 总结提高医院环境质量的措施。

（顾耀华）

第六章 医院感染预防与控制

医院感染是各级医疗机构普遍面临的问题。护士必须严格遵循医院感染管理的制度与规范，掌握医院感染预防与控制的相关知识，认真执行预防与控制医院感染的各项技术。

第一节 科学知识基础

一、医院感染

广义上讲，任何人在医院活动期间由于遭受病原体侵袭而引起的诊断明确的感染或疾病，均为医院感染。狭义的医院感染，在《医院感染暴发控制指南》指的是住院患者在医院内获得的感染，包括在住院期间发生的感染和在医院内获得、出院后发生的感染；但不包括入院前已开始或入院时已处于潜伏期的感染。医院工作人员在医院内获得的感染也属于医院感染。在医疗机构或其科室的患者中，短时间内发生 3 例以上同种同源感染病例的现象称为医院感染暴发。

医院感染的诊断标准：①无明确潜伏期的感染，入院 48 小时后发生的感染；②有明确潜伏期的感染，住院日超过平均潜伏期后发生的感染；③本次感染直接与上次住院有关；④在原有感染基础上出现其他部位新的感染(慢性感染的迁徙病灶除外)，或在已知病原体基础上又分离出新的病原体(排除污染和原来的混合感染)的感染；⑤新生儿在分娩过程中和产后获得的感染；⑥由于诊疗操作激活的潜在性感染，如疱疹病毒、结核杆菌等的感染；⑦医务人员在医院工作期间获得的感染。

医院感染的排除标准：①皮肤黏膜开放性伤口只有细菌定植而无炎症表现；②由于创伤或非生物性因子刺激而产生的炎症表现；③新生儿经胎盘获得(出生后 48 小时内发病)的感染，如单纯疱疹、弓形虫病等；④患者原有的慢性感染在医院内急性发作。

二、医院感染的分类

(一)按病原体的来源分类

可将医院感染分为外源性医院感染和内源性医院感染。外源性医院感染是指患者遭受医院内非本人自身存在的各种病原体的侵袭而发生的感染，也称为交叉感染；内源性医院感染是指在医院内由于各种原因，患者遭受其自身固有菌群的侵袭而发生的感染，也称自身医院感染。

(二)按病原体的种类分类

可将医院感染分为细菌感染、病毒感染、真菌感染、支原体、衣原体及原虫感染等，其中以细菌感染最常见。每一类感染又可根据病原体的具体名称分类，如铜绿假单胞菌感染、耐甲氧西林的金黄色葡萄球菌感染、柯萨奇病毒感染、肺炎支原体感染、阿米巴原虫感染等。

(三)按感染发生的部位分类

全身各系统、各器官、各组织都可能发生医院感染，比如呼吸系统、生殖系统等。

三、医院感染发生的原因

(一)机体内在因素

机体内在因素包括生理、病理及心理因素，这些因素可使个体抵抗力下降、免疫功能受损，从而导致医院感染的发生。

1. 生理因素

生理因素包括年龄、性别等。婴幼儿和老年人医院感染发生率高，主要原因为婴幼儿尤其是低体重儿、早产儿等自身免疫系统发育不完善、防御功能低下；老年人脏器功能衰退、抵抗力下降。在女性的经期、妊娠期、哺乳期，个体敏感性增加，抵抗力下降，是发生医院感染的高危时期；而且某些部位的感染存在性别差异，如泌尿道感染女性多于男性。

2. 病理因素

患病状态本身会使人体抵抗力降低，如恶性肿瘤、血液病、糖尿病、肝脏疾病等造成自身抵抗力下降；放疗、化疗、皮质激素的应用等对个体的免疫系统功能产生抑制，甚至是破坏作用；皮肤或黏膜的损伤，局部缺血，伤口内有坏死组织、异物、血肿、渗出液积聚等均有利于病原微生物的生长繁殖，易诱发感染。个体的意识状态也会影响医院感染的发生，如昏迷或半昏迷患者易发生误吸而引起吸入性肺炎。

3. 心理因素

个体的情绪、意念、暗示作用等在一定程度上可影响其免疫功能和抵抗力。如患者情绪乐观、心情愉快，充分调动自己的主观能动性，可以提高个体的免疫功能，从而减少医院感染的机会。

(二)机体外在因素

机体外在因素主要包括诊疗活动、医院环境和医院管理体制等，这些因素可为医院感染的发生创造条件。

1. 诊疗活动

现代诊疗技术和先进的药物应用强有力地推动了医学的发展，在造福人类健康的同时，也增加了医院感染的危险性。

(1)侵入性诊疗机会增加。现代诊疗技术尤其是各种侵入性诊疗的增加，如器官移植、中心静脉插管、气管插管、血液净化、机械通气、肠内营养等破坏了机体皮肤和黏膜的屏障功能，损害了机体的防御系统，把致病微生物带入机体或为致病微生物侵入机体创造了条件，从而导致医院感染。

(2)抗菌药物使用不合理。治疗过程中不合理使用抗菌药物，例如，无适应证的预防性用药、术前用药时间过早、术后停药过晚、用药剂量过大或联合用药过多等，均易破坏体内正常菌群，导致耐药菌株增加、菌群失调和二重感染。由于抗菌药物滥用引起的医院感染，其病原体多以条件致病微生物和多重耐细菌为主。

2. 医院环境

医院是各类患者聚集的场所，其环境易受各种病原微生物污染，从而会增加医院感染的机会。如某些建筑布局不合理、卫生设施不良、污物处理不当等因素，均增加了医院空气中病原微生物浓度；医院的设备、器械等受污染后适合病原体的生长繁殖和变异；居留愈久的病原体，由于其耐药、变异，病原微生物的毒力和侵袭性愈强，常成为医院感染的共同来源或持续存在的流行菌株。

3. 医院管理机制

医院领导和医务人员对医院感染的严重性认识不足、重视不够；医院感染管理制度不健全；医院对医务人员的医院感染相关知识培训不足；医院感染管理资源不足等，都会为医院感染的发生创造条件。

四、医院感染发生的条件

医院感染的发生包括三个环节，即感染源、传播途径和易感宿主。三者同时存在并互相联系，就构成了感染链，缺少或切断任一环节，就能避免医院感染的发生。

(一)感染源

感染源又称病原微生物贮源，是指病原体自然生存、繁殖并排出的宿主或场所。内源性感染的感染源是患者自身，寄居在患者身体某些特定部位(皮肤、泌尿生殖道、胃肠道、呼吸道及口腔黏膜等)或来自外部环境并定植在这些部位的正常菌群，也包括身体其他部位感染的病原微生物。在一定条件下，个体的抵抗力下降或发生菌群易位时，可能引起患者自身感染或传播感染。外源性医院感染的感染源主要有：

(1)已感染的患者及病原携带者。已感染的患者是最重要的感染源。患者不断排出大量病原微生物，且排出的病原微生物致病力强，常具有耐药性，并且容易在另一易感宿主体内定植。病原携带者(包括携带病原体的患者、医务人员、探陪人员)是医院感染中另一重要感染源，其临床意义重大，然而携带者本身因无自觉症状而常常被忽视。

(2)环境贮源。医院的空气、水源、设备、器械、药品、食品、垃圾以及医护人员的手等容易受各种病原微生物的污染而成为感染源，如铜绿假单胞菌、沙门菌等兼有腐生特性的革兰阴性杆菌，可在潮湿的环境或液体中存活并繁殖达数月以上。

(3)动物感染源。各种动物，如鼠、蚊蝇、蟑螂、螨等，都可能感染或携带病原微生物而成为动物感染源，其中以鼠类的威胁最大。鼠类在医院的密度高，不仅是沙门菌的重要宿主，而且是鼠疫、流行性出血热等传染病的感染源。

(二)传播途径

传播途径是指病原体从感染源传播到易感宿主的途径。内源性感染主要通过病原体在机体的易位而实现，属于自身直接接触感染；外源性感染的发生可有一种或多种传播途径，主要的传播途径有：

1. 接触传播

这是指病原体通过手、媒介物直接或间接接触导致的传播，是医院感染中最常见也是最重要的传播方式之一。

(1)直接接触传播：感染源直接将病原微生物传播给易感宿主，如母婴间风疹病毒、巨细胞病毒、乙肝病毒、艾滋病病毒等传播感染。

(2)间接接触传播：感染源排出的病原微生物通过媒介传递给易感宿主。①最常见的传播媒介是医务人员的手；②通过各种医疗设备如侵入性诊治器械和病室内物品传播，如呼吸机相关性肺炎、导管相关感染、输血导致的丙型肝炎等；③医院水源或食物被病原微生物污染，可通过消化道传播，如脊髓灰质炎、霍乱、狂犬病等；④通过动物或昆虫携带病原微生物作为人类感染性疾病传播的中间宿主的传播方式，又称为生物媒介传播，如蚊子通过叮咬传播的病原体包括疟原虫、乙型脑炎病毒、登革热病毒等。

2. 空气传播

这是指带有病原微生物的微粒子，如飞沫、菌尘，通过空气流动导致的疾病传播。如开放性肺结核患者排出结核杆菌通过空气传播给易感人群。

3. 飞沫传播

这是指带有病原微生物的飞沫核($>5\mu m$)在空气中短距离(1m 内)移动到易感人群的

口、鼻黏膜或眼结膜等导致的传播。个体在咳嗽、打喷嚏、谈笑时，均可从口、鼻腔喷出许多小液滴。这些液滴或液体微粒称为飞沫。飞沫含有呼吸道黏膜的分泌物及病原体，液滴较大，在空气中悬浮时间不长，只能近距离地传播给周围的密切接触者。如猩红热、白喉、麻疹、急性传染性非典型肺炎、流行性脑脊髓膜炎、肺鼠疫等，主要就是通过飞沫传播。

(三) 易感宿主

易感宿主，是指对某种疾病或传染病缺乏免疫力的人。将其作为一个总体，则称为易感人群。医院是易感人群相对集中的地方，易导致感染的发生及流行。

病原体传播到宿主后是否引起感染，主要取决于病原体的毒力和宿主的易感性。病原体的毒力取决于其种类和数量；而宿主的易感性则取决于病原体的定植部位和宿主的防御功能。影响宿主防御能力的因素包括：年龄、性别、种族及遗传；正常的防御机制(包括良好的生理、心理状态)是否健全；疾病与治疗情况；营养状态；生活型态；精神面貌；持续压力等。

因此，医院感染常见的易感人群主要有：婴幼儿及老年人；机体免疫功能严重受损者；营养不良者；接受各种免疫抑制剂治疗者；不合理使用抗生素者；接受各种侵入性诊疗操作者；手术时间长者；住院时间长者等。

五、医院感染的预防与控制

(一) 建立医院感染管理机构，加强三级监控

医院感染管理机构应有独立完整的体系，住院床位总数在 100 张以上的医院通常设置三级管理组织，即医院感染管理委员会、医院感染管理科、各病区医院感染管理小组；住院床位总数在 100 张以下的医院应当指定分管医院感染管理工作的部门，其他医疗机构应当有医院感染管理专(兼)职人员。

(二) 健全各项规章制度，依法管理医院感染

依照国家卫生行政部门颁发的法律法规、规范及标准来健全医院感染各项管理制度，建立和完善医院感染监测网络，建立健全医院感染暴发流行应急处置预案，做好医院感染的预防、日常管理和处理。发现医院感染病例或疑似病例，应及时进行病原学检查及药敏试验，查找感染源、感染途径，控制蔓延，积极治疗患者，隔离其他患者，并及时准确地报告感染管理科，协助调查。发现法定传染病时，应按《传染病防治法》中有关规定报告进行管理。

(三) 落实医院感染管理措施，阻断感染链

严格执行消毒技术规范、隔离技术规范，切实做到控制感染源、切断传播途径、保护易感人群，加强对重点部门、重点环节、高危人群及主要感染部位的感染管理。

具体措施主要包括：医院环境布局合理；加强重点部门的消毒隔离；做好清洁、消

毒、灭菌及其效果监测；加强抗菌药物临床使用和耐药菌监测管理；开展无菌技术监督监测；加强重点环节的监测；严格探视与陪护制度、对易感人群实施保护性隔离，加强主要感染部位(如呼吸道、手术切口等)的感染管理。

(四)加强医院感染知识的教育，督促各级人员自觉预防与控制医院感染

重视医院感染管理学科的建设，建立专业人才培养制度，充分发挥医院感染专业技术人员在预防和控制医院感染工作中的作用。卫生行政部门应当开展医院感染专业人员岗位规范化培训和建立考核制度，加强继续教育，及时引入医院感染防控的新理念，提高医院感染专业人员的业务技术水平。

六、清洁、消毒、灭菌

(一)相关术语及定义

清洁，是指去除物体表面有机物、无机物和可见污染的过程。清洗，是指去除诊疗器械、器具和物品上污物的全过程，流程包括冲洗、洗涤、漂洗和终末漂洗。清洁剂是洗涤过程中帮助去除被处理物品上有机物、无机物和微生物的制剂。

消毒，是指清除或杀灭环境中和传播媒介上除芽孢以外的所有病原微生物。消毒剂，是指能杀灭传播媒介上的微生物并达到消毒要求的制剂。高效消毒剂可杀灭一切细菌繁殖体(包括分枝杆菌)、病毒、真菌及其孢子，并对细菌芽孢有显著杀灭作用的制剂，如过氧乙酸、过氧化氢、部分含氯消毒剂等。中效消毒剂仅可杀灭分枝杆菌、细菌繁殖体、真菌、病毒等微生物，达到消毒要求的制剂，如醇类、碘类、部分含氯消毒剂等。低效消毒剂指仅可杀灭细菌繁殖体和亲脂病毒，达到消毒要求的制剂，如酚类、季铵盐类消毒剂等。高效消毒法是可杀灭一切细菌繁殖体(包括结核分枝杆菌)、病毒、真菌及其孢子和绝大多数细菌芽孢的消毒方法，包括上述的灭菌法以及臭氧消毒法、紫外线消毒法、部分含氯消毒剂和一些复配的化学消毒剂等进行消毒的方法。中效消毒法是可杀灭和清除细菌芽孢以外的各种病原微生物的消毒方法，包括煮沸消毒法、流通蒸汽消毒法以及碘类、醇类、复方氯己定、复方季铵盐类消毒剂等进行消毒的方法。低水平消毒法是只能杀灭细菌繁殖体(结核分枝杆菌除外)和亲脂病毒的消毒方法，包括通风换气、冲洗等机械除菌法和苯扎溴铵、氯己定、金属离子消毒剂等化疗消毒方法。

灭菌，是指杀灭或清除医疗器械、器具和物品上一切微生物的处理。灭菌剂是能杀灭一切微生物(包括芽孢)并达到灭菌要求的制剂，如戊二醛、环氧乙烷等。灭菌法是可杀灭一切微生物以达到灭菌水平的方法，包括干热灭菌、压力蒸汽灭菌、电离辐射灭菌等物理灭菌法以及用戊二醛、环氧乙烷、甲醛、过氧乙酸、过氧化氢等灭菌剂进行的化学灭菌法。

高度危险性物品，是指穿过皮肤、黏膜而进入无菌组织或器官内部的器械，或与破损的组织、皮肤黏膜密切接触的器材和用品，如手术器械、注射器、注射的药物和液体、血液和血液制品、透析器、脏器移植物、导尿管等。中度危险性物品是指仅和皮肤、黏膜相接触，而不进入无菌组织内的物品，如体温表、压舌板、呼吸机管道、胃肠道内镜、气管

镜、避孕环等。低度危险性物品是指不进入人体组织、不接触黏膜，仅直接或间接地和健康无损的皮肤相接触的物品。这类物品虽有微生物污染，但一般情况下无害，只有当受到一定量致病菌污染时才造成危害，包括生活卫生用品和患者、医务人员生活和工作环境中的物品，如毛巾、面盆、痰盂(杯)、地面、被褥、听诊器、血压计等。

(二)消毒灭菌的方法

常用的消毒灭菌方法有两大类：物理消毒灭菌法和化学消毒灭菌法。物理消毒灭菌法是利用物理因素如热力、辐射等清除或杀灭病原微生物的方法；化学消毒灭菌法是采用各种化学消毒剂来清除或杀灭病原微生物的方法。

1. 物理消毒灭菌法

(1)热力消毒灭菌法。主要利用热力使微生物的蛋白质凝固变性、酶失活、细胞膜和细胞壁发生改变而导致其死亡，以达到消毒灭菌的目的。热力消毒灭菌法是效果可靠、使用最广泛的方法，分干热法和湿热法两类。干热法由空气导热，传热较慢；湿热法由空气和水蒸气导热，传热较快、穿透力强。相对于干热法消毒灭菌，湿热法所需的时间短、温度低。

干热法：①燃烧法：是一种简单、迅速、彻底的灭菌方法。适用于不需保存的物品，如病理标本、尸体及医疗垃圾等的处理；用于某些金属器械(锐利刀和剪禁用此法以免锋刃变钝)、搪瓷类物品时，燃烧前需洗净并使其干燥，金属器械可在火焰上烧灼 20 秒；搪瓷类容器可倒入少量 95% 以上的乙醇，慢慢转动容器后使乙醇分布均匀，点火燃烧直至熄灭，注意不可中途添加乙醇，不得将引燃物投入消毒容器中，同时要远离易燃、易爆物品等以确保安全。②干烤法：利用专用密闭烤箱进行灭菌。适用于耐热、不耐湿、蒸汽或气体不能穿透物品的灭菌，如油剂、粉剂和玻璃器皿等的灭菌，不适用于纤维织物、塑料制品等的灭菌。

湿热法：①煮沸消毒法：是应用最早的消毒方法之一，也是家庭常用的消毒方法。在1 个大气压下，水的沸点是 100℃。煮沸 5~10 分钟可杀灭细菌繁殖体，煮沸 15 分钟可杀灭多数细菌芽胞，某些热抗力极强的细菌芽胞需煮沸更长时间，如肉毒芽胞需煮沸 3 小时才能杀灭。煮沸消毒法简单、方便、经济、实用，适用于耐热、耐高温的物品，如金属、搪瓷、玻璃和橡胶类制品等的消毒。使用此法时，应将物品刷洗干净后全部浸没在水中，加热煮沸。消毒时间从水沸后算起，如中途加入物品，则在第二次水沸后重新计时。注意：一是消毒前物品刷洗干净，全部浸没水中，要求大小相同的容器不能重叠、放入总物品不超过容量的 3/4，同时注意打开器械轴节或容器盖子、空腔导管腔内预先灌满水。二是根据物品性质决定放入水中的时间，如玻璃器皿、金属及搪瓷类物品通常冷水放入，橡胶制品用纱布包好，水沸后放入。三是水的沸点受气压影响，海拔高的地区，水的沸点低，一般海拔每增高 300 米，消毒时间需延长 2 分钟。四是为增强杀菌作用、去污防锈，可将碳酸氢钠加入水中，配成 1%~2% 的浓度，沸点可达到 105℃。五是消毒后应将物品及时取出，置于无菌容器内，及时应用，4 小时内未用则需要重煮消毒。②压力蒸汽灭菌法：是热力消毒灭菌法中效果最好的一种方法，在临床应用广泛。主要利用高压饱和蒸汽的高热所释放的潜热灭菌。常用于耐高压、耐高温、耐潮湿、物品的灭菌,如各类器械、敷料、搪瓷、橡胶、玻璃制品及溶液等的灭菌;不能用于凡士林等油类和滑石粉剂的灭菌。根据排放冷空气的方式和程度的不同,将压力蒸汽灭菌器分为下排气式压力蒸汽灭菌器和预真空压力蒸汽灭菌器两种。压力蒸汽灭菌的操作人员要经过专门训练合格后方能上岗,严格遵守操作规程。③其他:除压力蒸汽灭菌法和煮沸消毒法外,湿热消毒还可选择低温蒸汽消毒法和流通蒸汽消毒法。低温蒸汽消毒法是用较低温度杀灭物品中的病原菌或特定微生物,可用于不耐高热物品如内镜、塑料制品的消毒;用于乳类、酒类消毒时又称巴氏消毒法,将液体加热到 61.1~62.8℃,保持 30 秒,或加热到 71.7℃,保持 15~16秒;流通蒸汽消毒法是在常压下用 100℃的水蒸气消毒,15~30 分钟即可杀灭细菌繁殖体,常用于餐饮具、便器的消毒。

(2)辐射消毒法。主要利用紫外线或臭氧的杀菌作用,使菌体蛋白质光解、变性而致细菌死亡。

日光暴晒法:利用日光的热、干燥和紫外线作用达到消毒效果。常用于床垫、被服、书籍等物品的消毒。将物品放在直射阳光下暴晒 6 小时,并定时翻动,使物品各面均能受到日光照射。

紫外线消毒法:紫外线属于波长在 100~400nm 的电磁波,消毒使用的是 C 波紫外线,其波长范围为 200~275nm,杀菌作用最强的波段为 250~270nm。紫外线可杀灭多种微生物,包括杆菌、病毒、真菌、细菌繁殖体、芽胞等。由于紫外线辐照能量低、穿透力弱,因此主要适用于空气、物品表面和液体的消毒。

目前常用的紫外线灯有普通直管热阴极低压汞紫外线消毒灯、高强度紫外线消毒灯、低臭氧紫外线消毒灯和高臭氧紫外线消毒灯四种。紫外线消毒器是采用臭氧紫外线杀菌灯制成的,主要包括紫外线空气消毒器、紫外线表面消毒器、紫外线消毒箱三种。消毒方法如下:①用于空气消毒,首选紫外线空气消毒器,不仅消毒效果可靠,而且可在室内有人时使用,一般开机消毒 30 分钟;也可用室内悬吊式紫外线消毒灯照射,室内安装紫外线消毒灯,照射时间不少于 30 分钟。②用于物品表面消毒,最好使用便携式紫外线表面消毒器近距离移动照射小件物品可放入紫外线消毒箱内照射;也可采取紫外线消毒灯消毒悬吊照射,有效距离为 25~60cm,物品摊开或挂起,使其充分暴露以受到直接照射,消毒时间为 20~30 分钟。③用于液体消毒,可采用水内照射法或水外照射法,紫外光源应装有石英玻璃保护罩,水层厚度应小于 2cm,并根据紫外线的辐照的强度确定水流速度。

紫外线灯管消毒时注意事项:①保持灯管清洁:一般每 2 周 1 次用无水乙醇纱布或棉球轻轻擦拭以除去灰尘和污垢。②消毒环境合适:清洁干燥,电源电压为 220V,空气适宜温度为 20~40℃,相对湿度为 40%~60%。③正确计算并记录消毒时间:紫外线的消毒时间必须从灯亮 5~7 分钟后开始计时,若使用时间超过 1000 小时,则需更换灯管。④加强防护:紫外线对人的眼睛和皮肤有刺激作用,直接照射 30 秒就可引起眼炎或皮炎,照射过程中产生的臭氧对人体亦不利,故照射时应离开房间,必要时应戴防护镜,穿防护衣,照射完毕后应开窗通风。⑤定期监测灭菌效果:由于紫外线灯使用过程中辐照强度逐渐降低,故应定时检测灯管照射强度。

臭氧消毒法：臭氧在常温下为强氧化性气体，是一种广谱杀菌剂，可杀灭细菌繁殖体、病毒、芽孢、真菌，并可破坏肉毒杆菌毒素。主要用于空气、医院污水、诊疗用水及物品表面的消毒。应注意臭氧具有强氧化性，对人有毒，可损坏多种物品。使用时，还应注意温湿度、有机物、水的浑浊度、pH等多种因素可影响臭氧的杀菌作用。

（3）电离辐射灭菌法。电离辐射作用可分为直接作用和间接作用。直接作用指射线的能量直接破坏微生物的核酸、蛋白质和酶等；间接作用指射线的能量先作用于水分子，使其电离，电离后产生的自由基再作用于核酸、蛋白质、酶等物质。

（4）微波消毒法。在电磁波的高频交流电场中，物品中的极性分子发生极化进行高速运动，并频繁改变方向，互相摩擦，使温度迅速上升，以达到消毒作用。微波可以杀灭各种微生物，包括细菌繁殖体、病毒、真菌和细菌芽胞、真菌孢子等。常用于食物及餐具的消毒、医疗药品及耐热非金属器械的消毒。

（5）机械除菌法。用机械的方法，如冲洗、刷、擦、扫、抹或过滤等，除掉物品表面、水中、空气中及人畜体表的有害微生物，减少微生物数量和引起感染的机会。常用层流通风和过滤除菌法。

2. 化学消毒灭菌法

凡不适用于物理消毒灭菌的物品，都可以选用化学消毒灭菌法，其能使微生物的蛋白凝固变性、酶蛋白失去活性，或能抑制微生物的代谢、生长和繁殖。能杀灭传播媒介上的微生物使其达到消毒或灭菌要求的化学制剂，称为化学消毒剂。

理想的化学消毒剂应具备下列条件：杀菌谱广；有效浓度低，性质稳定；作用速度快、时间长；易溶于水；可在低温下使用不易受有机物、酸、碱及其他物理、化学因素的影响；无刺激性和腐蚀性；不引起过敏反应；无色、无味、无臭、毒性低且使用后易于去除残留药物；不易燃烧和爆炸；用法简便、价格低廉、便于运输等。

化学消毒剂的种类：各种化学消毒剂按其消毒效力可分为灭菌剂、高效消毒剂、中效消毒剂、高效消毒剂四类。

化学消毒剂的使用原则：①能不用时则不用，必须用时尽量少用，能采用物理方法消毒灭菌的，尽量不使用化学消毒灭菌法。②根据物品的性能和各种微生物的特性选择合适的消毒剂。③严格掌握消毒剂的有效浓度、消毒时间及使用方法。④消毒剂应定期更换，易挥发消毒剂要加盖，并定期检测，调整浓度。⑤待消毒的物品必须先洗净、擦干。⑥消毒剂中不能放置纱布、棉花等物，以防降低消毒效力。⑦消毒后的物品在使用前须用无菌生理盐水冲净，以避免消毒剂刺激人体。⑧掌握消毒剂的毒副作用，做好工作人员的防护。

化学消毒剂的使用方法包括：①浸泡法：将被消毒的物品洗净、擦干后浸没在规定浓度的消毒液内一定时间。注意：浸泡前要打开物品的轴节或套盖，管腔内要灌满消毒液，浸泡法适用于大多数物品、器械。②擦拭法：蘸取规定浓度的化学消毒剂擦拭被污染物品的表面或皮肤、黏膜。一般选用易溶于水、穿透力强、无显著刺激性的消毒剂。③喷雾法：在规定时间内用喷雾器将一定浓度的化学消毒剂均匀地喷洒于空间或物品表面进行消毒。常用于地面、墙壁、空气、物品表面的消毒。④熏蒸法：在密闭空间内将一定浓度的消毒剂加热或加入氧化剂，使其产生气体在规定的时间内进行消毒。常用于手术室、换药室、病室的空气消毒以及精密贵重仪器，不能蒸煮、浸泡物品的消毒。在消毒间或密闭的容器内，也可用熏蒸法对被污染的物品进行消毒灭菌。

第二节　基本护理技术

医院感染预防与控制的相关护理技术包括手卫生、无菌技术、隔离技术。

一、手卫生

(一)概述

手卫生是医务人员洗手、卫生手消毒和外科手消毒的总称。临床上有多种洗手方法，各种方法的效果及目的均不同。洗手是用肥皂(或皂液)和流动水洗手，去除手部皮肤污垢、碎屑和部分致病菌的过程。卫生手消毒是用速干手消毒剂揉搓双手，以减少手部暂居菌的过程。卫生手消毒后，监测的细菌菌落数小于等于$10cfu/cm^2$。外科手消毒是指外科手术前用肥皂(或皂液)和流动水洗手，再用手消毒剂清除或杀灭手部暂居菌和减少常居菌的过程。使用的手消毒剂具有持续抗菌活性。外科手消毒后，监测的细菌菌落数小于等于$5cfu/cm^2$。

(二)目的

洗手是为了清除手部皮肤污垢和大部分暂住菌，切断通过手传播感染的途径；卫生手消毒是为了清除致病性微生物，预防感染与交叉感染，避免污染无菌物品和清洁物品；外科手消毒是为了清除指甲、手部、前臂的污物和暂居菌，将常居菌减少到最低程度，抑制微生物的快速再生。

(三)洗手"五指征"

世界卫生组织提出的洗手指征有五个：(1)直接接触每一个患者前后；(2)接触患者黏膜、破损皮肤或伤口前后；(3)接触患者血液、体液、分泌物、排泄物、伤口敷料等之后；(4)穿脱隔离衣前后，脱手套之后；(5)进行无菌操作、接触清洁、无菌物品之前。

(四)操作程序

1. 洗手(表6-1)

表6-1

评估内容	1. 环境清洁、宽敞、布局合理
	2. 洗手设施完备，水花飞溅少
	3. 干手物放置在不易被水花溅湿的地方
	4. 手指甲长度适中

实施要点	1. 仪表：着装整洁规范，仪表端庄大方，取下手部饰物及手表，必要时修剪指甲 2. 操作用物：流动水洗手设施、清洁剂、擦手纸(或毛巾或干手剂)、盛放擦手纸或毛巾的容器，必要时备指甲剪 3. 操作步骤 (1)打开水龙头，调节合适水流和水温 (2)湿润双手，关上水龙头并取适量清洁剂，均匀涂抹至整个手掌、手背、手指和指缝 (3)按六步洗手法或七步洗手法充分揉搓双手至少 15 秒：①掌心相对，手指并拢相互揉搓；②掌心对手背沿指缝相互揉搓，两手交替进行；③掌心相对，双手交叉沿指缝相互揉搓；④弯曲各指关节，在另一掌心旋转揉搓，两手交替；⑤一手握另一手大拇指旋转揉搓，两手交替进行；⑥指尖在掌心中转动揉搓，两手交替；⑦必要时，手掌握住手腕旋转揉搓两手交替 (4)打开水龙头，流水冲净 (5)关闭水龙头，以擦手纸擦干双手或在干手机下烘干双手
注意事项	1. 当手部有血液或其他体液等肉眼可见污染时，应用清洁剂和流动水洗手；当手部未受到患者血液体液等物质明显污染时，可以使用免洗手消毒剂消毒双手代替洗手，揉搓方法与洗手方法相同 2. 洗手方法需按六步洗手法 3. 禁止向使用完和未清洁处理的容器中添加洗手液

2. 卫生手消毒(表 6-2)

表 6-2

评估内容	1. 存在洗手指征 2. 速干手消毒剂可及并在有效期内
实施要点	1. 仪表：衣帽整洁修剪指甲取下手表饰物，卷袖过肘。取下手部饰物及手表，必要时修剪指甲 2. 操作用物：速干手消毒剂 3. 操作步骤 (1)取适量速干消毒剂于掌心，均匀涂抹至整个手掌手背手指和指缝，必要时增加手腕及腕上 10cm (2)揉搓：按照洗手的步骤揉搓双手，揉搓时间至少 15 秒 (3)干手直至手部自然干燥
注意事项	1. 速干手消毒剂作用速度快不损伤皮肤不引起过敏反应；开启的速干手消毒剂有效期为 1 个月 2. 保证消毒制剂完全覆盖手部皮肤 3. 速干手消毒剂揉搓双手时方法正确，注意手的各个部位都需揉搓到，至少 15 秒；自然干燥 4. 医务人员在下列情况下应洗手，然后进行卫生手消毒：①接触患者的血液、体液和分泌物后；②接触被传染性致病微生物污染的物品后；③直接为传染病患者进行检查治疗护理后；④处理传染患者污物之后。注意，洗手后必须使用干手物品擦干双手后再使用速干手消毒剂

3. 外科手消毒(表 6-3)

表 6-3

评估内容	1. 环境清洁、宽敞、布局合理 2. 洗手设施完备，水花飞溅少 3. 干手物放置在不易被水花溅湿的地方 4. 手指甲长度适中
实施要点	1. 仪表：着装整洁规范，仪表端庄大方，摘除手表、饰物(包括手镯、戒指、假指甲等) 2. 操作用物：洗手池、脚踩或感应流动水洗手设施、清洁用品、手消毒剂、干手物品、计时装置、洗手流程及说明图等 3. 操作步骤 (1)流动水湿润双手，取适量清洁剂揉搓并使用毛刷刷洗双手、前臂和上臂下 1/3 (2)流动水冲洗双手双手、前臂和上臂下 1/3 (3)使用干手物品擦干双手、前臂和上臂下 1/3 (4)消毒：①免冲洗手消毒法：取适量免冲洗手消毒剂涂抹至双手的每个部位、前臂和上臂下 1/3，揉搓至消毒剂自然干燥；②冲洗手消毒法：取适量免冲洗手消毒剂涂抹至双手的每个部位、前臂和上臂下 1/3，认真揉搓 2~6 分钟后使用流动水冲净双手、前臂和上臂下 1/3 (5)擦干：使用无菌巾按照手部、前臂、上臂下 1/3 的顺序擦干
注意事项	1. 外科手消毒应遵循的原则：①先洗手，后消毒；②不同患者手术之间、手套破损或手被污染时，应重新进行外科手消毒 2. 洗手之前应先摘除手部饰物(包括假指甲)和手表，修剪指甲时要求长度不超过指尖，保持指甲周围组织的清洁 3. 在整个手消毒过程中始终保持双手位于胸前并高于肘部；涂抹消毒剂并揉搓、流水冲洗、无菌巾擦干等都应从手部开始，然后再向前臂、上臂下 1/3 进行 4. 用后的清洁指甲用具、揉搓用品，如海绵、手刷等，应放到指定的容器中；揉搓用品应每人使用后消毒或者一次性使用；清洁指甲用品应每日清洁与消毒 5. 术后摘除外科手套后，应用肥皂(皂液)清洁双手

二、无菌技术

(一)概述

1. 基本概念

无菌技术，是指在医疗、护理操作过程中防止一切微生物侵入人体和防止无菌物品、无菌区域被污染的技术。无菌区，是指经灭菌处理且未被污染的区域。非无菌区，是指未经灭菌处理，或虽经灭菌处理但又被污染的区域。无菌物品，是指通过灭菌处理后保持无菌状态的物品。非无菌物品，是指未经灭菌处理，或虽经灭菌处理后又被污染的物品。

2. 无菌技术的操作原则

操作场所宽敞、清洁、定期消毒；无菌操作前半小时停止清扫、减少走动，避免尘埃飞扬；操作台清洁、干燥、平坦，物品布局合理。工作人员仪表符合要求：无菌操作前，工作人员应着装整洁、修剪指甲、洗手、戴口罩，必要时穿无菌衣、戴无菌手套。无菌物品管理有序规范：存放室内环境要求温度低于24℃，相对湿度小于70%，机械通风换气4~10次/小时；无菌物品应存放于无菌包或无菌容器内置于高出地面20cm、距离天花板超过50cm、离墙远于5cm处的物品存放柜或架上；无菌包或无菌容器外需标明物品名称、灭菌日期；无菌物品必须与非无菌物品分开放置，并且有明显标志；按失效期先后顺序摆放取用无菌物品；必须在有效期内使用，可疑污染、污染或过期时应重新灭菌；如符合存放环境要求，使用纺织品材料包装的无菌物品有效期宜为14天，否则一般为7天；医用一次性纸袋包装的无菌物品，有效期为1个月；使用一次性医用皱纹纸、一次性纸塑袋、医用无纺布或硬质容器包装的无菌物品，有效期宜为6个月；由医疗器械生产厂家提供的一次性使用无菌物品遵循包装上标识的有效期。避免在无菌区谈笑、咳嗽、打喷嚏；如无菌物品疑有污染或已被污染，即不可使用。

(二)目的

取放、传递、盛放无菌物品，或形成无菌区放置无菌物品，以保持物品的无菌状态，供无菌操作用。

(三)操作程序

1. 使用无菌持物钳法(表6-4)

表6-4

评估内容	1. 环境清洁、宽敞、明亮、定期消毒 2. 无菌持物钳是否处于无菌状态
实施要点	1. 仪表：着装整洁规范，洗手、戴口罩 2. 操作用物：无菌持物钳(卵圆钳、三叉钳和长镊子、短镊子)、盛放无菌持物钳的容器 3. 操作步骤： (1)查对：检查并核对名称、有效期、灭菌标识 (2)取钳：打开盛放无菌持物钳的容器，手持无菌持物钳上1/3处，闭合钳端，将钳移至容器中央，垂直取出，关闭容器盖 (3)使用：保持钳端向下，在腰部以上视线范围内活动 (4)放钳：用后闭合钳端，打开容器盖，快速垂直放回容器，关闭容器盖

续表

注意事项	1. 严格遵循无菌操作原则 2. 取、放无菌持物钳时，应闭合钳端，不可触及液面以上部分容器内壁及容器口边缘 3. 使用过程中，始终保持钳端向下，不可触及非无菌区；就地使用，到距离较远处取物时，应将持物钳和容器一起移至操作处 4. 不可用无菌持物钳夹取油纱布，防止油黏于钳端而影响消毒效果；不可用无菌持物钳换药或消毒皮肤，以防被污染 5. 无菌持物钳一旦污染或可疑污染，则应重新灭菌 6. 干燥法保存时，应4小时更换1次 7. 无菌持物钳如为湿式保存，还需注意：盛放无菌持物钳的有盖容器底部垫有纱布；容器深度与钳的长度比例适合，消毒液需浸润持物钳轴节以上2~3cm或镊子长度的1/2；无菌持物钳及其浸泡容器每周清洁、消毒两次，同时更换消毒液；若使用频率高，则应每天清洁、灭菌；放入持物钳时，需松开轴节

2. 使用无菌容器法（表6-5）

表6-5

评估内容	1. 环境清洁、宽敞、明亮、定期消毒 2. 无菌物品是否处于无菌状态
实施要点	1. 仪表：着装整洁规范，洗手、戴口罩、修剪指甲 2. 操作用物：盛有无菌持物钳的无菌罐、盛放无菌物品的容器 3. 操作步骤： (1)查对：检查并核对无菌容器并核对名称、有效期、灭菌标识 (2)开盖：取物时打开容器盖，内面向上置于稳妥处或内面向下拿在手中 (3)取物：用无菌持物钳从无菌容器中夹取无菌物品 (4)关盖：取物后，立即将盖盖严 (5)手持容器：手持无菌容器(如治疗碗)时应托住容器底部
注意事项	1. 严格遵循无菌操作原则 2. 移动无菌容器时，托住底部，手指不可触及无菌容器边缘及内面 3. 从无菌容器内取出的物品，即使未用，也不可再放回无菌容器中 4. 无菌容器应定期消毒灭菌；一经打开，使用时间不超过24小时

3. 半铺半盖铺无菌盘法(表 6-6)

表 6-6

评估内容	环境清洁、宽敞、布局合理
实施要点	1. 仪表：着装整洁规范，洗手、戴口罩、修剪指甲 2. 操作用物：治疗盘 2 个、无菌持物钳及罐、无菌物品或无菌包(内有无菌巾数块、灭菌指示卡，无菌包外贴化学指示胶带)、记录卡、弯盘 1 个、清洁抹布 2 块、速干手消毒剂 3. 操作步骤 (1)备清洁干燥的治疗盘和治疗台，治疗盘放于适当处 (2)洗手，戴口罩 (3)检查无菌包的名称、有效期、消毒指示胶带是否变色，无菌包有无潮湿、松散、破损 (4)打开无菌包，撕开无菌包粘贴胶带，用手依次打开无菌包外层包布的外、左、右角；取无菌持物钳，用手打开外层包布的内角，用无菌钳依次打开内层包布的外、左、右、内角，检查灭菌指示卡是否变色 (5)用无菌持物钳取无菌巾一块，放于治疗盘 (6)用无菌持物钳依次还原内层包布的内、右、左、外角，无菌持物钳放回无菌容器内 (7)用手还原无菌包外层包布的内、右、左、外角，用原消毒指示胶带按"一"字形粘贴好无菌包 (8)双手捏住无菌巾一边外面两角，轻轻抖开，双折铺于治疗盘 (9)将无菌巾上半层向远端呈扇形折叠，开口边向外，无菌面向上，备无菌盘内物品 (10)双手捏住无菌巾上半层两角外面，上下边缘对齐盖好无菌物品 (11)折叠无菌巾边缘(将开口处向上翻折两次，两侧向下翻折一次) (12)记录备盘日期、时间、内容物、责任人以及开包日期、时间、剩余物品、责任人 (13)打开还原后的无菌包放于同类物品的最前面，优先使用，有效期为 24 小时 (14)处理用物 (15)洗手，取口罩
注意事项	1. 严格遵循无菌操作原则 2. 手不可触及无菌包包布、无菌巾内面 3. 无菌包开包还原后，注明开包时间，限 24 小时内使用 4. 铺好的无菌盘 4 小时内有效

4. 一铺一盖铺无菌盘法(表6-7)

表6-7

评估内容	环境清洁、宽敞、布局合理
实施要点	1. 仪表:着装整洁规范,洗手、戴口罩、修剪指甲 2. 操作用物:治疗盘2个、无菌持物钳及罐、无菌物品或无菌包(内有无菌巾数块、灭菌指示卡,无菌包外贴化学指示胶带)、记录卡、弯盘1个、清洁抹布2块、速干手消毒剂 3. 操作步骤 (1)备清洁干燥的治疗盘和治疗台,治疗盘放于适当处 (2)洗手,戴口罩 (3)检查无菌包的名称、有效期、消毒指示胶带是否变色,无菌包有无潮湿、松散、破损 (4)打开无菌包,撕开无菌包粘贴胶带,用手依次打开无菌包外层包布的外、左、右角;取无菌持物钳,用手打开外层包布的内角,用无菌钳依次打开内层包布的外、左、右、内角,检查灭菌指示卡是否变色 (5)用无菌持物钳夹取一块无菌巾放于内层包布边缘,以一手一钳轻轻打开无菌巾,由对侧向近侧平铺于治疗盘上 (6)用无菌持物钳依次还原内层包布的内、右、左、外角,用手还原无菌包外层包布内角 (7)取无菌物品放于无菌巾内 (8)按无菌原则再次打开无菌包,同法取另一无菌巾由近侧向对侧覆盖第一张无菌巾,四边对齐,错位不超过2cm (9)同法还原无菌包,用原消毒指示胶带按"一"字形粘贴好无菌包 (10)按近、左、远、右顺序依次向上折叠无菌巾边缘,与治疗盘侧边缘平齐 (11)记录备盘日期、时间、内容物、责任人以及开包日期、时间、剩余物品、责任人 (12)打开还原后的无菌包放于同类物品的最前面,优先使用,有效期为24小时 (13)处理用物 (14)洗手,取口罩
注意事项	1. 严格遵循无菌操作原则 2. 手不可触及无菌包包布、无菌巾内面。上下两块无菌巾四边对齐,错位不超过2cm 3. 无菌包开包还原后,注明开包时间,限24小时内使用 4. 铺好的无菌盘4小时内有效

5. 取无菌溶液法(表 6-8)

表 6-8

评估内容	环境清洁、宽敞、布局合理
实施要点	1. 仪表：着装整洁规范，洗手、戴口罩 2. 操作用物：治疗盘、无菌溶液、无菌治疗碗、无菌持物钳、无菌纱布、一次性无菌治疗巾、无菌棉签、75%酒精、启瓶器、弯盘、笔、清洁抹布 3. 操作步骤 (1)备清洁干燥的治疗盘和治疗台，治疗盘放于适当处 (2)取无菌溶液瓶，擦净瓶外灰尘 (3)检查并核对瓶签上药名、浓度、剂量、有效期 (4)检查瓶盖有无松动，瓶身有无裂隙，对光检查无菌溶液有无沉淀、混浊、变色 (5)洗手，戴口罩 (6)开启瓶盖 (7)铺半铺半盖无菌盘，上层呈扇形打开 (8)取出无菌治疗碗，放于无菌盘内 (9)消毒瓶塞及操作手的拇指、食指、中指 (10)揭开瓶塞 (11)另一手拿溶液瓶，瓶签朝向掌心，倒出少许溶液冲洗瓶口，再由原处倒出所需溶液至无菌治疗碗内 (12)将瓶塞塞好 (13)折叠无菌巾边缘，记录铺盘日期、时间，并签名 (14)消毒瓶塞，用无菌纱布包盖瓶塞 (15)再次核对药名、浓度、剂量、有效期 (16)记录开瓶日期、时间、用途，并签名 (17)处理用物 (18)洗手，取口罩
注意事项	1. 严格遵循无菌操作原则 2. 不可将物品伸入无菌溶液瓶内蘸取溶液；倾倒液体时，不可直接接触无菌溶液瓶口；已倒出的溶液不可再倒回瓶内，以免污染剩余溶液 3. 已开启的无菌溶液瓶内溶液 24 小时有效，余液只作清洁操作用

6. 戴、脱无菌手套法(表 6-9)

表 6-9

评估内容	环境清洁、宽敞、布局合理
实施要点	1. 仪表：着装整洁规范，修剪指甲、取下手表、洗手、戴口罩 2. 操作用物：无菌手套、弯盘、指甲剪、治疗盘、洗手设备、清洁抹布

实施要点	3. 操作步骤 (1)修剪指甲，取下手表 (2)备清洁干燥的治疗台 (3)洗手、戴口罩 (4)核对无菌手套袋外的号码 (5)检查无菌手套外包装有无潮湿、破损，是否在有效期内 (6)沿开口指向撕开无菌手套外包装，摊开内层 (7)两手分别捏住两只手套的翻折部分，同时取出一双手套(未戴手套的手不可触及手套的外面) (8)将两手套的五指对准，先戴一只手 (9)用已戴无菌手套的手指插入另一手套的反折内面，同法将手套戴好(戴了手套的手不可触及手套的内面及未戴手套的手) (10)将手套翻边扣套在工作服衣袖外面，双手对合交叉调整手套位置，戴好手套后如发现有破损或可疑污染，应当立即更换 (11)脱手套：一手捏住另一手套腕部外面，翻转脱下再以脱下手套的手插入另一手套内，将其往下翻转脱下 (12)将用过的手套放入医用垃圾袋内按医疗废物处理 (13)洗手，取口罩
注意事项	1. 严格遵循无菌操作原则 2. 选择合适手掌大小的手套尺码；修剪指甲，以防刺破手套 3. 戴手套时手套外面(无菌面)不可触及任何非无菌物品；已戴手套的手不可触及未戴手套的手及另一手套的内面；未戴手套的手不可触及手套的外面 4. 戴手套后双手应始终保持在腰部或操作台面以上视线范围内的水平；如发现有破损或可疑污染，应立即更换 5. 脱手套时，应翻转脱下，避免强拉，注意勿使手套外面(污染面)接触到皮肤；脱手套后应洗手

三、隔离技术

(一) 概述

隔离技术是控制医院感染的重要方法。隔离是将传染病患者或高度易感人群安置在指定的地方，以暂时避免与周围人群接触的措施。隔离可按病原体传播的途径不同分为以下几种：严密隔离、呼吸道隔离、肠道隔离、接触隔离、血液-体液隔离、昆虫隔离、保护性隔离。对传染病患者采取的隔离为传染源隔离，对易感人群采取的隔离为保护性隔离。

在掌握隔离技术时，应首先明确以下几个概念：①清洁区：指病区中不易受到患者血液、体液和病原微生物等物质污染及传染病患者不应进入的区域，包括医务人员的值班室、卫生间、更衣室、浴室以及储物间、配餐间等。②潜在污染区(半污染区)：指病区中位于清洁区与污染区之间，有可能被患者血液、体液、分泌物、排泄物、病原微生物等物质污染的区域,包括医务人员的办公室、治疗室、护士站、患者用后的物品、医疗器械等的处理室等。③污染区:指病区中传染病患者和疑似传染病患者接受诊疗的区域,包括被其血液、体液、分泌物、排泄物污染物品暂存和处理的场所,如病室、处置室、污物间以及患者入院、出院处理室等。④两通道:指病区中的医务人员通道和患者通道。医务人员通道、出入口设在清洁区一端,患者通道、出入口设在污染区一端。⑤缓冲间:指病区中清洁区与潜在污染区之间、潜在污染区与污染区之间设立的两侧均有门的小室,为医务人员的准备间。⑥负压病区:指通过特殊通风装置,使病区的空气按照由清洁区向污染区流动,使病区内的压力低于室外压力。负压病区排出的空气需经处理,确保对环境无害。⑦标准预防:是基于患者的血液、体液、分泌物(不包括汗液)、非完整皮肤和黏膜均有可能含有感染性因子的原则,针对医院所有患者和医务人员采取的一组预防感染措施。⑧隔离预防是基于标准预防,实施两大类隔离:基于传染源特点切断疾病传播途径(接触传播、空气传播和飞沫传播)的隔离,基于保护易感人群的隔离。

(二)目的

实施隔离措施是为了保护医务人员和患者避免受到血液、体液和其他感染性物质污染,防止感染和交叉感染。

(三)操作程序

1. 戴、脱帽子及口罩(表6-10)

表6-10

评估内容	环境清洁、宽敞、明亮、定期消毒
实施要点	1. 仪表:着装整洁规范,修剪指甲 2. 操作用物:大小合适的帽子、口罩 3. 操作步骤: (1)洗手 (2)戴帽子:将帽子遮住全部头发,戴妥 (3)戴口罩 　戴外科口罩:①将口罩罩住鼻、口及下巴,口罩下方带系于颈后,上方带系于头顶中部(若是系带是耳套式分别套于左右耳后)。②将双手指尖放在鼻夹上,从中间位置开始,用手指向内按压,并逐步向两侧移动,根据鼻梁形状塑造鼻夹。③调整系带的松紧度,检查闭合性,确保不漏气 　戴医用防护口罩:①一手托住口罩,有鼻夹的一面背向外。②将口罩罩住鼻、口及下巴,鼻夹部位向上紧贴面部。③用另一手将下方系带拉过头顶,放在颈后双耳下。④将上方系带拉过头顶中部。⑤将双手指尖放在金属鼻夹上,从中间位置开始,用手指向内按压鼻夹,并分别向两侧移动和按压,根据鼻梁的形状塑造鼻夹。⑥检查将双手完全盖住口罩,快速呼气,检查密合性,如有漏气应调整鼻夹位置 (4)脱口罩:洗手后取下口罩,先解开下面的系带,再解开上面的系带,用手指捏住系带将口罩丢入医疗垃圾袋内 (5)脱帽子:洗手后取下帽子

注意事项	1. 使用帽子的注意事项 (1)进入污染区和洁净环境前、进行无菌操作等应戴帽子 (2)帽子要大小合适，能遮住全部头发 (3)被患者血液、体液污染后应及时更换 (4)一次性帽子应一次性使用后，放入医疗垃圾袋集中处理 (5)布制帽子保持清洁干燥，每次或每天更换与清洁 2. 使用口罩的注意事项 (1)应根据不同的操作要求选用不同种类的口罩：一般诊疗活动，可佩戴外科口罩，手术室工作或护理免疫功能低下患者、进行体腔穿刺等操作时应戴外科口罩；接触经空气传播或近距离接触经飞沫传播的呼吸道传染病患者时，应戴医用防护口罩 (2)始终保持口罩的清洁、干燥；口罩潮湿及受到患者血液、体液污染后，应及时更换 (3)医用外科口罩只能一次性使用 (4)正确佩戴口罩，不应只用一只手捏鼻夹；戴上口罩后，不可用污染的手触摸口罩，每次进入工作区前应检查医用防护口罩的密合性 (5)脱口罩前后应洗手，使用后的一次性口罩应放入医疗垃圾袋内，以便集中处理

2. 穿脱隔离衣(表 6-11)

表 6-11

评估内容	1. 环境清洁、宽敞 2. 患者的病情、治疗与护理、隔离的种类
实施要点	1. 仪表：着装整洁规范，洗手、戴口罩、修剪指甲、卷袖过肘 2. 操作用物：隔离衣、挂衣架、手消毒用物 3. 操作步骤 穿隔离衣： (1)评估患者的病情、治疗与护理、隔离的种类及措施、穿隔离衣的环境 (2)取衣查对隔离衣，手持衣领取衣，将隔离衣清洁面朝向自己，污染面向外，衣领两端折齐，对齐肩缝，露出肩袖内口 (3)穿袖：一手持衣领，另一手伸入一侧袖内，持衣领的手向上拉衣领，将衣袖穿好；换手持衣领，依上法穿好另一袖 (4)系领：两手持衣领，由衣领中央顺着边缘由前向后系好衣领 (5)系袖口：扣好袖口或系上袖带，必要时用橡皮圈束紧袖口 (6)系腰带：将隔离衣一边(约在腰下 5cm 处)逐渐向前拉，见到衣边捏住，同法捏住另一侧衣边。两手在背后将衣边边缘对齐，向一侧折叠，一手按住折叠处，另一手将腰带拉至背后折叠处，腰带在背后交叉，回到前面打一活结系好 脱隔离衣： (1)解腰带：解开腰带，在前面打一活结 (2)解袖口：解开袖口，在肘部将部分衣袖塞入工作衣袖内，充分暴露双手 (3)消毒双手 (4)解开领带(或领扣) (5)脱衣袖：一手伸入另一侧袖口内拉下衣袖过手(遮住手)，再用衣袖遮住的手在外面握住另一衣袖的外面并拉下袖子；两手在袖内使袖子对齐，双臂逐渐退出 (6)双手持领，将隔离衣两边对齐，挂在衣钩上。如不再穿的隔离衣，脱下后清洁面向外，卷好投入医疗污物袋中或回收袋内

注意事项	1. 隔离衣只能在规定区域内穿脱，穿前检查有无潮湿、破损，长短必须能全部遮盖工作服 2. 隔离衣每日更换，如有潮湿或污染，应立即更换 3. 穿脱隔离衣过程中避免污染衣领、面部、帽子和清洁面 4. 穿好隔离衣后，双臂保持在腰部以上，视线范围内；不得进入清洁区及接触清洁物品，隔离衣也不可触及清洁物品 5. 脱下的隔离衣如挂在半污染区，清洁面向外；挂在污染区，则污染面向外 6. 下列情况应穿隔离衣：接触经接触传播的感染性疾病患者、多重耐药菌感染患者；对患者实行保护性隔离时，如大面积烧伤、骨髓移植等患者的诊疗、护理时；可能受到患者血液、体液、分泌物、排泄物喷溅时

3. 穿脱防护服(表 6-12)

表 6-12

评估内容	环境清洁、宽敞
实施要点	1. 仪表：着装整洁规范，洗手、戴口罩、卷袖过肘 2. 操作用物：防护服、手消毒用物 3. 操作步骤 穿防护服： (1)检查防护服是否干燥、完好、大小是否合适；有无穿过；确定内外面； (2)穿防护服：按顺序依次穿下衣、穿上衣、戴帽子、拉拉链 脱防护服： (1)脱分体防护服：①洗手，拉开拉链；②脱帽子：上提帽子使帽子脱离头部；③脱上衣：先脱袖子，再脱上衣，将污染面向内放入医疗垃圾袋内；④脱下衣：由上向下边脱边卷，污染面向内，脱下后置于医疗垃圾袋内 (2)脱连体防护服：①洗手，拉开拉链将拉链拉到底；②脱帽子：上提帽子使帽子脱离头部；③脱衣服：先脱袖子，再由上向下边脱边卷，污染面向内，全部脱下后置于医疗垃圾袋内
注意事项	1. 防护服只能在规定区域内穿脱 2. 接触多个同类传染病患者时，防护服可连续使用；接触疑似患者时，防护服应每次更换 3. 防护服如有潮湿、破损或污染，应立即更换 4. 下列情况应穿防护服：接触甲类或按甲类传染病管理的传染病患者时；接触经空气传播或飞沫传播的传染病患者，可能受到患者血液、体液、分泌物、排泄物喷溅时

第三节 案例学习

肺结核

学习目标

1. 了解医院感染的概念与分类。

2. 实施预防与控制医院感染的措施。

课前准备

1. 复习医院感染的发生条件、医院日常消毒灭菌工作。

2. 复习医院隔离预防技术。

案例内容

患者，男，29 岁，因咳嗽、咳痰收治入院，入院后诊断为肺结核，治疗 10 天后病情稳定出院，作为护士，在患者住院期间应做到哪些消毒灭菌及隔离预防工作？患者出院后应如何进行终末处理？

关键点

1. 明确肺结核的传播途径，采取相应的隔离措施(标准预防、空气传播、黄色隔离标识、外科口罩等)。

2. 正确采取合适的消毒灭菌方法(空气消毒)。

小 结

医院感染是指住院患者在医院内获得的感染，包括患者住院期间发生的感染和在医院内获得而出院后发生的感染，但不包括入院前已经感染，或入院时已处于潜伏期的感染。医院工作人员在医院内获得的感染也属于医院感染。医院感染发生的因素包括机体内在因素和机体外在因素。

医院感染的发生包括三个环节，即感染源、传播途径和易感宿主。三者同时存在并互相联系就构成了感染链，缺少或切断任一环节，将不会发生医院感染

思考与练习

一、单项选择题

1. 下列哪项不属于医院感染：

　　A. 是指住院患者在医院内获得的感染

　　B. 患者在住院期间发生的感染

C. 入院前已开始的感染或入院时已处于潜伏期的感染

D. 医务人员在医院内的感染

2. 使用燃烧法灭菌，错误的一项是：

A. 适用于微生物实验室接种环的消毒灭菌

B. 锐利刀剪可以使用燃烧法灭菌

C. 燃烧火焰未熄灭时不应添加酒精

D. 搪瓷类的物品可以加入 95% 以上的酒精

3. 有关过氧乙酸的存储和使用的叙述中，错误的是：

A. 放置于阴凉处

B. 用色暗带盖塑料容器存储

C. 提前配制好各种浓度的溶液备用

D. 浓度为 15% 的用于空气消毒

4. 下列哪项不符合化学消毒剂的使用原则：

A. 严格掌握消毒剂的有效时间、浓度及使用方法

B. 被消毒物品必须先经过清洁处理

C. 物品完全浸泡在消毒剂内

D. 浸泡过的物品使用前无须用生理盐水冲洗，以免刺激组织

5. 下列叙述中哪项违反了隔离原则：

A. 隔离单位标记明确

B. 卫生设施齐全

C. 集中进行各种护理操作以减少穿脱隔离衣的次数

D. 患者的衣物、钱财应及时交给家属带回

6. 下列有关传染病房使用口罩的描述，哪一项处理是错误的：

A. 不可用污染的手接触口罩

B. 纱布口罩 2~4 小时更换一次，一次性口罩使用不超过 4 小时

C. 口罩潮湿破损后应立即更换

D. 口罩不用时可挂在胸前

7. 脱隔离衣的顺序正确的是：

A. 解腰带、解袖口、双手消毒、解领口、脱衣袖、挂衣钩

B. 双手消毒、解腰带、解袖口、解领口、脱衣袖、挂衣钩

C. 解袖口、解腰带、双手消毒、解领口、脱衣袖、挂衣钩

D. 解领口、解腰带、解袖口、双手消毒、脱衣袖、挂衣钩

8. 下列哪项不符合使用无菌容器的要求：

A. 打开无菌容器盖时，盖的内面朝上放置

B. 手不可触及无菌容器内缘

C. 用毕立即将容器盖盖上

D. 取出后若未用完的无菌物品，应立即放回容器内

二、多项选择题

1. 能影响化学消毒剂的消毒灭菌效果的因素是：
   A. 病原微生物的种类和数量
   B. 被消毒物品的结构
   C. 环境温度、湿度和 p 小时值
   D. 消毒剂浓度和作用时间
   E. 物品表面的清洁度
2. 防止交叉感染的措施是：
   A. 进行无菌操作时，注意环境要清洁
   B. 进行无菌操作时前可不洗手
   C. 无菌物品和非无菌物品要分别放置
   D. 一份无菌物品只能供一个患者使用
   E. 取无菌物品时，要使用无菌持物钳

三、思考题

1. 简述医院感染的预防与控制。
2. 高压蒸汽灭菌法适用于哪类物品灭菌？
3. 简述隔离原则。
4. 陈述洗手的指征。

（卢　吉　陈晓莉）

第七章 活　　动

活动是人类的基本需要之一，是个体维持身心健康的基本条件。活动对维持呼吸、循环、消化、排泄及骨骼肌肉的正常功能非常重要。当患者受疾病的影响，活动能力可能下降或丧失，出现活动受限，会给机体带来很多负面的影响，甚至产生严重的后果。因此，护士需协助患者适当合理地活动和锻炼，以帮助其恢复健康、促进健康和预防疾病。

第一节　科学知识基础

一、活动的概念

活动是指由于骨骼肌收缩产生的机体能量消耗增加。对健康的影响取决于活动的方式、强度、时间、频度和总量。规律性身体活动和锻炼有助于增强循环和呼吸系统的适应性、肌肉骨骼系统的柔韧性和强壮性、改善睡眠质量、控制体重、维持身体健康和心理健康。

二、影响活动的因素

除骨骼肌肉和神经系统的疾患外，身体其他部位出现病理改变也会影响机体的正常活动功能。

(一)生理因素

1. 先天或后天的身体畸形

身体畸形可影响骨骼肌肉系统的作用，以及身体姿势、平衡及外观，可引起疼痛，影响身体活动。如先天性成骨不全、脊柱侧弯、各种体位姿势不良等。

2. 肌肉、骨骼、关节的疾病

如骨质疏松症、骨软化症、炎症性关节炎、非炎症性关节炎、关节退行性变、关节破坏性病变(关节损伤、髋臼发育不良)等，均会导致机体活动能力下降或丧失。

3. 中枢神经系统的损伤

控制随意运动的中枢神经系统任一部分的损伤，均可导致身体各部位校准受损和活动受限。如颅脑外伤、脑血管意外、脑膜炎等，可引起大脑皮层运动区受损，出现运动功能障碍。

4. 骨骼肌肉系统的损伤

骨骼肌肉系统的损伤可导致软组织损伤或骨折，会影响机体的活动。骨折通常是由外力的直接作用引起的，也可因骨质异常引起病理性骨折。软组织损伤包括局部淤血肿胀、挫伤、扭伤等。

5. 其他系统的疾病

其他系统的急、慢性疾病的病理改变可导致机体活动能力下降或丧失。任何导致机体氧和水平下降的疾病，如慢性阻塞性肺病、贫血、心绞痛、充血性心衰等，均可导致组织缺氧，机体活动耐力下降。造成机体营养状况改变的疾病，如晚期癌症、严重营养不良等，可使机体肌肉萎缩无力。过度肥胖的患者也会出现活动耐力下降，影响机体的活动。一些疾病的症状，如疲乏、疼痛等，也可影响机体的活动。

6. 精神心理因素

精神或情绪的紊乱可影响个体的活动意愿，导致正常活动明显减少，如极度抑郁、某些精神病患者(抑郁性精神分裂症、癔症性瘫痪、木僵症等)。

7. 治疗护理措施的实施

某些治疗措施需限制患者的活动。如手术、骨折、心肌梗死或心衰等患者，需卧床休息；采用石膏、夹板或牵引等治疗的患者，需限制活动范围；为避免躁动患者伤及自己和他人，需使用约束带等。

(二)发展因素

生命周期中，机体经历了外观和结构功能上的改变。

1. 婴儿期到学龄期

新生儿的脊柱非常柔软，无弯曲，仅呈现轻微后凸。3 个月左右抬头动作的发育出现颈椎前凸；6个月后能坐，出现胸椎后凸；随着神经系统的成熟和对运动控制的发展，在1岁左右开始站立、行走，出现腰椎前凸出。但由于婴幼儿行走时，头和上身朝前，体重没有均匀分布在重力线上，平衡性差、容易跌倒。该时期的幼儿通常因受伤或需矫正骨骼发育异常而影响活动能力。

2. 青少年

该时期是生长发育的高峰，但生长通常不均衡，会导致身体动作的笨拙和不协调。

3. 成年期

具有正确姿势和体线的成年人有良好的体形、良好的自我感觉和自信。骨骼肌肉的发育和协调使其能进行日常生活活动。此时期，除孕妇外，人很少有影响活动的身体变化。随着妊娠期推移，体重增加和胎儿生长，孕妇身体重心前移，为维持平衡，身体会向后倾斜，使背部及腰部的肌肉常处在紧张的状态，易发生腰背痛。

4. 老年期

随着年龄增长，老年人肌张力和关节灵活度逐渐下降，机体反应和协调性也随之变慢，易跌倒和损伤。

(三) 行为因素

个体采取积极的生活方式，如规律性身体活动和锻炼，受到较多因素的影响，如个体所具备的有关身体活动和锻炼的相关知识、身体活动的阻碍因素和目前采用的身体活动方式及所处的活动阶段等。

(四) 外界因素

许多外界因素影响人们的活动，如工作场所、家庭、学校及社区环境中的娱乐活动设施的可及性，以及环境温湿度、安全性、天气气候、海拔高度等。

(五) 家庭和社会支持

社会支持是一个促进活动或锻炼的有利因素。如有些家庭成员经常一起外出活动或锻炼；患者在康复步行训练时，有朋友和家人的同行，有助于提升患者依从性。

《关于身体活动有益健康的全球建议》[1]

- 5~17岁：每天至少60分钟中等到较大强度的身体活动。每周至少3次高强度身体活动，包括强壮肌肉和骨骼的活动等。
- 18~64岁：每周至少150分钟的中等强度身体活动，或每周至少75分钟的较大强度活动，或中等和较大度两种运动相当量的组合。

---

[1] 资料来源：WHO. Global recommendations on physical activity for health [EB/OL]. http://www.who.int/dietphysicalactivity/leaflet-physical-activity-recommendations.pdf? ua=1, 2017/07.

- 65 岁及以上：每周至少 150 分钟中等强度有氧身体活动，或每周至少 75 分钟高强度有氧身体活动，或中等和高强度两种活动相当量的组合。行动不便者每周至少 3 次体力活动，从而加强平衡力，预防摔倒。

三、活动受限对机体的影响

在人的多样化活动能力中，身体的可活动性及从事日常生活活动的能力是最为基本的。当个体活动能力下降或丧失时，出现活动受限。其对机体的影响取决于活动受限的程度、时间、患者的健康状况及感觉功能等因素。

(一)对骨骼肌肉系统的影响

骨骼肌肉系统结构的稳定和新陈代谢有赖于运动。活动受限可导致骨骼肌肉退变，引起肌肉萎缩、骨折疏松和关节挛缩。

1. 肌肉萎缩

活动受限后，肌肉由于废用和代谢改变而开始出现萎缩。不仅形态变小，其运动功能、强度、耐力和协调性也变差。

2. 骨质疏松

活动受限后，造骨细胞失去活动和负重刺激，停止造骨活动。而破骨细胞继续破骨功能，导致机体的造骨功能和破骨功能失衡，骨钙流失严重，骨的结构发生改变。同时，骨质内的磷和氮也在流失，骨质变得稀松、多孔，出现骨压缩或变形，因而容易发生骨折。

3. 关节挛缩

活动受限而导致发生废用性萎缩、功能障碍、关节固定，出现挛缩，如垂足、垂腕等。挛缩早期可通过锻炼和关节舒展纠正；但到了晚期，肌腱、韧带和关节囊已发生病变，挛缩亦不可逆，只能通过手术纠正。因此，护士应重视预防，注意保持患者关节的解剖功能位置，并定期进行关节活动范围练习。

(二)对皮肤的影响

活动受限或长期卧床对皮肤的影响主要是形成压疮(详见第九章)。

(三)对心血管系统的影响

活动受限对心血管系统的影响主要包括直立性低血压、心脏负荷加重、深静脉血栓形成。

1. 直立性低血压

直立性低血压是指患者从卧位到坐位或直立位时出现的心率增快超过 15%、血压下降超过 10~15mmHg，并伴眩晕、视物模糊、出冷汗、乏力、恶心等。多发生于长期卧床患者第一次起床时。主要原因是全身肌张力下降、骨骼肌收缩时促使静脉血回流的能力降低，导致静脉血液滞留在下半身，循环血量减少。同时，由于神经血管反射性降低，患者直立时，血管不能及时收缩维持血压，机体出现交感神经兴奋，从而出现低血压表现。

2. 心脏负荷增加

静止仰卧位时的心脏工作负荷高于静止直立位。平卧时，原来分布自腿部的血压重新分配到身体的其他部位，引起循环血量增加。同时，心输出量和每搏心输出量增加。随着卧床时间延长，心率逐渐加快。耗氧量也随之增加，心输出量开始下降，心脏效能降低，心脏负荷增加。

3. 深静脉血栓形成

患者长期卧床，腿部肌肉收缩减少，导致下肢静脉血液瘀滞；卧床患者通常有不同程度的脱水，造成血液凝固性增加；血管受外部压迫，如侧卧位时两腿交叉、仰卧位时膝下垫枕等，会引起静脉回流受阻或血管内膜受损，血小板聚集，形成血栓。静脉血栓一旦脱落进入血液循环，则可造成心、肺、脑血管等的栓塞，引起严重后果。

（四）对呼吸系统的影响

活动受限可引起呼吸运动减弱、呼吸道分泌物蓄积、缺氧和二氧化碳潴留、肺不张和坠积性肺炎等。

1. 呼吸运动减弱

长时间坐位或卧位可使胸廓扩张受阻、呼吸肌力量和协调性下降，呼吸运动减弱，并最终可导致肺组织的顺应性和弹性回缩性下降，影响肺通气。

2. 呼吸道分泌物蓄积

长期卧床患者清除呼吸道分泌物的功能下降，且脱水会使呼吸道分泌物变得黏稠，不易咳出，容易引起呼吸道分泌物蓄积，并易引发气管炎、支气管炎和坠积性肺炎等。若分泌物阻塞细支气管，再加上长期卧床后局部血液循环的改变，肺泡表面活性物质分泌减少，可导致阻塞远端肺泡的塌陷，引起肺不张。

3. 缺氧和二氧化碳潴留

长期卧床患者呼吸运动功能下降，分泌物排除受阻，造成肺通气不足，继而影响肺泡与毛细血管间的气体弥散。而且，长期卧床后心血管功能的变化引起肺泡毛细血管功能障碍，可导致机体出现缺氧和二氧化碳潴留。

（五）对泌尿系统的影响

活动受限可引起排尿困难、尿潴留、尿道结石和泌尿道感染。

1. 排尿困难、尿潴留

直立位时，重力引流作用有助于膀胱排空。平卧时，重力引流作用消失，膀胱逼尿肌张力下降、会阴部肌肉无法放松，导致膀胱排空受阻，出现排尿困难。若长期存在排尿困难，膀胱逼尿肌过度伸展，机体对膀胱胀满的感觉变差，从而抑制了尿意，逐渐形成尿潴留。

2. 泌尿道结石

机体活动受限后，尿液中的钙、磷浓度增加，因同时伴有尿潴留，钙盐沉淀形成结晶，从而形成尿结石。

3. 泌尿道感染

由于尿液潴留, 正常排尿对尿道的冲洗作用减弱, 大量细菌繁殖, 致病菌可由尿道口进入, 经膀胱到肾盂而引起泌尿系统感染。

(六) 对消化系统的影响

由于活动量的减少, 个体可出现食欲下降、营养摄入不足、蛋白质代谢紊乱、消化和吸收不良等。活动受限会引起胃肠蠕动减慢、辅助排便的腹部和会阴部肌肉张力下降, 加上个体可能摄入的纤维素和水分的减少, 容易导致便秘。由于床上排便使人产生困窘、失去隐私和独立性的感觉, 患者常会延迟甚至忽略便意, 因而影响正常的排便过程, 造成便秘。

(七) 对心理社会方面的影响

活动受限会引起患者的情感、行为、感觉和应对等方面的变化, 以及家庭和社会功能的困难。患者常会出现感觉下降、睡眠型态改变、焦虑、抑郁, 易于出现情绪波动, 甚至在行为上处于敌对好斗的状态。有些患者会变得胆怯、畏缩。社会交往机会因活动受限而减少, 有些患者可出现应对不良, 会使得患者不愿参与自我照顾活动。

四、患者活动的评估

为指导并帮助患者进行适当的活动, 以减少活动受限对机体的不良影响, 护士应详细地评估患者的活动情况及影响因素, 并结合患者的实际情况制订活动计划。

(一) 一般情况

包括年龄、性别、文化程度、职业, 以及活动和锻炼的方式、水平、相关知识等。这些因素可影响到患者对活动的态度和兴趣、对活动的需要和耐受程度、对身体活动方式和强度的选择等。

(二) 机体的活动能力

评估机体的活动能力有助于明确患者行走的协调和平衡能力、进行日常生活活动的能力、参与运动锻炼的能力。

1. 关节活动范围

关节活动范围(range of motion, ROM)是指关节运动时所通过的运动弧, 常以度数表示, 也称关节活动度。因关节活动有主动和被动之分, 故关节活动范围也分为主动的和被动的。主动的关节活动范围是指作用于关节的肌肉随意收缩使关节运动时所通过的运动弧; 被动的关节活动范围是指由外力使关节运动时所通过的运动弧。评估时, 关节活动应平滑、缓慢、有节奏, 以不引起患者疲劳为度。应注意关节活动范围有无异常(受限或不正常的活动), 关节及周围组织有无红、肿、热、痛, 关节皮肤有无捻发音, 关节有无畸形(如骨骼增大、不全脱位、挛缩等), 活动是否对称。具体见表7-1。

表 7-1 关节的活动范围

部位	关节类型	运动形式	参考范围	部位	关节类型	运动形式	参考范围
颈椎	枢轴关节	屈曲	45°	腕	髁状关节	屈曲	80°~90°
		伸展	45°			伸展	80°~90°
		过伸	10°			过伸	70°~90°
		侧屈	40°			桡侧偏屈	0°~20°
		旋转	70°			尺侧偏屈	30°~50°
肩	球窝关节	屈曲	180°	髋	球窝关节	屈曲	90°~120°
		伸展	180°			伸展	90°~120°
		过伸	50°			过伸	30°~50°
		外展	180°			外展	45°~50°
		内收	230°			内收	20°~30°
		环转	360°			环转	360°
		外旋	90°			内旋	90°
		内旋	90°			外旋	90°
肘	铰链关节	屈曲	150°	膝	铰链关节	屈曲	120°~130°
		伸展	150°			伸展	120°~130°
		反掌旋转	70°~90°	踝	铰链关节	跖屈	45°~50°
		手掌向下旋转	70°~90°			背屈	20°

2. 体线和步态

通过坐姿、站姿或卧姿来观察患者的体线。观察时，患者取自然舒适的体位。评估活动受限或意识不清患者的体线时，如果情况允许，可采取去枕仰卧位。评估体线有助于了解生命周期中体线的正常生理变化，明确姿势不正确所引起的体线偏移，识别引起正常体线改变的生理和心理影响因素。

正常步态是人体在中枢神经系统控制下，通过骨盆、髋、膝、踝与足趾的一系列活动而完成的，具有一定的稳定性、协调性、周期性、方向性及个性差异。当疾病发生时，正常的步态特征(如步长、步幅、步频、步速、步行周期、步行时相等))可发生明显改变。正常步态应是节奏规律、平稳，双腿随着步行时相有节奏地交替摆动、长度对称，双臂摆动平稳对称。评估步态有助于了解患者在步行周期中的步姿、协调和平衡能力、对称性和平稳性、自主行走能力、有无跌倒和受伤的危险等。

3. 肌力

肌力是肌肉的收缩力量，可以通过机体收缩特定肌肉群的能力来判断。肌力在个体间差异很大。在患者试图自己变换体位或行走前，护士需评估患者的活动能力。上肢力量的评估对于将使用步行辅助器的患者非常重要。肌力一般分为 6 个级别：

0 级——完全瘫痪，肌力完全丧失。

Ⅰ级——可见到或触摸到肌肉轻微的收缩，但无肢体运动。

Ⅱ级——肌肉收缩可使肢体移动位置，但不能抬起。

Ⅲ级——肢体能抬离，但不能对抗阻力。

Ⅳ级——能作对抗阻力的运动，但肌力减弱。

Ⅴ级——肌力正常

4. 活动耐力

活动耐力是指个体对活动与运动的生理和心理耐受力。当活动的数量和强度超过耐受力时，机体会出现呼吸困难、疲乏、胸痛、头昏、四肢或腰背痛等症状，甚至可能出现生命体征的变化。因此，评估活动耐力有助于了解患者的活动方式，明确影响活动耐力的生理、心理、行为和发展等方面的因素，有利于开展健康促进活动，以及满足急、慢性疾病患者的活动需要。

(三)影响活动的生理、心理因素和外界因素

包括个体的意识状况、心肺功能、支配活动的神经、骨骼肌肉和关节情况、患病及用药情况、社会心理状况、外界环境等因素的评估，有助于分析和判断导致活动障碍的原因。

(四)活动问题的评估

对于已经出现活动问题的患者，护士需评估活动问题的特征、开始时间、频率、已知的原因、严重程度、产生的症状、对日常功能的影响以及采取的治疗护理措施和效果，为后续有针对性的护理提供依据。

第二节　基本护理技术

协助患者活动的基本护理技术包括协助患者变换卧位，搬运患者，关节活动练习和肌肉练习。

一、搬运患者法

(一)概述

活动受限的患者变换体位或从床上转移到椅子或平车上，常需要护士的协助。在搬运过程中，护士应使用人体力学的原理，如扩大支撑面、降低重心、减少重力线的改变、使用大肌群和利用杠杆作用等，以保证患者的安全和舒适，并减轻自身疲劳和提高工作效率。在搬运患者时，应根据患者病情及体重，选择合适的搬运方法。

(二)目的

1. 从床上转移到轮椅

帮助不能行走但能坐起的患者下床活动，促进血液循环和体力恢复；进行各项检查、诊疗活动。

2. 从床上转移到平车

帮助不能起床的患者进行各项检查、诊疗活动。

（三）操作程序

1. 从床上转移到轮椅（表7-2）

表7-2

评估内容	1. 询问患者身体情况：①病情和活动能力；②体重、意识状态及合作程度 2. 体格检查：①检查患者肌力、关节活动能力、活动耐力；②生命体征、感觉功能 3. 向患者及家属解释轮椅运送的目的、方法和注意事项，取得配合
实施要点	1. 仪表：符合要求 2. 操作用物：轮椅、患者拖鞋或布鞋、保暖外穿衣（按季节备） 3. 操作步骤 协助患者上轮椅： (1)核对床号、姓名。洗手、备齐用物，检查轮椅性能是否完好 (2)轮椅推至床边，使椅背与床尾平齐，面向床头、翻起脚踏板，拉起制动闸 (3)撤掉盖被，扶患者坐起，协助穿衣及鞋。注意观察有无眩晕和不适 (4)嘱患者将双手置于护士肩上，护士双手环抱患者腰部，协助其缓慢下床，并一起转向轮椅，嘱患者用手扶着轮椅把手，坐入轮椅 (5)翻下脚踏板，协助患者将双脚置于其上。根据季节采取保暖措施 (6)整理床单位 (7)松闸，推患者至目的地 协助患者下轮椅： (1)轮椅推至床边，使椅背与床尾平齐，患者面向床头 (2)翻起脚踏板，拉起制动闸 (3)协助患者站起、转身、坐于床缘 (4)协助患者脱鞋及外衣，取舒适卧位，盖好盖被 (5)整理床单位。观察患者病情，记录（必要时） (6)轮椅推至原处放置
指导患者	1. 尽量后坐，抓紧扶手 2. 如有不适，立刻向护士说明
注意事项	1. 保证患者安全、舒适 2. 根据室外温度适当添加衣服、盖被（或毛毯），防止受凉

2. 从床上转移到平车上（表7-3）

表7-3

评估内容	1. 询问患者身体情况：①病情和活动能力；②体重、意识状态及合作程度 2. 体格检查：①检查患者肌力、关节活动能力、活动耐力；②生命体征、感觉功能 3. 向患者及家属解释平车运送的目的、方法和注意事项，取得配合
实施要点	1. 仪表：符合要求 2. 操作用物：平车(上铺床单和床褥)、盖被、枕头、布中单(必要时) 3. 操作步骤 (1)核对床号、姓名。洗手，备齐用物，检查平车性能是否完好 (2)妥善安置患者身上的各种导管 (3)搬运患者 挪动法(适用于能在床上配合的患者)： ①移开床旁桌、椅，松开盖被 ②平车推至床旁与床平行，大轮靠近床头，制动闸止动 ③协助患者依次将上半身、臀部、下肢向平车挪动 ④根据病情需要，给患者安置舒适卧位 单人搬运法(适用于体重较轻，上肢活动自如的患者)： ①平车推至床旁，大轮靠近床尾，使平车头端与床尾成钝角 ②搬运者站于床边，双下肢前后分开站立，稍屈膝 ③搬运者一手自患者腋下伸至对侧肩部，另一手伸入患者对侧大腿下；患者双臂交叉于搬运者颈后 ④抱起患者，移动转向平车，使患者平卧。盖好盖被 二人或三人搬运法(适用于不能活动，体重较重的患者)： ①平车推至床旁，大轮靠近床尾，使平车头端与床尾成钝角 ②搬运者均站在患者同侧，协助患者将上肢交叉于胸前 ③分工：二人法：搬运者甲一手臂托住患者头颈及肩部，另一手托住腰部；乙一手托住患者腰部，另一手托住腘窝处。三人法：搬运者甲双手托住患者头、肩胛部；乙托住患者的背、臀部；丙托住患者的腘窝和小腿处 ④合力抬起，同时移步转向平车，使患者平卧。盖好盖被 四人搬运法(适用于颈、腰椎骨折，体重较重或病情较重者)： ①移开床旁桌、椅，松开盖被，在患者身下铺以布中单 ②将平车与病床平行靠在一起 ③搬运者甲站在床头托住患者头、肩部；乙站在床尾托住患者双腿及足部；丙、丁分别站在平车及病床的两侧，抓住中单四角 ④同时抬起患者，移向平车，使患者平卧于平车中央，盖好盖被 (4)整理床单位 (5)护送患者去目的地
指导患者	1. 配合护士的搬运 2. 如有不适，立刻向护士说明
注意事项	1. 注意动作轻稳、准确，保证患者安全、舒适 2. 注意观察患者病情变化，防止造成损伤等并发症 3. 保证患者治疗的持续、不中断

二、协助患者变换卧位

(一)概述

患者因疾病或治疗的影响，会出现活动受限，常需要他人协助移动身体或变换体位。若需长期卧床，则容易造成局部组织持续受压，发生压疮；呼吸道分泌物蓄积，发生坠积性肺炎，以及消化不良、便秘、肌肉萎缩、精神萎靡等症状，影响患者的身心健康。

(二)目的

1. 协助患者移向床头

协助滑向床尾而不能自行移动的患者移向床头，恢复正确、舒适的卧位。

2. 协助患者翻身侧卧

协助不能起床的患者变换卧位，增加舒适；满足诊疗和护理的需要；预防并发证。

(三)操作程序

1. 协助患者移向床头(表 7-4)

表 7-4

评估内容	1. 询问患者身体情况：①病情、治疗；②年龄、体重、意识状态及合作程度 2. 体格检查：①检查患者活动能力；②检查患者体线、舒适程度 3. 向患者及家属解释移动的目的、方法，取得配合
实施要点	1. 仪表：符合要求 2. 操作用物：枕头(必要时)、吊架(必要时) 3. 操作步骤： (1)核对床号、姓名。解释、取得配合。洗手，准备用物 (2)固定病床脚轮，妥善安置各种导管及输液装置。必要时，盖被折叠至床尾或一侧 (3)根据患者病情放平床头支架，将枕横立于床头 (4)移动患者 一人协助(适用于体重较轻、能部分自理的患者)： ①协助患者仰卧屈膝，双手握住床头栏杆，双腿蹬住床面 ②护士一手托住患者肩背部，另一手托住臀部 ③护士托起患者的同时，嘱患者两脚蹬床面，移向床头 二人协助(适用于不能自理的患者)： ①协助患者仰卧屈膝 ②两名护士分别站在床的两侧，交叉托住患者颈肩部和臀部，或两人站于同侧，一人托住颈肩部及腰部，另一人托住臀部及腘窝处。同时抬起患者移向床头 (5)放回枕头，视病情需要摇起床头或支起靠背架。整理床单位
指导患者	1. 配合护士的移动 2. 如有不适，立刻向护士说明

续表

注意事项	1. 注意动作轻稳、协调一致，不可拖拉，以免擦伤皮肤
	2. 避免撞伤患者
	3. 若患者身上有各种导管或输液装置时，应先妥善安置
	4. 注意节力、省力原则

2. 协助患者翻身侧卧(表 7-5)

表 7-5

评估内容	1. 询问患者身体情况：①病情、治疗；②年龄、体重、意识和情绪状况及合作程度
	2. 体格检查：①检查患者活动能力；②检查患者体线、舒适程度
	3. 向患者及家属解释翻身的目的、方法，取得配合
实施要点	1. 仪表：符合要求
	2. 操作用物：枕头、床档
	3. 操作步骤：
	(1)核对床号、姓名。解释、取得配合。洗手，准备用物
	(2)妥善安置患者身上的各种导管
	(3)患者仰卧，双手放于腹部，两腿屈曲
	(4)翻身
	一人协助翻身侧卧(适用于体重较轻的患者)：
	①将患者双下肢移向护士侧床沿，再将患者肩、臀部移向护士侧
	②一手托肩、另一手扶膝，将患者轻轻推向对侧，背对护士
	二人协助翻身侧卧(适用于体重较重，或病情较重患者)：
	①两名护士站在同一侧，一人托住患者颈肩部和腰部，另一人托住患者臀部和腘窝，同时抬起患者，移向近侧
	②分别托扶患者的肩、腰、臀和膝部，轻轻将患者推向对侧，背对护士
	轴线翻身法(适用于脊椎损伤或脊椎手术后患者)：
	①两名护士站在同一侧，将大单置于患者身下。分别抓紧靠近患者肩、腰背、臀、大腿等部位的大单，将患者拉至近侧，拉起床挡
	②护士绕至对侧，将患者近侧手臂移到头侧，远侧手臂置于胸前，两膝间放一软枕
	③护士双手分别抓紧患者肩、腰背、臀、大腿等部位的远侧大单，一人发口令，两人动作一致地将患者整个身体以圆滚轴式翻转至侧卧，使患者面向护士
	(5)将一软枕放于患者背部支撑身体。必要时，拉起床挡
	(6)检查并安置患者肢体各关节处于功能位；各种导管妥善安置，保持通畅
	(7)观察背部皮肤，并进行护理
	(8)记录翻身时间、皮肤状况。做好交班
指导患者	1. 配合护士的搬运
	2. 如有不适，立刻向护士说明

注意事项	1. 注意动作轻稳、协调一致，不可拖拉，以免擦伤皮肤 2. 翻身时应注意患者保暖，并防止坠床 3. 若患者身上有各种导管或输液装置，则应先妥善安置 4. 应根据患者病情及皮肤受压情况，确定翻身间隔的时间 5. 手术患者翻身前应检查伤口敷料，必要时先更换敷料再翻身；翻身后确保伤口不受压 6. 颈椎或颅骨牵引患者翻身时不可放松牵引；翻身时，应使头、颈、躯干在同一轴线；翻身后，检查牵引位置、方向、力量是否正确 7. 注意节力、省力原则

三、关节活动度练习

(一) 概述

关节活动度练习(range of motion exercises，ROM 练习)是指用于维持和恢复关节活动范围的练习，分为主动练习、主动辅助练习和被动练习。主动练习时，患者可独立进行；主动辅助练习时，患者主动进行练习，护士给予最低程度的协助；被动练习时，患者不能移动关节，护士帮助患者进行 ROM 练习。主动和被动练习均可改善关节活动度，增加活动部位的血液循环，但只有主动练习能增加肌肉的张力和强度，改善心肺功能。因此，活动受限的患者根据病情及早进行 ROM 练习，开始可由医护人员完全或部分协助完成，随后逐渐过渡到患者独立完成。

(二) 目的

(1)预防关节僵硬、粘连和挛缩。

(2)维持关节活动度，维持或增强张力。

(3)增加心、肺功能，增加机体的耐力。

(4)促进血液循环，有利于关节营养的供给。

(5)预防和减少长期卧床或活动受限产生的生理、心理问题。

(三) 禁忌证

活动受限患者应尽早进行被动 ROM 练习。但如有以下情况，应禁止进行练习，防止损伤加剧：

(1)急性关节炎、骨折、肌腱断裂、脱臼。

(2)心血管疾病患者，进行 ROM 练习应慎重，防止发生意外。

(3)中枢神经系统受损引起的肌肉痉挛，应在理疗师的指导下进行练习。

（四）操作程序（表 7-6）

表 7-6

评估内容	1. 询问患者身体情况：①病情和活动能力；②意识状态及合作程度 2. 体格检查：①检查患者肌力、关节活动能力；②心肺功能状态 3. 向患者解释 ROM 练习的目的、频度和方法，取得配合
实施要点	1. 仪表：符合要求 2. 操作用物：评估盘：治疗卡、听诊器、血压计；治疗盘：浴巾、宽松衣物、枕头 3. 操作步骤 （1）核对医嘱，准备用物 （2）洗手、戴口罩、携评估盘至患者床旁；核对患者床号、姓名、床头卡及手腕带；解释操作目的、方法；评估患者，询问患者是否需要大小便 （3）回治疗室，洗手、戴口罩 （4）备齐用物并携至患者床边，再次核对患者 （5）协助患者采取自然的姿势，保持患者被操作的部分靠近操作者 （6）面对患者，抬起患者的手脚，观察患者的表现 （7）依次对颈、肩、肘、腕、髋、膝及指、趾进行关节活动范围练习，并对比两侧活动的情况。若情况许可时，活动脊柱 （8）每个关节应缓慢、有节律地进行 5~10 个全关节活动范围练习；操作时，应将手作为支撑架来支撑患者关节远端的肢体 （9）询问患者有无不适。若出现疼痛、疲劳、痉挛或抵抗反应，则应停止 （10）练习结束后测量生命体征，协助患者取舒适卧位，整理床单位 （11）处理用物 （12）记录
指导患者	以健侧肢体帮助患侧肢体运动： 1. 以健侧手抓着患侧手 2. 以健侧腿或脚支托患侧 3. 使用滑轮
注意事项	1. 练习前，应全面评估患者的情况，根据康复目标和患者的具体情况制订个性化的活动计划 2. 保持病室安静、温湿度适宜 3. 练习前，帮助患者更换宽松、舒适的衣服，便于活动，并注意保护患者的隐私 4. 练习中，要注意观察患者对活动的反应及耐受情况，有无关节僵硬、疼痛、痉挛及其他不良反应。一旦出现异常情况，应及时报告医生给予处理 5. 有心脏疾病的患者，练习时应特别注意观察有无胸痛、心率、心律、血压等方面的变化，避免因剧烈活动诱发心脏病发作 6. 练习后，应及时、准确记录活动的项目、次数、时间及关节活动度的变化

四、肌肉练习

(一)等长运动

等长练习(isometric exercises)又称为静力运动,是指肌肉收缩而肌纤维不缩短的运动,可增加肌肉的张力而不改变肌肉的长度,常用于关节活动受限的患者加强肌肉力量的训练,如膝关节固定后进行股四头肌的锻炼。

等长练习不伴有明显的关节运动,可以防止肌肉萎缩,消除肿胀,刺激肌肉肌腱的本体感受器,可用于关节活动中有明显疼痛的患者、肢体被固定时的早期应用、关节内损伤、积液,以及有炎症时或较大负荷增强练习效果时。该方法不需要特殊仪器,方便在床上或家中进行。但由于缺乏关节活动,对改善肌肉的神经控制作用较少。

(二)等张运动

等张运动(isotonic exercises)又称为动力运动,是指肌肉收缩时有肌纤维缩短,伴有大幅度关节运动。该方法可增强全关节活动范围内的肌力,改善肌肉运动的神经控制,改善局部血液循环,常用于增强肌肉强度和肌肉耐力的练习,如肢体的屈曲和伸展运动。但对关节活动或肌肉延展时有剧痛或血肿、关节内伤病、运动时疼痛、全身情况较差、病情不稳定者则不适宜。

第三节 案例学习

脑梗塞后偏瘫

学习目标
1. 正确为患者实施关节活动范围练习。
2. 正确为患者及家属进行健康教育。

课前准备
1. 复习骨骼肌肉系统和中枢神经系统的解剖生理知识。
2. 了解脑梗塞的发病机制及临床表现。

案例内容

陈某,女,72岁,因脑梗塞发作,伴偏瘫、失语,住院治疗一周。既往有高血压病史12年。查体:神志清楚,精神尚可,生命体征平稳。右侧肢体无力、浅感觉减退。右上肢近端肌力3级,远端肌力0级,右下肢近端肌力4级,远端肌力2级。左侧肌力及肌张力正常。

作为该患者的责任护士,请帮助患者进行关节活动练习。

关键点
1. 准确评估患者的机体活动能力及受限程度。
2. 正确实施关节活动练习。

3. 体位(保持偏瘫肢体的良姿位)。

颈 椎 骨 折

学习目标

1. 正确为患者实施翻身。

2. 正确为患者及家属进行体位变换健康教育。

课前准备

1. 复习呼吸系统的解剖生理知识。

2. 了解颈椎骨折的发病机制及临床表现。

案例内容

冯某，男，42 岁。因车祸造成颈椎骨折脱位而急诊入院一周。入院时，急诊行颅骨牵引联合 Halo-vest 架外固定治疗，现已病情稳定，查体：神志清楚，生命体征平稳，颈部屈伸活动受限，双上肢痛温觉正常，肌力Ⅲ级，剑突下痛温觉正常，位置觉存在。双下肢肌力Ⅲ级。患者上次翻身时间是 5am，已平卧 2 小时。

现在是早上 7 点，作为当班护士，请为该患者变换卧位。

关键点

1. 准确评估活动受限的程度及对机体的影响。

2. 正确实施体位变换。

小　结

活动是维持机体身心健康的基本条件。当机体出现活动能力下降或丧失时，出现活动受限。影响机体活动受限的因素有 5 类，包括生理因素、发展因素、行为因素、外界环境因素、家庭和社会支持。活动受限可导致机体生理和社会心理的变化。其影响程度和结果与活动受限的程度、时间、患者的健康状况及患者的感觉功能有关。协助患者活动的护理技术主要包括：关节活动范围练习、肌肉练习、患者搬运法和协助变化体位。

思考与练习

一、单项选择题

1. 某大手术后患者卧床一周后试图坐起时，突感头晕、恶心、心率加快、面色苍白、出冷汗。下列哪种情况会导致患者出现上述表现：

　　A. 低血糖　　　　　　　　　　B. 直立性低血压

　　C. 本体感受障碍　　　　　　　D. 贫血性低血压

2. 一位长期卧床的病员呼吸道分泌物黏稠，不易咳出可诱发：

    A. 慢性支气管炎   B. 吸入性肺炎

    C. 自发性气胸   D. 坠积性肺炎

3. 全范围关节运动的目的，下列哪项是错误的：

    A. 维持关节活动性

    B. 避免关节僵硬

    C. 避免关节四周结缔组织挛缩

    D. 维持肌紧张

4. 下列哪种情况需要限制患者的活动：

    A. 肥胖   B. 坠积性肺炎

    C. 心肌梗塞   D. 便秘

5. 协助患者变换体位时，下列哪项是错误的：

    A. 行颅骨牵引的患者翻身时，应放松牵引，便于操作。

    B. 石膏固定患者翻身后，应注意患侧位置恰当，避免受压。

    C. 术后患者翻身时，若分泌物浸湿敷料者，应先更换，再翻身。

    D. 带多根导管患者翻身时，应先妥善安置导管。

6. 协助患者向平车挪动的正确顺序是：

    A. 上身、臀部、下肢

    B. 上身、下肢、臀部

    C. 下肢、臀部、上身

    D. 臀部、下肢、上身

7. 肌力练习过度可导致损伤，常见信号为：

    A. 肌肉过度疲劳   B. 关节僵硬

    C. 疼痛   D. 关节挛缩

8. 担架搬运病人时，利用滚动法，适用于：

    A. 臀部损伤   B. 髋关节损伤

    C. 颈部损伤   D. 腰椎损伤

二、多项选择题

1. 长期卧床的患者可引起泌尿系统的合并症是：

    A. 尿潴留   B. 泌尿道结石

    C. 泌尿系统感染   D. 尿失禁

    E. 排尿困难

2. 引起患者活动受限的常见原因有：

    A. 疼痛   B. 神经系统受损

    C. 精神心理因素   D. 身体残疾

    E. 肢体损伤

三、思考题

1. 简述活动受限对机体的影响。
2. 患者活动能力的评估应包括哪些？
3. 协助患者活动的方式有哪些？

（聂　蓉　陈晓莉）

第八章 安 全

学习目标

识记：1. 陈述影响安全的个体危险因素。
　　　2. 陈述卫生保健机构中常见的安全意外。
理解：1. 正确说明影响安全的个体发展因素。
　　　2. 说明去除环境危险的基本措施。
　　　3. 正确说明保护具和辅助器使用的基本原则和要点。
应用：1. 正确识别导致常见安全的原因，并提出有效的防护措施。
　　　2. 实施护理技术操作包括保护具和辅助器的使用。
　　　3. 为发生安全意外的患者选择正确的护理措施。

　　安全通常是指个体没有受到威胁、危险、危害或损失，是人类的基本需要。安全的健康照护和社区环境是维持个体生存的基本条件。保障患者安全，已成为卫生保健的基本原则，是衡量医疗护理质量的重要标志。

第一节　科学知识基础

一、患者安全的危险因素

（一）生长发育阶段的危险因素

1. 婴幼儿和学龄前儿童

　　意外伤害是学龄前儿童死亡的首要原因。其致死和致残程度高于所有疾病作用的总和，且环境中伤害的性质与儿童的正常生长发育密切相关。例如，铅中毒在婴儿晚期和幼儿期发生率最高。其原因在于此年龄段的儿童处于"口腔期"，口腔需求增多，常倾向于把物体放入口中来探索周围事物，容易增加中毒和窒息的危险。而且，此年龄段的儿童好奇心强，容易玩火，发生火灾；身体各部位的不协调，容易导致跌倒、溺水、头部创伤等意外伤害。如果父母能意识到各个生长发育阶段所特有的危险，大多数儿童发生的意外伤害是可以预防的。因此，为预防意外事故的发生，应对父母提供相应的健康教育，并尽可能去除相关的危险因素。

2. 学龄期儿童

儿童入学后，活动范围扩展到学校、上学、放学途中和课外活动场所等。此年龄段是儿童学习如何进行更为复杂运动的时期，但协调能力不足。父母、老师和护士应教育该年龄段儿童如何安全地学习和玩耍，以及当陌生人接近时，应该如何防范。

应教会学龄期儿童在参加团体运动或接触性运动的安全规则，并佩戴保护性装备，如头盔、护具等。骑自行车是引起学龄期儿童头部损伤，以致死亡的一个重要因素。因此，骑自行车时应选择适宜尺寸的头盔，并正确佩戴。乘坐汽车时，应正确使用安全带、汽车安全座椅。

3. 青少年

进入青少年期，孩子会要求更多的独立性，并开始发展自我同一性和自我价值感。同时，青少年开始从情感上与其家庭分离，并通常受到同伴的影响更大。

为缓解伴随青春期的生理、心理社会改变和同伴压力有关的紧张。有些青少年会从事冒险行为，如吸烟、饮酒、吸毒等，可能导致溺水、车祸等意外事件的增加。而且，青春期也是第二性征发育成熟的时期，性行为可能会增加性传播疾病的风险。学校、父母和卫生专业人士应根据青少年的成长发展特点，及时准确地给予相应的指导。

4. 成人

威胁成人安全的因素通常与其日常生活习惯有关。例如，酗酒者发生车祸的风险较高；因吸入烟尘和香烟中尼古丁对循环系统的影响，长期吸烟者罹患心血管疾病或肺部疾病的风险更高；处于高水平的应激状态的成人，更易发生意外和疾病，如头痛、胃肠道疾病和感染。

5. 老年人

伴随老龄化的生理改变，以及多重用药的影响、心理因素、各种急慢性疾病等，会导致老年人跌倒和其他意外发生的风险增加。年龄越大，跌倒后引起严重损伤的风险越高。室内跌倒常见于卧室、浴室和厨房。跌倒也会发生在从床上、椅子和便器上起身时，进出浴缸时；被地毯盖住的电线、地毯边缘或门槛绊住时；踩到潮湿的地面和下楼时。

社区老年人常因害怕跌倒或恐惧而避免活动。采用多组分团队锻炼、太极、检查药物使用情况、每年眼部检查、减少居家环境中的跌倒危险因素等方式，可降低跌倒事件的发生。

(二) 个体危险因素

1. 生活方式

不良的生活方式可增加安全的风险。如服药或饮酒后驾车或操作机器、从事危险性高的工作或冒险等均会增大损伤的风险。另外，人们在应激、焦虑、疲乏、戒酒或戒毒、服用处方药时，也较易发生危险。此时，个体的注意力可能受到上述因素的影响而无法注意到潜在的危险因素，如杂乱的楼梯或停车标示，因而容易发生意外。

2. 活动障碍

活动障碍可因肌无力、瘫痪、协调平衡能力低下所致，是导致跌倒的主要原因。活动障碍还可引发个体的生理和情绪失常，继而加重活动受限和降低独立性。

3. 感觉或沟通障碍

神志不清、痴呆、抑郁等，是导致认知损害的高危因素。个体可因这些因素导致注意力集中困难、注意持续时间缩短、记忆受损、定向力受损，从而易于对周围的环境感到困惑，较易发生跌倒和损伤。视觉、听觉、触觉或沟通障碍者（如失语或言语障碍）因不能感知到潜在的危险或不具备表达求助的能力，容易发生损伤。

4. 缺乏安全意识

缺乏安全预防的意识，如未注重避免儿童触及药物、未注意食物的有效期，可增加发生安全的风险。护士在制订个性化的护理计划时，应进行全面的护理评估，评估有关家庭安全的知识水平，并纠正相应的错误认知。

（三）卫生保健机构中的危险因素

保障患者安全是临床医疗护理的核心目标。在卫生保健机构中，常见的影响患者不安全的因素主要有：跌倒、患者内因性意外、与操作相关的意外、与设备相关的意外。护士应对上述四个方面潜在的问题和患者的生长发育阶段进行评估，采取措施预防以期将意外伤害降到最低。

中国医院协会患者安全目标（2017 版）①

- 目标一：正确识别患者身份
- 目标二：强化手术安全核查
- 目标三：确保用药安全
- 目标四：减少医院相关性感染
- 目标五：落实临床"危急值"管理制度
- 目标六：加强医务人员有效沟通
- 目标七：防范与减少意外伤害
- 目标八：鼓励患者参与患者安全
- 目标九：主动报告患者安全事件
- 目标十：加强医学装备及信息系统安全管理

---

1. 跌倒

跌倒可导致轻度至中度损伤，如髋骨骨折、头部损伤，引起活动受限和独立性下降，过早死亡的风险增加；可延长患者住院时间，导致并发证风险增加。

有基础疾病的患者更易于发生跌倒，造成损伤。例如，出血性疾病患者跌倒后，引起

---

① 资料来源：中国医院协会患者安全目标（2017 版）[J]. 中国医院，2017，01：23.

颅内出血的可能性更高。骨质疏松症患者跌倒后，导致骨折的可能性更高。陌生的环境、急性疾病、手术、活动状况、服药、治疗、各种管道等是患者跌倒的常见原因。护士应对患者的跌倒风险、信息可及性、各种标识、环境、团队进行评估，并与患者沟通，加强安全教育，鼓励其参与安全防护。

2. 患者内因性意外

与跌倒不同，患者内因性意外主要是患者自身因素导致的。例如，不小心把自己割伤、损伤、烧伤；摄入或注射外来药品；自残或纵火；被抽屉或门夹到手指；癫痫突然发作等。

3. 与操作相关的意外

与操作相关的意外是由医护人员造成的，包括用药和液体注射失误、外部装置使用不当、未遵照操作流程正确执行或插入导尿管等。

遵循管理制度、操作流程和护理实践标准，多数与操作相关的意外是可以预防的。例如，严格执行操作规程，正确配置和实施给药，预防药物治疗错误；准确识别患者身份，建立使用腕带作为识别标识的制度，预防患者身份辨识错误；在换药或任何侵入性操作中严格执行无菌操作，预防潜在性感染；在移动和搬运患者时，正确使用安全的患者转运技巧和设备，可减少受损的危险。

4. 与设备相关的意外

设备故障、失修、误用、电力危险等，是造成与设备相关的意外的可能原因。因此，为避免液体过快输入体内，所有类型的镇痛泵应有控流管，以控制药物流速；为避免意外，护士应在指导下进行监测和治疗设备的操作；一旦发现设备故障，则应贴上标识，避免被他人使用，并及时上报；定期检查和维修电路和各种电器设备，避免电路失火、电死或受伤。对可能出现的意外情况，应早期预防并制定应急预案。

二、患者安全的评估与防护

(一)安全评估

应以患者为中心，对影响患者安全的相关因素进行全面的评估，包括所处环境中的危险因素和个体危险因素。还应评估患者对个人危险因素的认知和危险应对的知识、既往发生意外的经历。患者本身对自身安全关注度较高，但有时患者对于安全的认知评价和护士存在差异，因而会导致患者对有关防护措施依从性较低。护士应与患者和家属一起讨论相关的危险因素，并提供安全预防的知识和信息。

1. 患者个体危险因素评估

(1)个人特征：包括年龄、性别、教育背景及个体成长与发展状况等。

(2)身心健康状况：包括意识、精神状况、生命体征、情绪情感状态、步态、下肢肌力、协调和平衡能力、视力、疾病、用药情况、既往意外发生情况等。

(3)感觉功能：有无障碍。

(4)疾病诊治情况：有无影响患者安全的因素。

(5)既往就医经历：是否经历过影响患者安全的事件。

2. 环境危险因素评估

医院环境中可能存在多个影响患者安全的因素。如患者身上导管牵绊、病床设计不合理、无扶手等安全辅助设施、体位受限不易取拿床头柜或床边桌上的物品或使用呼叫器、离床活动时无人协助、环境光线不充足、地面湿滑和不平、走道有障碍物等，均会导致患者跌倒、坠床的危险性增加。护士应确保病房内各设备性能良好，能正常运转。还应评估医院环境中的理化因素，如氧气、消毒剂、化学药品等，以及生物因素，如致病微生物，是否会对患者造成损伤。

(二)安全防护

1. 各生长发育阶段的干预

(1)婴幼儿和学龄前儿童。该时期儿童对周围环境的好奇心强，信赖周围的环境，而没有意识到其中存在的危险，需要成人予以保护。护士应指导父母或照顾者减少儿童损伤的危险和促进安全的方法。还应告知父母做好儿童免疫，以保护儿童，预防威胁儿童生命的疾病。

(2)学龄儿童。由于该时期儿童的活动范围有很大扩展，需要进行有关安全的具体指导。如骑自行车时应戴头盔和遵守交通规则；关于特定运动的技巧和佩戴相应的防护设备。

(3)青少年。由于青少年与同伴接触及在外活动的时间较多，故该期的安全风险通常来自于家庭以外的环境。父母和保健人员可采取的措施有：提供角色榜样，设立期望和提供教育。该年龄段孩子常会产生自我无价值感、无望感而出现自杀的危险。护士应向青少年及其父母提供预防意外和伤害的相关措施。

(4)成人。中青年人的危险往往源于生活方式，如抚养孩子、高应激状态、营养不足、酗酒和吸毒。另外，社会节奏的增快、负面情绪的积聚，人们易于出现愤怒情绪，这种愤怒情绪下的汽车驾驶行为(路怒症)，可对他人造成身体和生命的伤害。护士应帮助成年人正确认识自身的安全风险，指导其调整生活方式，如戒烟、压力管理、规律性锻炼、健康饮食、睡眠充足和放松技巧等。

(5)老年人。该时期护理干预的目的是减少老年人跌倒和其他意外事件发生的危险，并补偿老龄化带来的生理改变。老年人常见的意外损伤有跌倒、车祸、烧伤，原因与老龄化及老龄化引起的视觉、听觉、活动能力、反应能力、循环、快速判断能力的变化有关。同时，老年人往往患有多种疾病，服用多种药物，导致意外损伤的危险增加。护士和家人应对老年人给予更多专注，帮助其维持独立的生活方式，如熟悉周边环境、热水管采用彩色标识、夜间外出步行穿上有反光条的衣服及过马路不要闯红灯等。

2. 医院环境内常见安全防护

(1)跌倒防护。建立跌倒风险预防管理制度。如评定患者跌倒风险、对高危患者佩戴标识腕带、告知跌倒危险因素的相关信息、进一步护理干预(每小时巡视病房、降低病床的高度等)、患者及家属共同参与安全管理。

患者卧床或坐在轮椅上时，应加强合适的支持和使用安全用具，如使用床挡、轮椅和病床制动。患者步行或转运时，应穿着橡胶底的鞋子或拖鞋。如活动不便需要协助时，可给予协助或使用步态带。使用辅助用具(如手杖、拐杖或助行器等)时，应定期检查橡胶垫的状况和辅助用具是否完好。

室内物品放置稳妥，移开暂时不需要的器械，以减少障碍物。常用物品放置于患者容易获取处。保持病区地面平整、清洁、干燥。病区走廊、浴室、卫生间安置安全扶手，供患者行走不稳时扶持。浴室和卫生间设置呼叫系统，以便患者需要时寻求援助。

(2)约束患者的身体活动。可采用化学性方式和物理性方式。化学性约束是指暂时使用药物(如抗焦虑药、镇静剂)来限制患者的行为。物理性约束是指采用手工方法、物理或机械设备或材料来制动或减少患者肢体的自由活动。如身体约束带、床栏、电子传感器等。

如果约束不当，可能造成患者出现严重的并发证，如压疮、肺炎、便秘、尿失禁等，甚至可因呼吸、循环功能受限，导致死亡。也可能会引起患者心理问题，如丧失自尊、羞耻感、焦虑不安。因此，使用约束应满足下列目的，包括：①减轻患者跌倒损伤的危险；②避免治疗中断，如牵引、静脉输液、鼻饲、导尿等；③预防意识不清或躁动不安的患者除去生命支持设备；④避免伤害他人。同时，应采取预防措施防止受伤。

(3)火灾预防。尽管目前医院均禁止吸烟，但由吸烟引起的火灾仍是一个重要的危险因素。院内火灾可因床上吸烟或浴室吸烟所引起。而且，院内火灾通常会由电气短路或漏电或麻醉剂(易燃易爆)等引发，需进行有效预防。应遵照医院的消防安全管理规定，易燃易爆物品存放应远离火源、热源。应保持安全通道畅通，一旦发生火灾，护士应立即解救和疏散处于险境的患者，并报警。在患者均脱离险境和报告火灾后，护士和其他工作人员应使用灭火器灭火或采取措施局限火势，如关闭门窗、湿毛巾堵住门缝、关闭氧气和电力设备等。

(4)电力危险预防。目前医疗机构有很多医用电气设备，应定期检查与保养。应保持各种医用电气设备处于良好的工作状态并接地，避免安全隐患。

(5)放射性损伤预防。医疗机构常采用放射线和放射物对患者进行诊断和治疗。如果使用不当，也会引起损伤。因此，对接受放射线和放射物的患者应有严格的管理指南。为减少放射暴露，应缩短照射时间、尽可能增加照射距离、使用防护设备(如铅制防护设备)。

(6)压力性损伤预防。常见因长期受压所致的压力性损伤，或高压氧舱治疗不当所致的气压伤。其具体防护措施详见相关章节。

(7)医源性损伤预防。这是指由于医务人员言语或行为的不慎而对患者造成的隐形伤害。如个别医务人员对患者不够尊重、缺乏耐心、交谈时用语不当，造成患者对疾病和治疗的误解而出现情绪波动，加重病情；或个别医务人员责任心差、工作疏忽，导致医疗差错事故的发生；或工作方法不当，造成医院内感染等，最终造成医患关系紧张。医院应加强医务人员的医德教育，全面提升其素质，并制定相应的措施，以杜绝差错事故，做到有效防范以保障患者的安全。

第二节 基本护理技术

保护患者安全的基本护理技术包括保护具的应用和辅助用具的应用等。

一、保护具的应用

(一)概述

在临床护理工作中，常会遇到意识不清、躁动、行动不便、虚弱或危重患者，存在潜在的安全隐患，如坠床、撞伤或抓伤等意外。保护具是用来约束患者身体某部位的活动，达到维护患者安全与治疗效果的各种器具。

(二)目的

约束患者全身或某部位的活动，维护患者安全；避免治疗中断，维持治疗效果。

(三)适应证

(1)小儿患者。因认知和自我保护能力尚未发育完善，尤其是6岁以下儿童，易发生坠床、撞伤、抓伤等意外或不配合治疗等行为。

(2)坠床高危患者。如麻醉后未清醒者、意识不清、躁动不安、痉挛或年老体弱患者。

(3)某些眼科手术患者。如白内障摘除术后患者。

(4)精神疾患。如躁狂症、自我伤害者。

(5)皮肤瘙痒者。包括全身或局部瘙痒难忍者。

(6)压疮高危患者。如长期卧床、极度消瘦、虚弱者。

(四)使用原则

(1)知情同意。应向患者和/或家属解释使用保护具的原因、目的、方法，取得同意与配合。如非必要，尽可能不用。

(2)短期使用。为确保患者安全，只宜短期使用。使用时，应保持肢体及各关节处于功能位。

(3)随时评价。

①能满足患者身体的基本需要，保证患者安全、舒适、无血液循环障碍、皮肤破损、坠床、撞伤等意外事故发生。

②患者有必须使用保护具的行为存在。

③患者及家属对使用保护具的了解程度、接受度和配合程度。

④各项检查、治疗和护理措施能够顺利进行。

(五)常用保护具

1. 床挡

医院常见有多功能床挡、半自动床挡、围栏式床挡等。主要用于预防患者坠床。

2. 约束带

主要用于约束躁动患者失控的肢体活动，保护患者，避免自伤或坠床等意外。根据使用部位的不同，可分为肩部约束带、肘部约束带或保护器、约束手套膝部约束带和约束衣等。

(1)宽绷带：常用于固定手腕及踝部。使用时，先用棉垫包裹手腕或踝部。再用宽绷带打成双套结，套在棉垫外，稍拉紧，以避免肢体脱出，然后将绷带系于床缘。

(2)肩部约束带：用于固定肩部，限制患者坐起。肩部约束带用宽布制成。使用时，将袖筒套于两侧患者肩部，腋窝衬棉垫。再将两袖筒上的系带在胸前打结固定，两条较宽的长带系于床头。必要时，亦可将枕头横立于床头，将大单斜折成长条，进行肩部约束。

(3)膝部约束带：用于固定膝部，限制患者下肢活动。膝部约束带用宽布制成。使用时，两膝之间、腘窝衬棉垫，将约束带横放于两膝上，宽带下的两头系带各固定一侧膝关节，再将宽带两端系于床缘。亦可用大单斜折成长条，进行膝部固定。

(4)尼龙搭扣约束带：采用宽布和尼龙搭扣制成，更为简便、实用。可用于固定手腕、上臂、踝部及膝部。

3. 支被架

支被架主要用于肢体瘫痪的患者，防止盖被压迫肢体而造成足下垂或不舒适等，也可用于烧伤患者采用暴露疗法需保暖时。使用时，将支被架罩于防止受压处，盖好盖被。

(六)注意事项

(1)使用约束带前，应取得患者和/或家属的知情同意。

(2)使用约束带时，应在其下垫上衬垫，固定松紧适宜。每15分钟观察约束肢体的末梢循环，每2小时放松一次。协助患者经常变换体位。

(3)使用约束带时，应保证各种管道妥善放置和固定、各项检查、治疗和护理措施能顺利进行。

(4)确保患者可随时联系医护人员。应将呼叫器放置患者手边或有配合人员监测，以保障患者安全。

(5)记录保护具使用的原因、目的、开始约束和解除约束的时间、每次观察结果以及相应的护理措施等。

二、辅助器的应用

(一)概述

辅助器是为患者提供身体平衡或支持的器材，是维护患者安全的常用护理工具之一。

（二）目的

辅助身体残障或因疾病、高龄而行走不便者进行活动，以保障患者安全。

（三）常用辅助器

1. 手杖

手杖是一种手握式的行走辅助用具，常用于行动不便的患者或老年人。使用时，应由健侧手持握。手杖可由木头或金属制成，主要有单脚和多脚两种。单脚手杖在底部只有一个点接触地面，简单、易携带，但稳定性较差。多脚手杖在底部有 3 个或 4 个支撑点支撑，稳定性较好。不论是何种材料的手杖，在与地面接触的部位都必须加橡皮防滑垫，以防跌倒。

持杖高度应符合：①肘部在负重时能稍微弯曲；②手柄适于抓握、感觉舒适，弯曲部与髋部同高。

2. 拐杖

拐杖是给短期或长期残障者离床时使用的一种支持性辅助用具。拐杖应长度适宜、安全稳妥。合适长度的简易计算方法为：使用者身高减去 40cm。使用时，使用者双肩放松，身体直立，腋窝与拐杖顶垫间相距 2~3cm，拐杖底端应侧离足跟 15~20cm。握紧把手时，手肘应可以弯曲。拐杖底面应较宽并有较深的凹槽，且具有弹性。

3. 助行架

助行架是一种整体呈框架式的助行器，主要适用于下肢功能损伤严重的患者站立和行走，以保持立位身体平衡、支撑体重、辅助或训练行走、增强肌力。根据有无脚轮可分为：①无轮式助行架：适用于上肢功能完善、下肢功能轻度受损的患者。无脚轮，自身轻，可调节高度，稳定性好。使用时双手提起两侧扶手，同时向前将其放于地面，然后双脚迈步跟上。②轮式助行架：适用于上、下肢功能均较差的患者。带脚轮，易于操作，由使用者推动，可连续前行，行走步态自然，且用力下压可自动刹车。

（四）注意事项

（1）使用者意识清楚、身体状态良好、稳定。手臂、肩部或背部无伤痛，活动不受限制，以免影响手臂的支撑力。

（2）选择合适的辅助器。不合适的辅助器与错误的使用姿势可导致腋下受压，造成神经损伤、腋下和手掌挫伤、跌倒，也会引起背部肌肉劳损和酸痛。

（3）使用前，应检查辅助器各部位是否牢固，橡皮头或底垫及螺丝有无变形或损坏。调整拐杖和手杖后，应拧紧全部螺钉，橡皮底垫应紧贴拐杖与手杖底端，有足够的吸力和摩擦力。应定期维修、保养。

（4）使用辅助器时，患者的鞋要合脚、防滑，衣服要宽松、合身。

（5）活动场地应保持光线充足、地面干燥、无可移动的障碍物。

（6）行走训练时，应选择较大的练习场地，避免拥挤和注意力分散。必要时，应备一把椅子，供患者疲劳时休息。

第三节 案 例 学 习

帕 金 森 症

学习目标

1. 能正确为患者进行安全评估。

2. 能正确为患者及家属进行安全健康教育。

课前准备

1. 复习老年人跌倒的危险因素及预防。

2. 了解帕金森症的发病机制及临床表现。

案例内容

周某，男，79 岁，因帕金森病住院治疗一周，既往有高血压、冠心病病史。夜间，其老伴回家拿换洗衣物，未在旁陪护。患者于早上 6 点洗澡后在卫生间门口跌倒。当班护士听到呼叫后立即赶到，将患者安置，并通知医生。查体后患者神志清楚，生命体征平稳，无明显外伤。护士安抚患者后，嘱其卧床休息。并随后告知患者及家属安全注意事项。

现在是上午 9 点，作为责任护士，请分析该患者跌倒原因，并提出防范措施。

关键点

1. 准确评估患者跌倒的原因。

2. 正确实施安全教育。

3. 预防跌倒的措施。

颅 脑 外 伤

学习目标

1. 能正确为患者实施约束。

2. 能正确为患者及家属进行保护具使用的健康教育。

课前准备

1. 复习安全的评估及保护具使用。

2. 了解颅脑外伤的发病机制及临床表现。

案例内容

患者，王某，男，32 岁，因车祸导致颅骨凹陷性骨折、脑内血肿入院。行急诊手术后返回病房。次日早上 6 点，患者突然出现烦躁，继而躁动不安，反复试图扯去伤口敷料和静脉输液通道。遵医嘱给予约束。

作为当班护士，为防止患者受伤、中断治疗，请紧急处理该患者。

关键点

1. 准确评估不安全的因素。

2. 正确实施保护具约束(床挡、四肢和身体约束)。

3. 体位(给予患者平卧位)。

小　结

　　安全的健康照护和社区环境是维持个体生存的基础基本条件。安全的环境应能满足个体的基本需要、减少身体危害、降低病菌传播、控制污染。影响患者安全的因素主要包括环境因素、生长发展因素、个体因素、卫生保健机构等方面。进行安全评估和防护时，应以患者为中心，全面评估其影响因素，并采取有针对性的防护措施。

　　保证患者安全的护理技术主要包括：保护具应用和辅助具应用。

思考与练习

一、单项选择题

1. 用于限制患者下肢活动的约束方法是：
   A. 约束手腕　　　　　　　　　B. 约束肩部
   C. 固定一侧肢体　　　　　　　D. 约束膝部

2. 患者，田某，男，78 岁，因"肺心病"住院第 7 天，病情稳定，夜间想上厕所，未叫陪护及护士，自行上厕所时不慎滑倒，经检查未见明显损伤。该情境中患者发生患者安全问题的可能危险因素不包括：
   A. 高龄　　　　　　　　　　　B. 病情因素
   C. 感觉功能障碍　　　　　　　D. 环境不熟悉

3. 下列需使用保护具的患者是：
   A. 高热　　　B. 剧烈腹痛　　　C. 谵妄　　　　D. 呼吸困难

4. 防止躁动不安患者坠床应使用：
   A. 床挡　　　B. 肩部约束带　　C. 膝部约束带　　D. 踝部约束带

5. 在患者房间发现火灾后，护士应立即：
   A. 报警　　　　　　　　　　　B. 关闭门窗，局限火势
   C. 灭火　　　　　　　　　　　D. 转移患者至安全地带

6. 下列选项中不属于约束带应观察的项目是
   A. 衬垫是否垫好　　　　　　　B. 体位是否舒适
   C. 局部皮肤颜色及温度　　　　D. 神智是否清楚

7. 与其他年龄阶段不同，威胁成人安全的因素通常是：
   A. 跌倒　　　　　　　　　　　B. 日常生活习惯
   C. 意外伤害　　　　　　　　　D. 陌生人伤害

8. 张某，男，65 岁，有高血压病史 22 年，突然出现头晕、头痛，躁动不安，测血压

170/100mmHg，已通知医生，并给予了相应处理，此时从患者安全角度护理上应注意：

A. 活动受限   B. 瘫痪

C. 防坠床   D. 脑血管意外

二、多项选择题

1. 医疗环境中常见的不安全因素有：

A. 致病菌   B. 陌生的环境

C. 跌倒   D. 光线不足

E. 医护人员的言语不当

2. 为了预防患者跌倒，必须提供安全的环境，下面哪些因素与跌倒有关：

A. 地面过滑   B. 地面凹凸不平

C. 地面潮湿   D. 过道上有障碍物

E. 拖地时没设置"小心地滑"提示

三、思考题

1. 影响患者安全的因素有哪些？

2. 简述保护具使用的适应证。

3. 如何正确使用恰当的保护具？

（聂 蓉 张 青）

第九章　卫　　生

良好的清洁卫生状态对维持机体组织的正常结构和功能有重要作用，对确保个体的舒适、安全和健康十分必要。多样的个人和社会文化因素影响着个体的卫生实践，协助患者维护其清洁卫生状态是护理工作的基本内容。

第一节　科学知识基础

一、个人卫生

个人卫生，是指能促进机体生理和心理健康的清洁和整洁措施。个人卫生对维护和促进健康具有重要意义，可满足患者对清洁的身心需要；维持皮肤健康，减少感染机会；促进舒适、睡眠及肌肉放松；有利于维持关节、肌肉的功能；维护患者的自尊及自我形象。

维护个人卫生主要包括维护机体直接与外界接触的身体部位的清洁状态，包括皮肤、口腔、眼、耳、鼻、会阴及足部等。个人清洁卫生状态的维持有赖于良好的身体状况和正确的个人卫生技术。

二、卫生的影响因素

影响个人清洁卫生状况的因素主要包括环境、身体状况、社会实践和年龄、体像、习惯和文化、社会经济地位等。

(一)环境因素

舒适和整洁的环境对维持机体的清洁卫生状况十分重要。例如，在患者接受诊治的卫生保健机构中，病室的环境应当舒适、安全，其要素包括：通风、气味、室温、光线、噪音和室内物品。应当维持良好的空气质量，保证病室、地面及物体表面的清洁，正确处理医院废物，严格消毒灭菌流程，减少致病微生物的留存。保证进入病室的家属及医务人员的清洁卫生，避免交叉感染。病室大小应足以让患者及探视者能自由地在室内走动。同时，提供一个舒适的床单位，保持房间的整洁、有序，都可使患者保持一种良好的感觉。

(二)身体因素

个体的身体状况和个体的卫生状况是相互影响的。一方面，良好的身体状况对维持个人卫生具有促进作用。当身体受损时，个体易受到外界刺激和致病微生物的侵袭，从而更容易出现卫生问题。疾病还可改变一个人的卫生需求。另一方面，良好的卫生状况对维护身体健康具有重要作用，不良的卫生状况会损害个体健康。

南丁格尔对清洁的观点①

如果你考虑一下这样一个事实：一名成年人，假设他的身体是健康的，在24小时里他通过肺和皮肤会向外排出至少三品脱的水汽，里面包括身体各个器官的代谢物。但是对于患者来说，他们每天排出体外废物的数量会比这要多得多，而且里面所含有的有毒物质也要多得多，你还会让自己在所有的这些水汽当中逗留吗？这些患者排出的有毒物质大部分都停留在被褥里面和床的周围，因为它们没有别的地方可去。

---

1. 皮肤的改变

皮肤具有保护、调节体温、感觉、排泄和分泌等功能，对维持生命活动起到十分重要的作用。皮肤是人体与外界接触的第一道屏障，可以阻挡致病微生物的侵入，防止体液丢失，保护皮下组织。正常情况下，皮肤表面有一些常驻菌群。皮肤完整时，这些常驻菌群可抑制真菌的过度生长。正常皮肤表面的酸度可抑制致病菌的生长。皮肤上的皮脂腺可分泌皮脂，以在皮肤上形成一层保护层，减少水分经皮肤蒸发，防止皮肤干燥，皮脂还具有抗细菌和真菌的作用。皮肤上的汗腺具有排汗的功能，可辅助机体排除代谢的废物。

---

①　资料来源：南丁格尔. 护理札记[M]. 北京：中国人民大学出版社，2004.

皮肤在维护机体的清洁卫生状态方面起着十分重要的作用，当皮肤受损或功能异常时，局部抵抗力下降，容易受到代谢废物的刺激和致病微生物的侵袭，机体的卫生状况也会受到影响和破坏。应特别注意皮肤的一些不易触及的隐匿部位，如女性患者乳房下的皮肤、男性患者的阴囊部位、女性患者的会阴部等。由于会阴部有许多孔道，这些孔道常是致病菌进入体内的入口。若会阴部温暖、潮湿且通风较差，则会有利于致病菌生长。

皮肤、黏膜、眼睛或其他组织的损害，都是导致患者感染的危险因素。应使患者了解保持皮肤和组织的完整性与维持健康和预防感染之间的关系。

2. 眼、口腔、耳和鼻的改变

眼、口腔、耳和鼻是维持机体生理功能的重要器官，同时也是直接与外界接触的器官，是机体维持卫生状况、抵抗感染的第一道防线。

机体的结膜囊和眼睑皮肤等部位存在着不同种类和数量的正常菌群，在正常生理情况下并不致病，也不需要特殊卫生护理，这是因为眼泪能不断地冲洗眼部，同时眼睑和眼睫毛能够阻止外界微小异物进入眼内。但在眼部手术或外伤时，因正常结膜和角膜完整的组织结构及其上皮的屏障作用被破坏，菌群移位后即可发生感染。此外，当机体整体抵抗力下降时，例如人类免疫缺陷病毒(human immunodeficiency virus, HIV)感染的患者，眼部也可能出现一些并发证状，从而导致眼部卫生状况的破坏。

口腔由口唇、面颊、舌、硬腭和软腭组成，是人体细菌病毒等多种病原菌寄居量最多的部位。健康人依赖口腔黏膜强大而复杂的黏膜防御能力以维持口腔的卫生和健康状况。口腔黏膜的防御屏障由外向内主要包括唾液屏障、上皮屏障、上皮内屏障、基底膜屏障、免疫球蛋白及细胞免疫屏障。而当口腔黏膜局部受损，例如口腔外伤或手术，或机体整体的免疫功能受损，例如患白血病时，口腔的防御能力会下降，从而导致口腔卫生状况发生改变。

耳朵和鼻部的一些异常，例如颌面畸形、咽鼓管功能障碍、纤毛功能障碍、免疫功能下降等，也会导致局部卫生状况的改变。

3. 疾病

疾病本身和治疗方式均可影响个人的卫生状况。在护理此类患者过程中，应当尤其注意及时评估患者，防止卫生问题的发生。

患病时，机体正常状态和功能发生改变，若破坏了正常的防御屏障，则会导致卫生问题的发生。例如，一名发热且活动受限的患者就有发生卫生问题的危险，若患者排出较多的汗液，导致皮肤湿热，代谢废物聚集体表，同时患者卫生行为受限，此时局部的皮肤环境，特别是那些隐匿部位的皮肤，会受到破坏，从而导致卫生问题的发生。又如，糖尿病患者长期的高血糖状态导致不同程度的周围神经病变和血管病变，疾病发展到晚期，患者足部容易发生溃疡及感染，从而导致严重的足部卫生问题。再如，当患有白血病或者 HIV 感染时，机体抵抗力下降，影响了正常的防御功能，从而极易出现发热、口腔炎、眼部感染等卫生问题。此外，当疾病对患者的运动系统造成损伤时，患者的自我护理能力和卫生实践能力可受到不同程度的影响，手的任何活动障碍均会影响患者的自护能力，足部受损会影响负重功能，肌力不足或关节活动障碍均会影响活动范围。因此，对有感觉功能下降、供血不足和机体活动障碍的患者，应特别注意对其卫生状况进行评估。

对疾病的治疗方式也可影响患者的卫生状况。例如，恶性肿瘤患者需要使用放疗和化疗等方式控制疾病发展，然而化疗药物可破坏其口腔的正常状态和局部的免疫防御力，从而造成条件致病菌繁殖的危险。外科术后，患者抵抗力出现不同程度的下降，由于手术操作导致切口暴露，加上患者住院时间较长，床位周转速度较慢，探访家属和人员流动性大，造成交叉感染的机会增加，容易发生卫生问题。此外，一些侵入性医疗护理操作也会增加患者发生感染的危险，若医务人员无菌观念不足、无菌操作不严格，则极易发生医源性感染，引发患者卫生问题。近年来，抗生素的过度使用，增加了医院内的微生物生态压力，加大了细菌对抗生素耐药的危险性，一定程度上造成了医院环境与卫生的危险状态。

（三）发展因素

社会群体影响着个人的卫生喜好和实践活动。儿童在其成长过程中学习了不同的卫生实践。家庭实践可形成儿童晨、晚间洗浴、洗头、衣服换洗等习惯。当儿童进入青春期后，个人的卫生习惯往往受同年龄组的人群影响。成年人往往容易受到朋友和同事的影响而改变自己的个人喜好。老年人则会由于生活条件和可利用的资源不同而出现不同的改变。

新生儿皮肤组织较薄，免疫功能尚未发育完善，且没有任何自理能力。因此，应当为新生儿实施全面的卫生护理措施，为新生儿洗浴时应特别小心，防止皮肤破损，造成皮肤和黏膜组织感染。

幼儿对外界的刺激和抗感染能力逐渐增强。但此时期孩子的好动性增加，且尚未养成良好的卫生习惯，需要家长和照顾者更加注意为儿童提供彻底的卫生护理，并开始培养儿童良好的卫生习惯。

学龄期儿童开始生长恒牙，此时期的儿童常常疏于口腔卫生，对于改善口腔的外观和口腔异味并不像他们以后在青春期时那样积极。此外，学龄期儿童往往喜欢甜食和苏打饮料等，如果家长对此种情况不加以限制，将会使口腔问题越来越严重。

青春期少年已经具有良好的自我护理和卫生实践能力，此期由于机体激素的变化，皮脂腺分泌旺盛，腺体分泌增加，容易导致痤疮形成。个人卫生中需要增加沐浴和洗头的次数，以减少身体异味和防止头发过于油腻。

成年人的免疫系统发育成熟，卫生实践习惯逐渐稳固，然而其社会实践内容增多，接触各类致病微生物的机会增大。因此，应当注意掌握相关卫生知识和技能，维持个体良好的卫生状况。随着年龄的增长，机体功能逐渐减退，抵抗力和卫生实践能力均有所下降。

当一个人逐渐变老时，会产生许多影响卫生的因素，包括老化（如皮肤干燥皱缩）、慢性疾病（如糖尿病）、涉及手的抓握能力和肌力的机体障碍、忽视卫生护理或服用有副作用的药物等。

（四）体像、习惯和文化因素

体像是个体对自己身体外貌的主观感觉。一个人的大体外貌可以反映其所持有的卫生行为。这些体像常常会发生改变，如患者在手术、患病或机体功能状态改变时，体像会出现明显的改变。

卫生习惯会影响人的卫生状况。有的人喜欢吃甜食，有的人刷牙习惯不正确，都可以引起卫生问题。个人的卫生习惯在儿童时期就已形成，每个人在沐浴、剃须和头发护理时都有个人的愿望和爱好，会选择不同方式进行卫生实践。

此外，来自于不同文化背景的人们所具有的卫生实践习惯也不同。有些人每天可沐浴一到两次，而来自另一些文化背景的人则每周洗浴一次。

(五)社会经济因素

经济收入影响着一个人卫生实践的类型和程度。当患者缺乏社会经济来源时，很难参与并认真完成基本卫生护理等健康促进活动。

三、不良卫生状况

(一)对心理的影响

不良卫生状况，如头发油腻、牙齿缺失、身体异味等，可导致机体形象欠佳，自我感觉不良，自尊感下降，从而影响正常社交活动和人际关系，甚至影响日常生活。不良卫生状况还让人感觉不舒适，不利于良好的心理状态。清洁卫生实践能使人产生健康感，使人感到清新、放松、焕发精神，改善外表和增进自尊。

(二)对身体的影响

不良的卫生状况会使机体暴露于多种致病因子，造成局部、全身感染及功能障碍。头发的不清洁可导致头虱。头虱是附着于头发上的一种寄生虫，在耳后和发际线处可见头虱咬伤的皮肤或脓包。不能完成日常口腔卫生实践的患者可能会出现牙龈萎缩、发炎、口臭、牙齿脱色、龋齿、牙齿缺失甚至全身感染等。此外，口腔状况还会影响营养物质的摄入。不良的眼部卫生则会使眼部易于感染。

第二节　基本护理技术

维持或改善机体卫生状况的基本护理技术包括：洗头、口腔护理、沐浴、会阴部护理、足部和指甲护理等。

实施清洁卫生护理技术之前，应当准确评估患者的自我照护能力，允许并鼓励患者尽可能完成自我护理，满足患者的隐私需要，促进患者生理和心理健康。在实施清洁卫生护理技术时，需要细致考虑护理技术的实施顺序，以避免患者频繁地变换体位，还应避免遗漏未清洁的部位。同时，应仔细考虑护理措施是否会被其他医务人员的常规治疗和检查所干扰。

一、口腔护理

(一)概述

口腔出现问题时，会导致人食欲下降、局部疼痛以及全身性疾病。牙齿破损、缺失、不洁或弯曲，还会影响个人形象。口腔异味会给人的社会交往带来消极影响。口腔状况还会影响营养物质的摄入。人应每日常规进行口腔清洁，以保证良好的口腔卫生状况。口腔护理是增进机体健康舒适和实现口腔卫生的重要途径。

广义的口腔护理，是指所有清洁口腔的技术，包括刷牙、使用牙线、假牙的护理等。狭义的口腔护理，也称为"特殊口腔护理"，是指针对特殊患者的口腔护理，该类患者无法自理口腔卫生，例如衰弱、昏迷或口腔过度干燥、疼痛或有口腔刺激症状的患者。对衰弱或昏迷患者进行口腔护理是十分重要的，因为这些患者的口腔往往变得比较干燥，因而易于感染。由于患者不能经口饮水，经常经口呼吸或可能接受氧疗，导致口腔黏膜干燥。

在进行特殊口腔护理时，可根据患者情况选择相应的口腔护理溶液。常用的口腔护理溶液见表9-1。

表9-1　　　　　　　　　　　　　口腔护理常用溶液①

溶液名称	浓　度	作　用
生理盐水	0.9%	清洁口腔，预防感染
过氧化氢溶液	1%~3%	预防口腔异味，适用于口腔感染有溃烂、坏死组织者
碳酸氢钠溶液	1%~4%	属碱性溶液，适用于真菌感染
洗必泰溶液	0.02%	清洁口腔，广谱抗菌
呋喃西林溶液	0.02%	清洁口腔，广谱抗菌
醋酸溶液	0.1%	适用于绿脓杆菌感染
硼酸溶液	2%~3%	酸性防腐溶液，有抑制细菌的作用
甲硝唑溶液	0.08%	适用于厌氧菌感染

(二)目的

保持口腔清洁、湿润，预防口腔感染等并发证。预防或减轻口腔异味，增进食欲。观察口腔内的变化，提供病情变化的信息，促进患者舒适。

(三)适应证

适用于昏迷或衰弱患者，也用于患有严重疾病或有口腔问题的清醒患者。

(四)副作用及预防

1. 损伤口腔黏膜
操作者动作应当轻柔，避免弯止血钳的尖端划伤口腔黏膜。
2. 窒息或误吸

① 来源于：姜安丽. 新编护理学基础[M]. 第2版. 北京：人民卫生出版社，2012：314.

操作前，摆好患者体位，头偏向操作侧，确保分泌物从口腔中流出，防止分泌物向咽喉部反流，造成误吸。对有义齿的患者，应在操作前取下义齿，避免在操作过程中义齿脱落而造成误吸。操作时，一次只夹取一个棉球，应夹取稳妥，以免操作时棉球落入呼吸道，还应避免棉球过湿造成护理溶液流入呼吸道。

3. 交叉感染

操作过程中，使用一次性手套，操作完毕后正确处理手套，避免患者之间的交叉感染。

(五)操作程序(表 9-2)

表 9-2

评估内容	1. 评估患者的病情及口腔卫生状况 2. 向患者解释口腔护理的目的、方法、注意事项及配合要点，取得患者配合
实施要点	1. 仪表：符合要求 2. 操作用物：治疗盘、治疗碗 2 个(一个盛漱口水溶液，一个盛口腔护理液浸湿的无菌棉球)、弯止血钳、镊子、纱布、手电筒、压舌板、棉签、深弯盘、治疗巾、吸水管、水杯内盛温开水、液体石蜡、一次性手套、口腔护理液(根据病情选择)、开口器(必要时) 3. 操作步骤： (1)核对医嘱，洗手，准备用物，携用物至患者床旁 (2)核对患者，嘱患者张口，一手持手电筒，一手持压舌板，评估患者病情及口腔情况，解释操作目的 (3)洗手，戴口罩 (4)携用物至床边，再次核对患者 (5)协助患者取合适体位：侧卧或者仰卧、半卧位，头偏向操作者一侧 (6)取治疗巾，围于患者颌下，置弯盘于口角旁 (7)棉签湿润口唇 (8)协助患者用吸水管吸水漱口，必要时用治疗巾擦净口唇周围 (9)戴手套，嘱患者张口，操作者一手持手电筒，一手持压舌板观察口腔情况。有义齿者先取下 (10)清点棉球数量，用弯止血钳夹取含有口腔护理液的棉球，拧干棉球。嘱患者咬合上、下齿，持压舌板分开颊部，擦洗对侧牙齿外侧面 2 次；近侧牙齿外侧面同法擦洗 2 次(纵向擦洗到门齿) (11)嘱患者张口，擦洗对侧上内侧面、上咬合面；下内侧面、下咬合面(由内向外，纵向擦洗到门齿)，弧形擦洗对侧颊部 (12)用同法擦洗近侧 (13)擦洗硬腭、舌面及舌下(对侧、近侧) (14)再次清点棉球数量，协助患者漱口，用纱布擦净患者口唇 (15)再次用电筒查看口腔情况，确定是否清洗干净 (16)撤去弯盘及治疗巾，脱去手套 (17)询问患者感受，协助患者取舒适体位，整理床单位 (18)处理用物 (19)洗手、取口罩 (20)记录

续表

指导患者	1. 告知患者在操作过程中的配合事项 2. 指导患者正确的漱口方法，避免呛咳或者误吸
注意事项	1. 操作者动作轻柔，避免金属钳端碰到牙齿，损伤黏膜及牙龈，对凝血功能差的患者，应当特别注意 2. 对昏迷患者，应当注意棉球干湿度，禁止漱口 3. 使用开口器时，应从臼齿处放入 4. 擦洗时，需用止血钳夹紧棉球，每次一个，防止棉球遗留在口腔内 5. 如患者有活动的假牙，应先取下再进行操作 6. 护士操作前后应当清点棉球数量 7. 对牙齿数量少的老年患者，应操作前后清点牙齿数量，以免不慎牙齿掉落造成误吸

二、与卫生相关的护理技术

(一)床上擦浴

1. 概述

沐浴是维持患者皮肤清洁的重要措施。对于大多数可自行活动的患者，应尽量鼓励患者进行盆浴或淋浴，效果好于床上擦浴，并且可预防由于机体不动而带来的并发症。

床上擦浴主要适用于制动以及活动受限的患者，也适用于可能有低血压或十分衰弱的患者。床上擦浴可以清洁皮肤，促进患者机体放松、增进舒适、刺激皮肤的血液循环，给予健康安适的感觉，并且预防或消除令人不快的身体异味。

2. 操作流程

(1)操作前：应当充分评估患者的认知功能及活动能力，并向患者解释以取得配合。根据患者需要给予便盆。调整室内的温度和通风，关好门窗，拉好床单位的隔帘。协助患者移近护士侧，保证患者舒适卧位，保持身体平衡。将床调至适当高度，松开盖被，移至床尾，将浴毯盖于患者身上，减少身体暴露。将脸盆和浴皂放于床旁桌上，倒入温水(50~52℃)约2/3满。将浴巾铺于患者枕上，将另一条浴巾盖于患者胸部。将毛巾叠成手套状，包于护士手上。将包好的毛巾放入水中，彻底浸湿。

(2)操作中：先擦洗眼部，使用毛巾的不同部位，由内眦擦至外眦，轻轻擦干眼部。再擦洗前额、面颊、鼻部、颈部和耳部。为患者脱去上衣，先脱近侧后脱远侧，如有肢体外伤或活动障碍，应先脱健侧，后脱患侧。擦洗上肢，从远心端至近心端，力量要足以刺激肌肉组织，擦洗腋窝处并擦干。擦洗胸部，应特别注意擦净女性乳房下的皮肤皱褶处。擦洗腹部，应特别注意洗净脐部和腹股沟部的皮肤皱褶处。擦洗背部和臀部，协助患者侧卧位，背向护士，从颈部至臀部擦洗患者背部，应特别注意擦净患者臀部和肛门部的皮肤皱褶处。协助患者穿好清洁衣裤，如有肢体外伤或活动障碍，则应先穿患侧，后穿健侧。换水后擦洗腿部，从踝部洗至膝关节处，再洗至大腿部，浸泡足部。换水后擦洗会阴部。

(3)操作后：根据需要使用润肤用品。协助患者穿好衣服，梳头。整理床单位。撤去脏单，至于处置车上。清理用物，放回原处。洗手，脱口罩，记录。

（4）注意事项：操作过程中动作应当轻柔，在移动患者或变更患者体位时，应当避免发生骨折、扭伤、管道脱落、皮肤破损等意外伤害。温水擦洗时，容易引起患者的排尿和排便反射，操作前应协助患者排尿或排便，防止操作过程被打断。防止室内空气对流，及时遮盖可减少患者身体不必要的暴露，确保患者的隐私性，减少患者机体热量的散失，促进身心舒适。同时，避免操作中护士身体过度伸展，减少肌肉的紧张和疲劳。

（二）床上洗头

梳头和洗头是每日头发护理的基本内容。患病和身体衰弱均会妨碍个体常规的头发清洁。为不能自行洗头的患者进行床上洗头，以维护头发清洁整齐，可增进其美观，促进其舒适及维护其自尊。同时，可以去除头皮屑及污物，防止头发损伤，减少头发异味，减少感染机会，刺激局部的血液循环，促进头发代谢和健康。

操作流程：

（1）评估：在为患者洗发前，确定有无洗发的禁忌证。对有头部颈部损伤、脊柱损伤、关节炎的患者，洗头过程中由于头部和颈部的位置变化和洗头操作而可能发生损伤。与患者讨论以确定最佳的洗头时间。选择的时间一般是在患者休息时，并确保患者在操作完成后可休息。操作前，观察患者头发及头皮情况。

（2）操作前准：备齐用物，向患者解释操作过程，调整室内的温度和通风，关闭门窗，拉上隔帘，根据需要给予便盆。协助患者仰卧位，将头部和肩部移置床边。将枕垫于患者肩下。将隔水垫置于患者的肩、颈和头部下面，将浴巾置于隔水垫上。置洗头水槽于患者头下，尾端置于脸盆内。将卷好的毛巾围于患者颈下。梳理头发，避免打结。用纱布盖好双眼，用棉球塞好双耳。

（3）操作中：用水壶内的温水慢慢湿润头发，直至全部润湿。将头发均匀涂上洗发液，用指腹轻轻按摩头皮，由发际至脑后部反复揉搓。一手抬起头部，另一手洗净脑后部。用温水冲洗头发，直至冲净。用毛巾包好头发，擦干头部、面部及颈部。

（4）操作后：取下眼部的纱布和耳内的棉球。撤去洗头水槽。将枕头移回床头，协助患者仰卧于床上。再用浴巾擦干头发，根据需要用电吹风吹干头发。协助患者舒适卧位，将头发梳理成型。整理用物。

第三节 压 疮

压疮是身体局部组织长期受压，造成血液循环障碍，局部组织持续缺血、缺氧、缺乏营养，致使皮肤失去正常功能而引起的皮肤和（或）皮下软组织的破损和坏死。损伤皮肤可以是完整的或出现开放性溃疡，并可能伴有疼痛。尤其是当皮肤卫生状况不良，如大小便失禁或大量出汗时，为细菌繁殖提供了良好的环境，此时发生压疮极易造成皮肤甚至皮下组织的感染。

一、压疮发生的原因

压疮的发生通常由于组织受到过度或过长时间的压迫所造成，也可以是压力与剪切力共同作用的结果。当皮肤受到持续性的垂直压力超过毛细血管压（正常为 16～32mmHg）时，组织会发生缺血、坏死、溃烂。造成压疮的主要力学因素是压力、剪切力与摩擦力，压力可压迫毛细血管，剪切力和摩擦力可撕裂组织、损伤血管。

(一)压力

持续性垂直方向的压力是引起压疮的最主要原因。它可干扰组织的神经冲动的传递，妨碍血液供应，使局部组织营养及氧合发生障碍。压疮的形成与压力的大小和时间的长短有密切关系。压力越大，压力持续的时间越长，发生压疮的几率就越高。皮肤和皮下组织可在短时间内耐受一定的压力而不发生组织坏死。如果压力高于 32mmHg，并持续不缓解，组织就会发生缺氧，血管塌陷，形成血栓，持续一段时间，压疮就会形成。

(二)剪切力与摩擦力

剪切力是骨骼及深层组织由于重力关系向下滑行，皮肤和表层组织由于摩擦力的缘故仍停留在原位，这样两层组织产生相对性移位而引起的。两层组织间发生剪切力时，血管拉长、扭曲、撕裂而发生深部坏死。剪切力不能完全与压力分开，是压力作用的一部分，多发生于身体下滑或在床、椅上拖动身体时。摩擦力是由两层相互接触的表面发生相对的移动时产生，可引起皮肤擦伤，也可损伤皮肤表层血管。若移动患者不当，可产生摩擦力，损伤皮肤。患者睡在不平整的床单上时，也可产生摩擦力，导致组织损伤。

二、压疮发生的影响因素

软组织对压力和剪切力的耐受能力还受到局部微环境、营养、灌注和软组织状况及合并症的影响。

(一)活动受限

活动受限是发生压疮的一个重要因素。正常人皮肤经受一定的压力时，会有不适的感觉，会采取措施缓解或避免压力。但有麻痹、极度无力、活动障碍者，即使在能感觉到压力时也无法独立地改变体位来缓解压力。

(二)意识状态改变或感觉障碍

患者神志改变后，不会意识到改变体位的需要。意识迷糊、神志混乱或昏迷的患者自理能力下降，皮肤破溃的可能性增加。皮肤感觉功能障碍可使人体对痛觉、不舒适的症状不敏感，从而对压力刺激不敏感，不会及时移动身体缓解压力。糖尿病、脊髓损伤等患者可发生感觉神经病变，因此容易发生压疮。

(三)老年人

老年人心血管疾病、神经病变的发病率增加，皮肤弹性减退。75 岁以上的老人形成压疮的危险性比一般人群高。

(四)营养不良

营养状况是影响压疮形成的一个重要因素。长期营养不良,肌肉萎缩,皮下脂肪变薄,皮肤与骨骼间的充填组织减少,压疮发生的危险就会增加。过度肥胖者卧床时,体重对皮肤的压力较大,也容易发生压疮。机体脱水时,皮肤弹性变差,在压力或摩擦力的作用下容易变形,而水肿的皮肤由于弹性、顺应性下降,更容易受损伤,同时组织水肿使毛细血管与细胞间距离增加,氧和代谢产物在组织细胞的溶解和运送速度减慢,皮肤出现营养不良,因而容易发生压疮。

(五)皮肤受潮湿的刺激

大小便失禁、伤口分泌物增多、出汗等使皮肤潮湿,从而导致皮肤保护能力下降。

(六)体温升高

体温升高,机体新陈代谢率增高,细胞对氧的需要增加。加之局部组织受压,使已有组织缺氧更加严重。因此,伴有高热的严重感染患者有组织受压的情况时,发生压疮的几率升高。

(七)应用矫形器械

石膏固定和牵引限制了患者身体或肢体的运动,特别是石膏固定后对肢体产生压力,粗糙的表面摩擦皮肤,使患者容易发生压疮。如果矫形器械固定过紧或肢体有水肿,则容易使肢体血液循环受阻,发生压疮。

(八)用药

有些药物也可促成压疮的形成。镇静、催眠药使患者嗜睡,机体活动减少。镇痛药物的应用使患者对压力刺激不敏感;血管收缩药可使周围血管收缩,组织缺氧;非固醇类抗炎药物会干扰组织对压力性损伤的炎症反应。

三、压疮的分期

(一)1期压疮

皮肤完整,局部有压之不褪色的红斑,在深肤色人群中可能有不同表现。在出现可见变化前,皮肤可能会出现压之褪色的红斑或感觉、皮温以及韧性的改变。此期颜色改变不包括紫色或褐色,这可能提示深部组织损伤。

(二)2期压疮

部分皮层缺损伴真皮层暴露。可见伤口床,呈粉红或红色,潮湿,并可能表现为完整或破损的血清性水疱。皮下组织和深层组织不可见。无肉芽组织、坏死组织和焦痂。

(三)3 期压疮

全层皮肤缺失，溃疡创面可见脂肪组织，常见肉芽组织和伤口卷边。可有坏死组织和(或)焦痂。组织损伤的深度与解剖位置有关，脂肪较厚的区域可形成较深的伤口，可伴有瘘管和隧道。筋膜、肌肉、肌腱、韧带、软骨和(或)骨尚未暴露。如果坏死组织或焦痂遮盖了组织损伤范围，则属于不可分期压力性损伤。

(四)4 期压疮

全层皮肤和组织缺失，创面显露或直接暴露出筋膜、肌肉、肌腱、韧带、软骨或骨。可有坏死组织和焦痂。常伴有伤口卷边、瘘管和(或)隧道。深度因解剖位置而异。如果坏死组织或焦痂遮盖了组织损伤范围，则属于不可分期压力性损伤。

(五)深层组织压疮

皮肤可完整或不完整，局部出现持续的压之不褪色的深红色、褐色、紫色的皮色改变或者表皮分离显示出黑色的伤口床或血性水疱。疼痛和皮温改变常先于皮肤颜色的变化。这种损伤常由骨和肌肉接触面受过度的和(或)长时的压力及剪切力作用所造成。伤口可迅速进展，显示出实际的组织损伤程度，也可能在不出现组织缺损的情况下恢复。如果伤口进展至可见坏死组织、皮下组织、肉芽组织、筋膜、肌肉或其他下层结构，则提示损伤致全层皮肤缺失(属于不可分期，3 期或 4 期压力性损伤)。深层组织压力性损伤不可用于血管、创伤、神经性或皮肤病的情形。

(六)不可分期压疮

全层皮肤和组织缺失，但由于坏死组织和焦痂的遮盖，溃疡内组织损伤的程度无法确定。当移除坏死组织和焦痂后，通常显现出 3 期或 4 期压力性损伤。足跟部或缺血肢端处的稳定焦痂(如干燥、附着牢固、完整、无红斑或波动感)不应软化或去除。

NPUAP 2016 年 4 月更新的压力性损伤分期系统①

压疮分期的主要变化包括：①分期名称中用阿拉伯数字代替了罗马数字；②去除了深部组织损伤诊断标签前面的"可疑"字样。

1 期压力性损伤：完整皮肤上的压之不褪色红斑；2 期压力性损伤：部分皮层缺损伴真皮层暴露；3 期压力性损伤：全层皮肤缺失；4 期压力性损伤：全层皮肤及组织缺失；深层组织压力性损伤：持续的压之不褪色的深红色、褐色或紫色皮色改变；不可分期压力性损伤：被遮盖住的全层皮肤和组织缺失。

---

① 资料来源：美国国家压疮协会.压疮分期[EB/OL].http：//www.npuap.org/.

四、压疮的预防

压疮的愈合比较困难，在护理工作中，应尽量避免患者发生压疮。在治疗压疮时，也应根据压疮的程度选择合适的护理方法，促进伤口的愈合。

(一)评估

多数压疮是可以预防的，对高危患者进行压疮危险因素的综合评估非常重要。评估应经常进行，以确保患者得到及时的护理措施，预防压疮形成。

1. 病史

询问患者和照顾者皮肤外观改变及皮肤护理情况。评估与皮肤完整性密切相关的因素，如活动状况、营养状况、排泄形态、疼痛等。因住院的时间受限制，护士需评估患者及家属有关预防和治疗压疮的健康教育的需求。

2. 体格检查

对易发生压疮的高危患者，护士应常规、定期检查皮肤。通过视诊、触诊可检查皮肤的颜色分布情况，有无肿胀、水肿、破损等，特别对容易破损处的皮肤应仔细检查，包括皱褶处(如乳房下皮肤)、容易潮湿处(如会阴皮肤)，以及经常受压处(骶部和足跟部)的皮肤。如果已有压疮发生，应评估压疮发生的部位、分期、面积、有无坏死组织、伤口分泌物、有无肉芽组织、有无上皮形成等。

3. 危险因素评估工具

护士可用压疮危险因素评估工具来评估患者形成压疮的高危因素，常用的是 Braden 压疮危险因素评估量表。分值越低，危险越高，得分小于 12 分则预示有高度危险，预测灵敏度为 90% ~ 100%。12 ~ 14 分为中危，预测灵敏度为 65% ~ 90%。15 ~ 17 分为轻度危险，见表 9-3。

表 9-3　　　　　　　　　　**Braden 压疮危险因素评估量表**[1]

项目/分值	1	2	3	4
感觉：对压力相关不适的感受能力	完全受限	非常受限	轻度受限	未受损
潮湿：皮肤暴露于潮湿环境的程度	持续潮湿	潮湿	有时潮湿	很少潮湿
活动力：身体活动程度	限制卧床	坐位	偶尔行走	经常行走
移动力：改变和控制体位的能力	完全无法移动	严重受限	轻度受限	未受限
营养：日常食物摄取状态	非常差	可能缺乏	充足	丰富
摩擦力和剪切力	有问题	有潜在问题	无明显问题	—

[1]　来源于：姜安丽. 新编护理学基础[M]. 第 2 版. 北京：人民卫生出版社，2012：370.

(二)保护皮肤避免外界机械力的作用

1. 定期翻身

躯体移动障碍的患者至少应每 2 小时翻身一次。如果在骨骼隆起处皮肤出现红色，应增加翻身次数。建立翻身卡，以保证翻身的正确和不间断。每次翻身后，应观察皮肤有无水肿、发冷或发红。

2. 支持身体表面

一些特殊的床或床垫可减少活动障碍对皮肤和骨骼肌肉组织的损伤，如气垫褥、水褥、羊皮褥等，均可使支撑体重的面积加大，而减少局部受压，达到预防压疮的作用。但这些不能替代精心的护理措施。另外，还可用软枕垫在身体空隙处，以保护骨骼隆起处皮肤。例如，在患者小腿下垫一个枕头可使足跟离开床面，以缓解局部压力。

3. 避免摩擦力和剪切力

在给患者翻身或搬运患者时，应将患者的身体抬离床面，避免拖、拉、推，否则容易损伤患者的皮肤。对长期卧床的患者，床头抬高不超过 30°可减少剪切力的发生。

(三)维护皮肤的清洁

保持床铺或坐垫平滑、稳定、没有皱褶，可减少皮肤的损伤。护士应协助患者保持皮肤清洁、干燥。清洁皮肤时应避免使用肥皂、含酒精的用品，以免引起皮肤干燥或使皮肤残留碱性残余物。清洁皮肤，使其干燥后，可适当地用些润肤品，保持皮肤湿润，但不能太过湿润。当患者有排泄失禁、排汗过多或伤口分泌物多时，应采取相应的护理措施。对排泄失禁者，应注意保持其会阴皮肤清洁，减少尿液或粪便对皮肤的刺激。对排尿失禁者，可采取行为疗法、用药或手术等处理方法。行为疗法用于帮助患者学会控制膀胱逼尿肌和括约肌，建立膀胱反射或习惯排尿，使患者能定时排尿。上述措施无效时，需给患者垫尿布，以保持会阴干燥。一次性塑料垫不可直接垫在患者的臀下，如果一定要用，则应把塑料垫放在软棉垫或中单之下。

(四)促进皮肤血液循环

活动障碍的患者进行主动或被动全关节运动练习可促进皮肤血液循环。给患者施行温水浴，不仅能清洁皮肤，还能刺激皮肤血液循环，但水温不能过高，以免损伤皮肤。采用传统的按摩皮肤的方法促进血液循环，以预防压疮，但此方法缺乏科学证据支持。实际上，不适当地按摩皮肤可能造成深部组织的损伤，特别是应避免对骨骼隆起处皮肤和已发红皮肤进行按摩，以免加重皮肤的损伤。

(五)增进全身营养

摄入热量不足，蛋白质、铁摄入不够的患者容易发生压疮，故对营养不足者，应帮助其摄入充足的蛋白质和维生素 A、C、B1、B5 以及锌，以改善患者的营养状态。

(六)健康教育

为了让患者及其家属有效地参与或独立地采取预防压疮的措施，必须让他们了解压疮的基本知识，包括引起压疮的原因、压疮形成的危险因素、压疮好发的部位、压疮的表现以及预防和治疗方法。

五、压疮的护理

尽管预防压疮措施是非常有效的，但在一些高危个体仍然可能发生压疮。实施正确的治疗措施是有效管理压疮的关键。治疗压疮主要措施包含局部伤口的护理以及支持措施。

(一)清创

为了促进伤口的愈合，必须清理伤口的坏死组织、分泌物和代谢废物。清洁的、无感染的压疮一般可在发生后的2~4周内出现不同程度的愈合。清洁伤口的方法有：①每次更换伤口敷料时清洁伤口；②清洁伤口时动作要轻柔，避免破坏愈合伤口所需的细胞；③使用0.9%灭菌盐水清洗伤口，避免使用刺激性过强的清洁剂或消毒剂；④使用洗疮器，用一定的压力充分冲洗伤口，又不损伤组织；⑤伤口出现坏死组织或分泌物很黏稠时应及时通知医生。

(二)换药

很多医疗产品可用于治疗压疮。在实施治疗措施前，必须全面评估压疮，根据压疮的分期和伤口情况选择正确的敷料。包扎压疮的主要原则就是保持伤口的湿润，保持伤口周围的皮肤干燥。压疮包扎的建议有：①使用保持伤口湿润的敷料；②因为周围的皮肤容易破损，保持周围皮肤干燥和完整；③如果伤口有分泌物，应使用吸收较好的敷料，但仍需保持伤口的湿润，以创造伤口愈合的环境；④在肛周的伤口需要将敷料的边缘封闭好，经常进行观察。

保湿敷料可为溃疡的愈合创造一个适宜的环境，便于新生的上皮细胞覆盖在伤口上，逐渐使伤口愈合。理想的保湿敷料透气性要好，如透明膜、水胶体、水凝胶等。

(三)控制感染

患者发生压疮后，预防伤口感染非常重要。感染不仅阻碍伤口的愈合，还会引起全身的感染如骨髓炎，严重时可导致死亡。采取预防隔离措施，注意洗手，应用灭菌的敷料和器械进行伤口换药等，这些是预防感染的重要措施。

(四)其他方法

一些其他的治疗方法正在探讨中，如电流刺激、高压氧疗、激光治疗、超声波疗法、外敷用药及全身用药等。如果上述治疗压疮无效时，可考虑用手术清除坏死组织、植皮等，促使伤口愈合。注意避免伤口受压，防止伤口污染。

第四节　案 例 学 习

脑 卒 中

学习目标

1. 能评估患者的卫生状况、卫生需求和自理能力。

2. 能正确为患者实施清洁卫生技术。

课前准备

1. 复习个人卫生的相关理论知识。

2. 了解脑卒中的发病机制及临床表现。

案例内容

李某，女，72岁，21天前晚上突发失语、右侧肢体功能障碍，由于病情进行性加重而出现昏迷，经检查诊断为右侧脑梗死。既往有高血压，II型糖尿病，高血脂。经一段时间治疗后，患者神志清醒，部分性失语，右侧上下肢瘫痪，大小便控制困难，不能站立，入院后一直卧床。该患者身体消瘦、头发较长、手足部指甲较长、口腔有异味、身体皮肤潮湿、骶尾部皮肤有破溃。

你作为该患者的责任护士，请制订并实施护理计划，以维护该患者的清洁卫生。

关键点

1. 准确评估患者的清洁卫生状况、意识、配合程度、肌力及自理能力。

2. 以正确的顺序实施卫生护理技术(口腔护理)。

3. 采用正确的方式护理患者骶尾部压疮。

小　结

个人卫生是指能促进机体生理和心理健康的清洁和整洁措施。个人卫生对维护和促进健康具有重要意义。影响机体卫生的因素主要包括环境、身体状况、社会实践和年龄、体像、习惯和文化、社会经济地位等。不良的卫生状况会对机体的身体和心理健康产生负面影响，造成患者自尊感降低、局部或全身感染、压疮等。压疮是由于局部组织长期过度受压所造成的，可以导致局部皮肤甚至皮下组织的破溃和感染，可将不同程度的压疮分为六期。改善个体卫生状况的措施包括口腔护理、洗头、沐浴、压疮的护理、会阴部护理、足部和指甲护理等。

思考与练习

一、单项选择题

1. 关于年龄对清洁卫生状况的影响，下列说法正确的是：
   - A. 年龄不会对个体的清洁卫生状况及需求产生影响
   - B. 成年人的免疫系统已经发育完善，无需注意清洁卫生
   - C. 新生儿很干净，无需进行清洁卫生护理
   - D. 老年人由于慢性疾病与活动障碍更容易发生卫生问题

2. 关于疾病对清洁卫生状况的影响，下列说法错误的是：
   - A. 患病时，机体的清洁卫生需求不会发生改变
   - B. 疾病导致活动受限时，机体的清洁卫生活动会受到影响
   - C. 化疗药物的使用会降低人体抵抗力从而发生感染
   - D. 患有白血病和 HIV 感染的患者应当十分注意身体的清洁卫生

3. 在进行眼部护理时，护士的正确操作是：
   - A. 眼部护理只针对眼部有疾患的患者
   - B. 用毛巾的同一部位擦拭两只眼睛
   - C. 应从内至外擦拭眼部
   - D. 有一侧眼部感染时，应当先擦拭患侧眼部

4. 为口腔有铜绿假单胞菌感染的患者进行口腔护理时，漱口水应选择：
   - A. 1%～3%过氧化氢溶液
   - B. 0.1%醋酸溶液
   - C. 2%～3%硼酸溶液
   - D. 生理盐水

5. 协助患者更衣时，下列说法正确的是：
   - A. 脱衣时，先脱远侧，再脱近侧
   - B. 脱衣时，先脱患侧，再脱健侧
   - C. 穿衣时，先穿患侧或输液侧
   - D. 穿衣时，先穿健侧，再穿患侧

6. 在指导或协助患者沐浴时，护士需要注意的是：
   - A. 为保护患者隐私，应叮嘱患者锁好浴室门
   - B. 患者沐浴可以根据自身喜欢设置水温
   - C. 衰弱、创伤和心脏病需要卧床休息的患者，均不宜盆浴和淋浴
   - D. 饭后可以立即进行沐浴

7. 在为患者进行床上洗头时，下列说法正确的是：
   - A. 应用指甲轻抓头皮以清洗干净
   - B. 注意水温范围应为 60～70℃

  C. 应将橡皮中单及浴巾垫于患者头及肩下

  D. 应当每天为感染性休克的患者洗头

二、多项选择题

1. 口腔护理的说法正确的是：

  A. 操作前后仔细清点棉球个数

  B. 一次只能夹取一个棉球

  C. 棉球不宜过湿

  D. 注意保护患者口腔黏膜

  E. 清洗前不需取下义齿

2. 维持清洁卫生对患者的意义包括：

  A. 满足患者对清洁的身心需要

  B. 维持皮肤健康，减少感染机会

  C. 促进舒适、睡眠及肌肉放松

  D. 有利于维持关节肌肉功能

  E. 维持患者的自尊及自我形象

3. 下列哪些因素会影响个体的清洁卫生实践：

  A. 身体状况   B. 年龄

  C. 卫生习惯   D. 信仰与文化

  E. 社会经济地位

三、思考题

1. 分析疾病如何影响患者的清洁卫生状况。

2. 简述口腔护理的流程及注意事项。

3. 简述为患者实施床上擦浴时的注意事项。

4. 解释压疮的分期及其临床表现。

5. 总结归纳压疮的管理方法。

（顾耀华）

第十章 氧 合

学习目标

识记：1. 陈述氧合的概念与过程。
      2. 陈述机体氧合的影响因素。
      3. 列出氧合异常的症状和体征。
理解：1. 理解氧合异常的常见类型。
      2. 解释氧气疗法的基本原则和要点。
      3. 比较不同氧气疗法间的差别。
      4. 解释负压吸引术的基本原则和要点。
应用：1. 正确展示有关机体氧合状态的评估技能。
      2. 实施护理技术操作包括氧气疗法、负压吸引术。
      3. 为氧合异常的患者选择正确的护理措施。

氧气对维持机体细胞的生存非常必要，缺乏氧气可导致机体死亡。人体的呼吸系统和循环系统共同工作以满足机体对氧气的需要。一旦呼吸、心跳停止，人体在数分钟内就可能死于缺氧。

第一节 科学知识基础

一、氧合的概念

氧合，是指机体利用氧气完成新陈代谢的过程。氧是人体所必须的。大气中的氧通过呼吸进入肺泡，并弥散入血液，与血红蛋白相结合，由血液循环输送到全身，最后被组织、细胞摄取利用。氧合的完成依赖于呼吸系统和心血管系统的共同作用，以及血液系统和组织细胞的完好状态。

二、氧合的影响因素

影响氧合的因素主要包括生理、发展、环境、生活方式四方面。这些因素通过影响循环血量、组织灌注、气体的运输而影响机体氧合功能。

(一)生理因素

循环功能或呼吸功能的改变，可直接影响机体氧合。心脏方面的功能障碍包括心电传导紊乱、心脏瓣膜疾病、心肌缺氧、心肌病、周围组织缺氧等。血液的改变可以通过影响氧气在体内的运输或组织细胞对氧气的利用来影响氧合过程，包括贫血、CO中毒、高铁血红蛋白血症等。呼吸功能的障碍包括组织缺氧、肺通气障碍、肺换气障碍等。

1. 循环功能的改变

主要见于以下几种情况：

(1)心输出量下降。

充血性心力衰竭：心力衰竭指心脏排血量减少，不能满足体循环和肺循环的需要。充血性心力衰竭通常是许多心脏疾患病情进展到最后的阶段。左心功能不全是指由于左心室功能障碍而引起低排血量和肺淤血的综合征。右心功能不全是由于右心室功能障碍引起体循环静脉系统充血。

心肌梗死：由于冠状动脉阻塞导致相应的心肌缺血坏死。如果梗死的面积比较大，特别是在左心室，可严重影响心肌收缩功能而使心排出量下降。

心脏瓣膜功能障碍：后天或先天的原因导致的瓣膜狭窄阻碍血流不畅，或关闭不全而致血液反流，从而影响心脏功能。

心律失常：心跳频率和节律的异常。常见的原因有冠心病、心肌梗死、电解质紊乱、药物中毒以及生理因素。严重的心律失常，心率过快或过慢，均可使心输出量减少、血压下降。严重心律失常或心率过快，心室充盈不够，每搏心输出量下降；相反，如果心率过慢，心脏就不能通过增加每搏心输出量来维持正常的心输出量。心律失常患者临床表现差异大，轻者可没有症状，重者可出现心跳停止。

(2)组织灌注不足：动脉粥样硬化是引起组织灌注不足的主要原因。尽管动脉粥样硬化可发生在全身的任何动脉，但它通常影响冠状动脉、脑部的血管、周围血管。心肌缺血是由于冠状动脉阻塞引起，常可引起心绞痛发作。当脑部血管阻塞时，可导致短暂性脑缺血或中风发生。周围血管的疾病可引起末梢组织的缺血，例如腿或足缺血，可引起坏疽或截肢。组织灌注不足的情况还见于休克，休克可引起全身组织的灌注不足。

静脉方面的因素也可影响氧合。静脉瓣功能障碍可使血液淤积在静脉，引起组织水肿和回心血量减少。静脉炎可使血流减少，增加血栓形成的危险性。血栓脱落可栓塞肺部毛细血管引起肺栓塞，引起肺泡呼吸膜气-血比值失调，从而影响气体交换。

(3)血液的改变：血红蛋白含量过低、红细胞数目过少、血红蛋白的结构异常，均可影响组织氧合。循环血流量可影响氧合的功能。由于严重的出血、脱水可使心输出量减少，血压下降，而使组织缺血。但是，如果有体液潴留或肾功能衰竭而导致的血容量过多，也可导致心力衰竭和水肿，引起组织缺血。

2. 呼吸功能的改变

人体需维持动脉血 PaO_2 在 $95\sim100mmHg$、$PaCO_2$ 在 $35\sim45mmHg$ 的范围。这些恒定的

动脉血气有赖于正常的呼吸功能。任何影响肺通气或肺换气的因素，均可导致呼吸功能的改变。主要见于以下几种情况：

(1)肺通气不足：肺通气不能满足机体对 O_2 的需要和/或不能充分排除 CO_2。肺通气不足可导致动脉血 PaO_2 降低和 $PaCO_2$ 升高。可引起肺通气不足的常见疾病包括肺不张、多发性肋骨骨折、呼吸道阻塞、慢性阻塞性肺疾病等。肺不张指肺泡的塌陷使能进行气体交换的肺泡数量减少，如果处理不及时，会导致病情恶化，患者可出现抽搐、意识丧失，甚至死亡。

(2)肺换气障碍：肺换气是指肺泡与血液之间的气体交换，是通过弥散的方式进行的。肺换气受到气体的分压差、呼吸膜的面积和厚度、通气血流比值等因素的影响。任何导致呼吸膜厚度和通透性改变的因素，均可使气体弥散的速度下降。可造成肺换气障碍的疾病包括肺气肿、肺实变、肺纤维化、肺水肿、慢性阻塞性肺疾病、肺栓塞、肺炎等。肺栓塞是以各种栓子阻塞肺动脉系统为其发病原因的一组疾病，栓塞后肺泡表面活性物质分泌减少，引起局部或弥漫性肺水肿，呼吸膜厚度增加，损伤肺换气功能，并且被栓塞的肺叶或肺段失去肺动脉的血液灌注，而通气仍然存在，形成无效腔通气，进一步减缓肺换气，加重机体缺氧。

3. 其他生理因素

影响机体氧合的因素还包括组织细胞因素。在机体肺的通气和换气、氧气的运输和血液的灌注均正常的情况下，若组织和细胞利用氧的能力减弱，机体可出现细胞水平的氧合不足。细胞利用氧的能力下降常见于氰化物中毒，维生素 B1、维生素 B2 和维生素 PP 的严重缺乏，以及线粒体功能损伤。其他影响氧合的生理方面因素还包括新陈代谢率增加、胸廓运动受限、中枢神经系统功能障碍等(表 10-1)。

表 10-1　　　　　　　　　　　**影响氧合的生理方面的因素①**

生理方面的因素	对氧合的影响
贫血	血液运输氧的能力下降
呼吸道阻塞	阻碍气体进入肺泡
胸廓活动受限(骨骼肌活动障碍、肥胖、中枢神经功能受损)	阻碍吸气时膈肌下降，胸廓前后扩张受限，吸气量下降
发热	新陈代谢率增加，组织对氧的需要增加

(二)发展因素

在不同的生长发展阶段，呼吸、循环功能的变化可影响氧合的过程。

1. 新生儿

出生后，新生儿的肺随着呼吸的建立逐渐从充满液体的结构变为充满气体的结构，出

---

①　姜安丽. 护理学基础(双语教材)[M]. 北京：人民卫生出版社，2005：835.

生后两周充分膨胀。因为合成肺表面活性物质的能力是在妊娠后期形成的，早产儿可出现由于肺表面活性物质不足，而出现透明膜疾病。

2. 婴幼儿

婴儿的呼吸频率较快。婴儿呼吸主要依赖膈肌的运动，以腹式呼吸为主。婴儿的心率也很快而且变化大，正常新生儿平静时可以是 80~200 次/分钟，婴儿是 80~150 次/分钟，10 岁时为 60~100 次/分钟。在婴幼儿期，上呼吸道感染、哮喘、异物吸入导致呼吸道阻塞较为常见。先天性心脏病可发生在婴幼儿身上。

3. 学龄儿童和青少年

学龄儿童和青少年容易患呼吸道感染，也容易接触危害呼吸道的因素，如吸烟。通常，呼吸道感染不会对肺脏功能造成严重的损害。但是，如果人在青少年期开始吸烟并持续到中年，则患心血管疾病和肺癌的危险性增大。

4. 青年和中年期

许多因素，如不健康的饮食、缺乏锻炼、药物应用、吸烟、应激等，均可增加青年和中年人患心肺疾病的可能性。这个时期是个体养成终身生活方式和习惯的时间，所以，在此期间，为他们提供关于健康生活方式的健康教育，以减少心肺疾患的危险性十分重要。人到中年后则可能发生高血压、动脉粥样硬化及其他心血管疾病。

5. 老年人

老年人的心血管系统和呼吸系统出现衰老的改变。动脉可出现动脉粥样硬化而使血压升高。胸壁和肺的弹性减弱，残气量增加，潮气量下降。胸廓可出现桶状胸。腹部肌肉和膈肌的收缩力下降。另外，胸廓骨质疏松、脊柱后凸在老年人很常见。这些变化使肺的呼吸功能下降，患病的机会增加如肺炎、肺气肿、慢性阻塞性肺部疾病等，从而导致机体氧合水平下降。

(三) 生活方式

影响个体心肺功能的生活方式因素包括体育锻炼、营养、物质滥用、吸烟等。

1. 锻炼

锻炼或活动可增加机体代谢活动和对氧的需求，这样呼吸和心跳的次数和深度就会增加，以吸入更多的 O_2 和排出 CO_2。有规律的锻炼可增强心脏和肺的功能，如一个每周运动 3~4 次，每次运动 20~40 分钟的人可出现脉率变缓，血压变低，血液胆固醇水平降低，血流较快，从而减少患心脏疾病的危险性。反之，不爱运动的人，患心脏疾病的危险性增加。他们深呼吸少，肺脏缺乏充分膨胀的机会，不能有效地应对于呼吸系统的应激。

2. 营养

健康的饮食对维持正常的心肺功能和机体免疫力十分重要。饮食蛋白、维生素、矿物质可预防贫血；饮食过多的脂肪则可使血液中胆固醇水平增高，形成动脉粥样硬化，发生心血管疾病的危险性增加。过多摄入热量可导致肥胖，使得患冠心病和高血压的危险性增加。适当热量、高纤维素，含丰富的钾、钙、镁及低脂、低盐的饮食，有利于预防和减少高血压病的发生。

3. 滥用物质

适量饮酒可减少心脏病发生，但饮酒过多，血液中酒精浓度过高可抑制呼吸中枢，使呼吸变慢、变浅，氧气摄入减少。酗酒者通常营养不良，患贫血和感染的几率增加。过多的饮酒可增加患高血压的危险性。滥用物质，如吸烟或吸入可卡因，可直接损害肺脏，引起永久的损伤，从而影响机体氧合。

4. 吸烟

吸烟是许多疾病的危险因素，包括慢性支气管炎、慢性阻塞性肺病、肺癌、冠心病等。吸入的烟雾对呼吸道和肺脏有直接损害作用。尼古丁使心跳加快，血压升高，周围血管阻力增加，从而增加心脏负荷。吸烟可使血管收缩，已有粥样硬化、血管狭窄的组织容易出现氧合障碍。吸烟者患肺癌的几率比非吸烟者高 10 倍。被动吸烟对于不吸烟者也是危害健康的因素。

吸烟对围手术期患者的影响①

呼吸系统：主动或者被动吸烟均会在麻醉期间引起较多的副作用，如咳嗽、屏气、喉头痉挛等。拔除气管导管后，吸烟者发生咳嗽的几率更高，且更严重。

心血管系统：尽管还没有确凿的证据表明吸烟是围手术期心脏事件的独立危险因素，但吸烟确实增加了围手术期心脏并发证的危险性。

伤口影响：吸烟者发生术后伤口并发证的可能性更大，可能的原因包括组织氧合下降、微血管病变、成纤维细胞和免疫细胞功能障碍等。

麻醉药物的影响：吸烟者对阿片类和氨基甾体类肌松药剂量需求增大。

(四)环境

环境因素，如海拔高度、气候过冷或过热、空气污染等可影响氧合。海拔越高，空气中的氧分压就越低。当人到了海拔高的地方，呼吸频率和心跳加快，活动时则更明显。人体在寒冷的环境中，外周血管收缩，血压升高，可减少心脏活动，减少对氧的需求；反之，在气温高的环境中，人体血管扩张，血流阻力下降，心脏需增加心输出量以维持正常的血压，对氧的需要则增加，因而呼吸加快加深。长时间生活在污染的环境中，可发生呼吸道的疾病。有些职业人群可因为接触污染物质而发生肺病，如接触石棉、石灰、灰尘、空气中的纤维等。

---

① 资料来源：Nariani J & Palmer J. Effects of smoking on health and anaesthesia[J]. Anaesthesia & Intensive Care Medicine, 2010, 11(4): 129-130.

(五)应激与应对

人们遇到应激时所产生的生理和心理反应均可影响氧合。有些人遇到应激时，会出现过多的叹气或过度通气，这样会使动脉血中 PaO_2 升高，$PaCO_2$ 下降，出现头晕，指、趾及唇麻木和刺痛的感觉。焦虑可导致支气管痉挛，从而诱发支气管哮喘。人体在应激状态时，交感神经兴奋，肾上腺素和去甲肾上腺素分泌增多，使心率加快，血压升高。这些应激反应可在短期内得到适应，但如果应激持续时间太长，则对机体具有破坏性，增加患心血管疾病的危险性。

三、氧合异常

氧合过程中的任一环节发生障碍，都可引起氧合异常而导致机体缺氧。缺氧可对机体的功能和代谢产生一系列的影响，其影响的程度和结果，与缺氧的原因、缺氧发生的速度、程度、部位、持续的时间以及机体的功能代谢状态有关。严重缺氧而机体代偿不全时，可导致组织代谢障碍和各系统功能紊乱，甚至引起死亡。

(一)缺氧的分类和程度

1. 缺氧的分类

根据缺氧原因和血氧变化特征，可将缺氧分为 4 类(表 10-2)。在这 4 种类型的缺氧中，氧气治疗对低张性缺氧的患者疗效最好，能迅速提高动脉氧分压(PaO_2)、动脉血氧饱和度(SaO_2)和动脉血氧含量(CaO_2)。氧气治疗对心功能不全、休克、严重贫血、一氧化碳中毒等患者也有一定的疗效。

表 10-2　　　　　　　　　　　　缺氧的类型及其特点[①]

类型	动脉血氧分压	动脉血氧饱和度	动-静脉氧压差	常见原因
低张性缺氧	降低	降低	降低或正常	吸入气体中氧气浓度过低、外呼吸功能障碍、静脉血分流入动脉等，如高山病、慢性阻塞性肺疾病、先天性心脏病
血液性缺氧	正常	正常	下降	贫血、CO 中毒、高铁血红蛋白血症、输入大量库存血
循环性缺氧	正常	正常	上升	休克、心功能不全、血管意外
组织性缺氧	正常	正常	下降或上升	氰化物、硫化物、磷等所致中毒，大量放射线照射、维生素严重缺乏

---

① 来源于：姜安丽. 新编护理学基础[M]. 第 2 版. 北京：人民卫生出版社，2012：447.

2. 缺氧的程度

根据血氧分压的水平，可将缺氧分为轻度缺氧、中度缺氧和重度缺氧。不同缺氧程度的表现及处理见表10-3。

表 10-3　　　　　　　　　　　　　**缺氧的程度与症状**①

程度	血气分析		呼吸困难	神志	是否给予氧气治疗
	氧分压	动脉血氧饱和度			
轻度	>50	>80	不明显	清楚	一般不需给氧，若患者呼吸困难，可给予低流量氧气
中度	30~50	60~80	明显	正常或烦躁不安	需给氧
重度	<30	<60	严重、三凹征明显	昏迷或半昏迷	给氧的绝对适应证

（二）缺氧的临床表现

1. 呼吸系统

轻度缺氧或缺氧初期，呼吸中枢兴奋，使呼吸加深加快，严重者出现鼻翼煽动和三凹征，有利于气体在肺内的交换和氧在血液中运输。而严重的急性缺氧则可直接抑制呼吸中枢，出现周期性呼吸，呼吸减弱甚至呼吸停止。

2. 循环系统

轻度缺氧或缺氧初期，心率增快、心肌收缩力增强、心排出量增加。而极严重的缺氧则可使心率减慢、心肌收缩力减弱、心排出量降低。

缺氧引起肺小动脉收缩、肺动脉压增高。但剧烈的肺血管收缩可促使肺水肿的发生，持久的肺动脉高压可引起右心室肥大甚至功能衰竭。慢性缺氧可引起组织中毛细血管增生。缺氧可使骨髓造血增强，红细胞增多，增加机体氧气的运输与血红蛋白对氧气的释放。

3. 神经系统

脑组织对缺氧极为敏感，急性缺氧可引起头痛、乏力、动作不协调、思维能力减退、多语好动、烦躁或欣快、判断能力和自主能力减弱、情绪激动和精神错乱等。严重缺氧时，中枢神经系统功能抑制，表现为表情淡漠、反应迟钝、嗜睡，甚至意识丧失。慢性缺氧时，精神症状较为缓和，可表现为注意力不集中、容易疲劳、轻度精神抑郁等。

缺氧可威胁患者的生命，治疗不及时可引起脑损害、心律失常而导致死亡。氧气治疗

---

① 来源于：姜安丽. 新编护理学基础［M］. 第 2 版. 北京：人民卫生出版社，2012：447.

和治疗病因是处理缺氧的方法。

第二节　基本护理技术

改善机体氧合功能的基本护理技术包括氧气吸入术和负压吸引术等。

一、氧气吸入术

(一)概述

氧气吸入术是常用的改善呼吸的技术之一。通过给氧，增加吸入空气中氧的浓度，以提高动脉血氧分压和动脉血氧饱和度，增加动脉血氧含量，从而预防和纠正各种原因所造成的组织缺氧。

1. 供氧装置

(1)中心供氧装置：通过中心供氧站提供氧气，氧气经管道输送至各病区床单位、门诊、急诊科。中心供氧站通过总开关进行管理，各用氧单位在墙壁上的管道出口处连接特制的流量表，以调节氧流量。使用方便。

(2)氧气筒供氧装置：无管道供氧时，可用氧气筒供氧，装置包括：氧气筒和氧气表。小的氧气筒可在家庭、转运、紧急情况时使用。

氧气筒：为圆柱形无缝钢筒。标准的氧气筒充满氧气时，筒内压力可达 $150kg/cm^2$，容纳氧气 6000L。氧气筒的总开关位于氧气筒顶部。使用时，将总开关向逆时针方向旋转 1/4 周，即可放出氧气；不用时，应沿顺时针方向将总开关旋紧。氧气筒的气门位于氧气筒颈部的侧面，与氧气表相连，是氧气自筒中输出的途径。

氧气表：由压力表、减压器、流量表、湿化瓶和安全阀组成。压力表显示筒内氧气的压力或量。从指针所指数值(单位 kg/cm^2)能测知筒内氧气的压力。压力越大说明氧气贮存量越多。减压器是一种弹簧自动减压装置，将来自氧气筒内的气体压力减至 $2\sim3kg/cm^2$，使氧气流量平稳，保证安全，便于使用。流量表用来测量每分钟氧气的流出量，单位 l/min。流量表内有浮标，当氧气通过流量表时，即将浮标吹起，从浮标上端平面所指刻度可以测知每分钟氧气的流出量。湿化瓶内一般盛 $1/3\sim1/2$ 灭菌水用来湿化氧气，通气管须没在水中。

装表法：首先，将氧气筒置于架上，竖直放置，取下氧气筒帽，将总开关逆时针部分打开，使小量气体从气门处流出，随即迅速关上总开关，以吹除气门处灰尘，避免灰尘进入氧气表。然后接流量表，将氧气表的旋紧螺口与氧气筒气门处的螺丝接头衔接，用手按顺时针方向初步旋紧，再用扳手旋紧，使氧气表直立于氧气筒旁。接着接湿化瓶，连接通气管和湿化瓶。最后检查，确认流量表处于关闭状态，打开氧气筒总开关，再打开流量表的流量调节阀，检查氧气流出是否通畅，有无漏气。关紧氧气表开关，备用。

卸表法：首先将总开关旋紧，打开流量调节阀开关，放出余气，在关闭调节阀，卸下湿化瓶。然后一只手拿表，另一只手用扳手将表的螺帽旋松，再用手旋开，将表卸下。

氧气筒内氧气量计算方法：氧气筒内氧气供应时间可按以下公式计算：

$$氧气供应时间 = 氧气筒容积(l) \times \frac{压力表所指压力(kg/cm^2) - 5kg/cm^2}{氧流量(l/min) \times 60min/h \times 1 \ 个大气压(kg/cm^2)}$$

式中，$5kg/cm^2$是指氧气筒内应保留的压力。

2. 氧气吸入的方法

(1)鼻导管和鼻塞法：此类方法的特点是简单、经济、方便、易行，但吸氧浓度只能达到40%~50%，氧流量一般小于60l/min。

单侧鼻导管：将鼻导管从一侧鼻腔插入至鼻咽部供氧。此法节省氧气，但对鼻腔黏膜刺激性大，因此在临床不常用。

双侧鼻导管：双侧鼻导管有2根短管，可分别插入2个鼻腔。该方法简单且不会干扰患者进食和说话，并允许患者有一定的活动度，因此患者相对比较舒适。该法可达到最高氧流量为6l/min。长时间用氧时，护士需观察患者耳部、鼻翼的皮肤黏膜情况，防止因导管太紧引起皮肤破损。

鼻塞：鼻塞是一种用塑料制成的球状物，使用时将鼻塞塞如鼻前庭内即可。此方法对鼻黏膜刺激性小，患者感觉较舒适，且使用方便，临床使用较多。但鼻塞法吸氧浓度一般小于50%。

(2)漏斗法：以漏斗代替鼻导管连接通气管，调节氧流量至4~6l/min，将漏斗置于距患者口鼻处1~3cm，用绷带设法固定。此法使用较简便，且无导管刺激黏膜的缺点，但耗氧量较大，多用于婴幼儿或气管切开术后的患者。

(3)面罩法：将特制面罩置于患者的口鼻部给氧，氧气自下端输入，呼出的气体从面罩的侧孔排出。面罩给氧对气道黏膜刺激小，给氧效果好，简单易行，患者感觉舒适。其缺点是患者进食、咳痰时需要去掉面罩，中断给氧。

氧面罩分两种：

开放式面罩：无活瓣装置，利用高流量氧气持续喷射所产生的负压，吸入周围空气以稀释氧气，面罩底部连接一中空管，管上有一阀门，可通过阀门调节空气进入量，从而调节吸氧浓度。呼出气体可由面罩上呼气口排出。

密闭式面罩：面罩上设有单向活瓣，将吸气与呼气通路分开，吸氧浓度可达60%以上。

(4)氧气头罩法：给患者吸氧时，将其头部置于头罩内，罩面上有多个孔，可以保持罩内一定的氧浓度、温度和湿度。注意保持头罩和颈部适当的空隙，以防二氧化碳滞留及重复吸入。此法主要用于小儿。

(5)氧气枕法：氧气枕是一长方形橡胶枕，其内充入氧气，枕的一角有一橡胶管，上有调节器，可调节氧气流量。在家庭氧疗、危重患者的抢救或转运途中，氧气枕可作为临时供氧装置使用。新氧气枕的枕内含有粉粒，充气前应洗净。

3. 用氧安全

氧气是助燃气体，氧气筒内的氧气压力很高。氧气在高浓度和高压情况下容易引起火灾和爆炸。因此，在用氧过程中，护士一方面必须严格遵循操作规程，确保用氧安全；另一方面应告知相关人员用氧安全事项，切实做到"四防"：防火、防油、放热、防震。

（1）氧气筒的安全使用：

①在氧气装置上悬挂"四防"安全标志。

②将氧气筒放置在阴凉处，周围严禁烟火和易燃品，氧气表及螺旋处不可抹油，搬运时避免倾倒和震动。

③氧气筒内氧气不可全部用尽，当压力表上指针将至 $5kg/cm^2$ 时即不可再用，以防灰尘进入筒内而导致再次充氧时引起爆炸。对未用或已用空的氧气筒，应分别标明"满"或"空"的字样，避免急用时搬错而影响抢救。

④氧气筒外应有明显的标记，平时应有固定的放置地点，切不可与其他气体钢筒并放一起，以防急用时搬错。

（2）用氧过程中的安全：

①指导患者及探视者用氧时禁止吸烟。

②确保电器（如剃须刀、助听器、电视等）处于正常工作状态，避免电器短路产生火花而引起火灾。

③避免使用易产生静电的材料，如毛毯、合成纤维等。患者和照顾者最好穿棉质衣物。

④避免附近放置不稳定、易燃的物品，如油、乙醇等。

⑤工作人员应熟悉灭火器的位置，掌握使用方法。

4. 氧气浓度与氧流量的换算

（1）氧流量：是指调节的供患者使用的氧气流量，单位为 l/min。应根据患者病情和用氧途径调节氧流量的大小。由于氧气的渗漏及与大气的混合，氧流量并不等于患者实际吸入的氧浓度。更精确地描述氧气吸入量的方法可用吸氧浓度。

（2）吸氧浓度：是指氧气在吸入空气中所占的百分比。根据吸氧浓度的高低，可分为：低浓度吸氧：吸入氧浓度低于35%；中浓度吸氧：吸入氧浓度为35%~60%；高浓度吸氧：吸入氧浓度高于60%。

（3）氧浓度和氧流量的换算：为准确给氧，护士必须掌握采用不同给氧方法时氧流量与吸氧浓度的换算，严格按照医嘱控制氧流量。氧气在单位空气中约占21%。

①鼻导管、鼻塞、漏斗等方法给氧浓度计算：

$$吸氧浓度（\%）= 21+4×氧流量（l/min）$$

②面罩给氧浓度计算：吸氧浓度与氧流量的关系如表 10-4 所示。面罩给氧时，氧流量必须大于 5l/min，以免呼出气体在面罩内被重复吸入，导致 CO_2 蓄积。吸氧浓度随氧流量增加而增加，但氧流量超过 8l/min 则吸氧浓度增幅很小；若需要提高吸氧浓度，可在面罩后接贮气囊。

表 10-4　　　　　　　　　　　　面罩给氧时氧流量和吸氧浓度的关系①

给氧方法	氧流量(l/min)	吸氧浓度近似值(%)
开放式面罩	5~6	40
	6~7	50
	7~8	60
密闭式(加贮气囊)	6	60
	7	70
	8	80
	9	90
	10	99

③简易呼吸器给氧浓度：若氧流量为 6l/min，吸氧浓度为 40%~60%。

④呼吸机(定容型)给氧浓度：

$$吸氧浓度 = 80 \times 氧流量(l/min)/通气量(l/min) + 20$$

(二)目的

提高患者血氧含量及动脉血氧饱和度，纠正缺氧。

(三)适应证

(1)肺活量减少。因呼吸系统疾患而影响肺活量者，如哮喘、支气管肺炎或气胸等。

(2)心功能不全。使肺部充血而致呼吸困难者，如心力衰竭。

(3)各种中毒引起的呼吸困难者。使氧不能由毛细血管渗入组织而产生缺氧，如巴比妥类药物中毒、麻醉剂中毒或 CO 中毒等。

(4)昏迷患者。如脑血管意外或颅脑损伤

(5)其他。如某些外科手术前后患者、大出血休克患者、分娩时产程过长或胎心音异常者等。

(四)副作用及预防

1. 呼吸道分泌物干燥

直接从供氧装置中流出的氧气是干燥的，吸入后可使呼吸道黏膜干燥，分泌物黏稠、不容易排出，且有损于纤毛运动。预防的关键是加强吸入氧气的湿化。

2. 呼吸抑制

低氧血症时，PaO_2 的降低可刺激周围化学感受器，反射性兴奋呼吸中枢，增加肺部

---

① 来源于：姜安丽. 新编护理学基础[M]. 第 2 版. 北京：人民卫生出版社，2012：451.

通气。若患者长期依靠此反射性兴奋维持呼吸(如肺源性心脏病、Ⅱ型呼吸衰竭的患者)，吸入高浓度氧后引起 PaO_2 升高可消除这一反射机制，导致患者自主呼吸抑制，甚至出现呼吸停止。因此，此类患者吸氧应低流量、低浓度并监测 PaO_2 的变化，使患者 PaO_2 维持在 8kPa 即可。

3. 吸收性肺不张

患者吸入高浓度氧气后，可大量置换肺泡内氮气(不能被吸收)。一旦支气管堵塞，其所属肺泡内的氧气可被循环血流迅速吸收，导致肺泡塌陷，引起肺不张。患者表现为烦躁不安、呼吸心跳加快、血压升高、呼吸困难、发绀等表现，甚至昏迷。预防的关键是防治呼吸道阻塞，具体措施包括鼓励患者深呼吸和咳嗽、加强排痰、经常变换体位、降低吸氧浓度(<60%)等。使用呼吸机的患者，可加用呼气末正压通气(PEEP)来预防。

4. 晶状体后纤维组织增生

给予高浓度氧后，过高的动脉氧分压($PaO_2 > 140mmHg$)可引起新生儿(特别是早产儿)晶状体后纤维组织和血管增生和纤维化，出现不可逆转的失明。因此，新生儿吸氧浓度应严格控制在 40% 以下，并控制吸氧时间。

5. 氧中毒

氧为生命活动所必需，但 0.5 个大气压以上的氧对任何细胞都有毒性作用，从而引起氧中毒。长时间高浓度给氧使血液与组织细胞之间氧分压差升高，氧弥散加速，组织细胞因获氧过多而中毒，可分为两种类型：

(1)肺型氧中毒：吸入 1 个大气压左右的氧 8 小时后，患者可出现胸骨后锐痛、烧灼感、咳嗽，继而出现呼吸困难、恶心呕吐和烦躁不安，3 天后可有肺不张，晚期表现为肺间质纤维化及多脏器功能受损，甚至死亡。

(2)脑型氧中毒：吸入 2~3 个大气压以上的氧，可在短时间内引发脑型氧中毒。患者出现视觉和听觉障碍、恶心、抽搐、晕厥等神经症状，严重者可昏迷、死亡。

预防氧中毒的主要措施是控制吸氧浓度与时间。常压下，吸入的氧浓度小于 60% 是安全的，60%~80% 的氧吸入时间不能超过 24 小时，100% 的氧气吸入时间不能超过 4~12 小时。应尽量避免长时间、高浓度给氧，且应经常监测动脉血氧分压，密切观察给氧效果和氧疗副作用。

(五)操作程序(表 10-5)

表 10-5

评估内容	1. 询问患者身体情况：①病情和缺氧感受；②意识状态及合作程度 2. 体格检查：①检查患者鼻腔情况，有无鼻痂、鼻中隔偏曲、损伤和出血；②了解患者缺氧体征及程度 3. 向患者解释吸氧的目的，取得患者的配合

实施要点	1. 仪表：符合要求 2. 操作用物：评估盘：治疗卡、手电筒；氧气表安装盘：氧气压力表装置一套、湿化瓶内盛 1/2～2/3 冷开水或蒸馏水、内芯、弯盘；输氧盘：一次性鼻导管两根、小杯（内盛清水）、棉签、手电筒、笔、输氧卡、弯盘 3. 操作步骤： (1)核对医嘱，准备用物 (2)洗手、戴口罩、携评估盘至患者床旁；核对患者床号、姓名、床头卡及手腕带；解释操作目的和方法，告知患者及周围人员安全用氧的有关知识；评估患者，询问患者是否需要大小便 (3)回治疗室，洗手、戴口罩 (4)备齐用物并携至患者床边，再次核对患者 (5)检查棉签有效性，用湿棉签清洁患者鼻腔 (6)连接中心供氧压力表、湿化瓶、内芯并检查装置有无漏气 (7)检查一次性鼻导管外包装，连接，并检查一次性鼻导管是否通畅 (8)遵医嘱调节氧流量 (9)将一次性鼻导管前端放于盛有清水的小杯中湿润，并检查是否有气泡溢出 (10)将一次性鼻导管正确佩戴于患者鼻部，并用圆形或心形固定法固定 (11)操作后核对，在输氧卡上记录用氧时间、流量，并签名 (12)询问患者有无不适，整理床单位，指导患者，询问患者需要，将床头铃放置枕边 (13)给氧期间常规观察患者病情、缺氧症状改善程度，定时观察氧流量、湿化瓶内水量，检查用氧设备工作状态是否良好、供氧管道是否通畅，确保用氧安全 (14)处理用物 (15)记录于护理记录单上
指导患者	1. 根据患者病情指导有效呼吸 2. 告知患者勿自行摘除鼻导管或者调节氧流量 3. 告知患者若感到鼻咽部干燥不适或者胸闷憋气时，应及时通知医护人员 4. 告知患者有关用氧安全的知识
注意事项	1. 用氧前，检查氧气装置有无漏气，是否通畅 2. 注意用氧安全，切实做好"四防"，即：防火、防震、防热、防油 3. 使用氧气时，应先调节流量后应用，以免一旦开关出错，大量氧气进入呼吸道而损伤肺部组织。停用氧气时，应先拔出导管，再关闭氧气开关。中途改变流量，先分离鼻导管与湿化瓶连接处，调节好流量再接上 4. 急性肺水肿患者湿化瓶内加 20%～30%乙醇，以降低肺泡内泡沫的表面张力，扩大气体与肺泡壁接触面积而使气体易于弥散，改善肺部气体交换，减轻缺氧症状 5. 持续吸氧的患者，应当保持管道通畅，必要时进行更换 6. 观察、评估患者吸氧效果

二、吸痰术

(一) 概述

当患者不能通过咳嗽排出痰液时，可通过吸痰术帮助患者保持呼吸道通畅。吸痰术包括经口咽或鼻咽吸痰、经口或鼻气管吸痰和经人工气道吸痰。应用吸痰术应遵循无菌技术原则。吸痰时，先吸引气管内痰液，再吸口腔内痰液。吸痰的频率应根据患者呼吸道分泌物情况而定，如果观察或听诊患者呼吸道分泌物多时应及时吸痰。但过于频繁地吸痰可刺激呼吸道黏膜，使分泌物增加，甚至损伤黏膜。吸痰时，需观察患者有无缺氧情况。

1. 经口咽或鼻咽吸痰术

用于患者能咳嗽但不能将痰液吐出或吞下时，用口咽或鼻咽吸痰法吸出上呼吸道分泌物。此操作多在患者咳嗽后进行。当患者呼吸道分泌物减少且能将痰液咳出时，即可停止此操作。进行口咽吸痰时，吸痰管从口腔一侧插入，深度为 10~15cm。进行鼻咽吸痰时，吸痰管插入深度为患者鼻尖至耳垂的距离，成人约 16cm，儿童 8~12cm，婴幼儿 4~8cm。

2. 经口和经鼻气管吸痰术

用于患者不能有效咳嗽，呼吸道分泌物不能排出，且没有人工气道时。经鼻气管内吸痰时，吸痰管插入深度：成人约 20cm，儿童 14~20cm，婴幼儿 8~14cm。

3. 气管内吸痰术

通过人工气道进行气管内吸引，以清除气管和支气管内的分泌物。经气管插管或气管切开的管道进行吸引时，吸痰管不能过粗，其直径约为气管导管或套管的 1/2，以免引起缺氧。吸引时，应严格无菌操作，以防止呼吸道感染。为了避免损伤呼吸道黏膜，吸引的负压保持在 120~180mmHg。

(二) 目的

清除呼吸道分泌物，保持呼吸道通畅。促进呼吸功能，改善肺通气。预防坠积性肺炎。

(三) 适应证

1. 分泌物阻塞呼吸道
2. 患者不能通过咳嗽排出分泌物

(四) 副作用及预防

1. 呼吸道感染

严格遵循无菌操作原则，尤其是经气管内吸痰时，确保保证气管内无菌。每根吸痰管只用一次。应首先进行气管内吸痰，再进行口咽或鼻咽吸痰。

2. 呼吸道黏膜损伤

吸痰过程应动作轻柔，吸痰器负压大小合适，插入吸痰管时不带负压，吸引时应旋转吸痰管，避免在一个位置停留较长时间，应间歇吸引。

3. 缺氧

吸痰前评估患者病情，吸痰前后给予高流量吸氧，一次吸痰时间不超过15秒，吸痰过程注意观察患者反应及面色，如有不适，随时停止吸痰。

（五）操作程序（表 10-6）

表 10-6

评估内容	1. 了解患者的意识状态、生命体征、吸氧流量 2. 评估患者呼吸道分泌物的量、黏稠度、部位及口鼻腔黏膜是否完整 3. 对清醒患者应当进行解释，取得患者配合
实施要点	1. 仪表：符合要求 2. 操作用物：中心/电动吸痰装置；评估盘：听诊器、手电筒；治疗盘：治疗碗2个（内盛无菌生理盐水，分别用于吸痰前预吸以及吸痰后冲洗导管）、无菌持物钳（放于无菌缸中）、一次性吸痰管两根、一次性包装的无菌纱布块、一次性治疗巾、手电筒、弯盘、手套、听诊器；必要时备压舌板、口咽气道、插电板 3. 操作步骤： （1）核对医嘱，准备用物 （2）核对床号、姓名，评估患者，给予高流量吸氧 （3）如为电动吸引器，则检查吸引器储液瓶内消毒液（200ml），拧紧瓶塞（如为中心负压吸引器无储液瓶则不用，须检查痰液收集袋更换日期及内装痰液量，必要时更换）。连接导管，接通电源（电动），打开开关，调节好合适的负压：成人：-300~400mmHg；儿童：-250~-300mmHg，关上开关，将吸引器放于床边适当处 （4）洗手，戴口罩 （5）备齐用物携至患者床旁，再次核对、解释，以取得合作 （6）检查患者口、鼻腔，取下活动义齿 （7）协助患者头偏向一侧，略向后仰，铺治疗巾于颌下 （8）检查一次性吸痰管，戴手套，连接吸痰管，打开吸引器开关，试吸少量生理盐水，检查吸引器是否通畅，润滑导管前端 （9）如果经口腔吸痰，告诉患者张口。对昏迷患者用压舌板或口咽气道帮助张口，吸痰完毕取出压舌板或口咽气道 （10）一手反折吸痰管末端，另一手用无菌持物钳（如戴无菌手套，则可直接用手）持吸痰管前端，插入口咽部，然后放松导管末端 （11）先吸口咽部分泌物，不要全部取出吸痰管，再吸气管内分泌物，将吸痰管左右旋转缓缓上提吸净痰液 （12）吸痰管取出后，吸生理盐水冲净痰液，以免堵塞 （13）必要时更换无菌镊及吸痰管经鼻腔吸引。吸痰完毕，关上吸引器开关，擦净患者面部分泌物，脱手套 （14）听诊呼吸道分泌物是否抽吸干净，整理床单位，协助患者取舒适卧位。询问患者需要，如果患者无缺氧症状，则可将高流量氧气调回原吸氧流量 （15）处理用物。洗手，取口罩，记录

续表

指导患者	1. 如果患者清醒，安抚患者不要紧张，指导其自主有效咳嗽 2. 告知患者适当饮水，以利痰液排出
注意事项	1. 按照无菌操作原则，插管动作轻柔、敏捷 2. 吸痰前后应当给予高流量吸氧，每次吸痰时间不超过 15 秒；如痰液较多，需要再次吸引，应间隔 3~5 分钟，患者耐受后再进行。一根吸痰管只能使用一次 3. 插入吸痰管时不能带有负压 4. 若痰液黏稠，可以配合翻身扣背、蒸汽吸入或雾化吸入，若出现缺氧症状如紫绀、心率下降等，应立即停止吸痰，做相应处理，休息后再吸 5. 观察患者痰液性状、颜色及量

三、其他辅助氧合的护理技术

(一) 呼吸训练的技术

呼吸训练用于改善和控制通气，减少呼吸做功，以纠正呼吸功能不足。常用于胸廓扩张受限的患者，如慢性阻塞性肺疾病或胸部手术后的患者。

1. 深呼吸

深呼吸训练常用于克服肺通气不足。训练时，指导患者用鼻缓慢深吸气，然后用嘴慢慢呼气。训练时间根据患者呼吸功能和一般情况确定，一般每天训练 4 次，每次 5~10 分钟。

2. 缩唇呼吸

缩唇呼吸通过训练呼吸肌，可延长呼气时间、增加呼气时气道压力、防治呼气时小气道过早闭陷，以利肺泡内气体排出，减少残余气量。患者用鼻吸气(计数计到 3)，然后收紧腹部肌肉，通过缩窄的唇(吹口哨状或口含吸管状)缓慢、均匀地呼气(计数计到 7)。患者走路时也可练习，吸气时走 2 步，呼气时按同样步伐走 4 步，如此反复。感觉呼吸困难的患者可采用此训练，并可逐渐增加训练次数，每天 4 次，每次 5~10 分钟。

(二) 协助患者咳嗽的技术

1. 咳嗽技术

慢性肺部疾病及术后患者应鼓励其在清醒时每 2 小时深呼吸和咳嗽一次。咳嗽技术包括深呼吸、术后咳嗽和暴发性咳嗽。

(1) 术后咳嗽：又称分段咳嗽，适用于胸腹部手术后的患者。操作时，护士将双手掌置于患者手术切口缝线的两侧，嘱患者连续小声咳嗽，在患者咳嗽的瞬间，护士双手向切口中心部位适当用力按压。此种咳嗽排痰效果不佳，但可抵消或对抗咳嗽对切口局部的牵拉，减轻患者疼痛。

(2) 暴发性咳嗽：咳嗽时，患者先深吸气、屏气数秒，然后张嘴呼气，同时猛咳一声将痰液咳出。

2. 辅助排痰技术

（1）叩击：是用手叩打胸背部使呼吸道分泌物松脱而易于排出体外的技术。方法如下：①协助患者取仰卧或俯卧位，操作者将手固定成背隆掌空状，即手背隆起，手掌中空，手指弯曲，拇指紧靠食指。②操作者放松腕、肘和肩部，有节奏地从下往上叩击需引流的肺段，胸部和背部交替进行。③叩击力度适中，可听见空洞声，患者应无疼痛感觉。④不可在裸露的皮肤上叩击，患者可穿单层内衣；不得在纽扣、拉链上叩击；不得叩击脊柱、乳房、肋骨以下的部位，以免损伤组织。⑤每天叩击数次，每次 30~60 秒，边叩击边鼓励患者咳嗽。

（2）震颤：常在胸部叩击后或与叩击交替使用。方法如下：①操作者将手放于患者需引流的部位，手掌朝下，另一只手重叠放置（手指交叉、伸直）或并排放置。②嘱患者深吸气，用鼻或撅嘴缓慢呼气。③患者呼气时，操作者收缩手和手臂肌肉，用手掌做手部震颤。患者吸气时，停止震颤。每个部位震颤 5 次，所有部位完成后，嘱患者咳嗽以排出痰液。

（3）体位引流：将患者置于特殊的体位，借重力作用将肺及支气管所存积的分泌物引流至较大的气管，通过咳嗽排出体外的过程。引流的部位不同，采取的卧位也不同。在体位引流之前，常做胸部震颤或叩击。具体步骤如下：①将痰盂和卫生纸放在旁边，为患者咳嗽、排痰做准备。②协助患者根据引流肺段取合适体位。肺上叶引流时取高坡位，胸下垫枕头；肺下段引流时，取头低脚高位。③每日晨起饭前和夜晚睡眠前各做 1 次，每次 20~30 分钟，当患者感觉疲乏或虚弱时，停止引流。④同时可辅以叩击等，以促进痰液排出。⑤监测患者的耐受程度，评估其生命体征，尤其是脉搏、呼吸的稳定性。若患者出现脸色苍白、出冷汗、呼吸困难或感觉疲劳，则应停止引流。

第三节　案例学习

急性左心衰竭

学习目标

1. 能正确为患者实施氧疗。

2. 能正确为患者及家属进行健康教育。

课前准备

1. 复习心血管系统和呼吸系统的解剖生理知识。

2. 了解急性左心衰竭的发病机制及临床表现。

案例内容

李某，男，69 岁，因间断胸闷，气短半年，劳累后突发呼吸困难、喘憋、咳嗽、咳粉红色泡沫痰 1 小时入院。既往有高血压病史二十余年，血压最高达 200/100mmHg。查体：神志清楚，精神差，端坐呼吸，口唇紫绀，双肺呼吸音粗，可闻及湿罗音，心率 120 次/分，心律齐，呼吸 30 次/分，血压 150/90mmHg。

现在是晚上 10 点，作为夜班护士，请紧急处理该患者。

关键点

1. 准确评估缺氧的类型及严重程度。
2. 正确实施给氧(持续高流量吸氧 6~8l/min, 30%~50%酒精湿化)。
3. 体位(给予患者坐位)。

慢性阻塞性肺疾病

学习目标

1. 能正确为患者实施氧疗。
2. 能正确为患者及家属进行氧疗健康教育。

课前准备

1. 复习呼吸系统的解剖生理知识。
2. 了解慢性阻塞性肺疾病的发病机制及临床表现。

案例内容

张某,男,60 岁。由于"反复咳嗽、咳痰、喘息 20 余年,再发加重 3 小时"进入急诊科。该患者有吸烟史 30 余年,约 2 包/天,戒烟 2 年。查体:呼吸急促,双肺呼吸音粗,可闻广泛哮鸣音,心率 108 次/分,呼吸 26 次/分,血压 130/78mmHg,动脉血气分析:PaO_2: 55mmHg, $PaCO_2$: 60mmHg。

作为当班护士,请紧急处理该患者。

关键点

1. 准确评估缺氧的类型及严重程度。
2. 正确实施给氧(持续低流量吸氧 1~2l/min, 有效呼吸技术)。
3. 体位(给予患者坐位)。

小　结

氧合是机体利用氧气完成新陈代谢的过程,包括肺通气,肺换气,氧气在体内的运输,组织和细胞摄取利用氧气。影响机体氧合的因素有四类,包括生理因素、发展因素、环境因素、生活方式。氧合过程中的任何一个环节发生障碍,均可导致机体缺氧。缺氧可影响机体的正常功能,其影响的程度和结果,与缺氧的原因、缺氧发生的速度、程度、部位、持续的时间以及机体的功能代谢状态有关。改善机体氧合的护理技术主要包括:氧气吸入术和负压吸引术。

思考与练习

一、单项选择题

1. 下列关于氧合的说法正确的是:

A. 氧合是指氧气进入人体的过程

B. 氧合是指组织细胞利用氧气的过程

C. 氧合是指氧气在体内的运输

D. 氧合是从氧气进入机体到细胞利用氧气的一系列过程

2. 下列哪种疾病可以导致组织灌注不足，进而影响氧合：

    A. 充血性心力衰竭   B. 休克

    C. CO 中毒   D. 贫血

3. 下面哪种疾病可以导致肺换气障碍，进而影响氧合：

    A. 肺不张   B. 多发性肋骨骨折

    C. 呼吸道阻塞   D. 肺栓塞

4. 下列关于机体氧合的说法错误的是：

    A. 早产儿可出现由于肺表面活性物质不足，易出现透明膜疾病。

    B. 有规律的锻炼可增强心脏和肺的功能

    C. 气候过冷、过热，空气污染等环境移速也可影响氧合

    D. 吸烟不会对机体氧合造成影响

5. 为一名呼吸困难的患者进行动脉血气分析，结果显示 PaO_2 为 45mmHg，SaO_2 为 78%，评价该患者的缺氧程度为：

    A. 轻度   B. 中度   C. 重度   D. 极重度

6. 下列哪项属于轻度缺氧或缺氧初期的临床表现：

    A. 呼吸抑制   B. 心率加快

    C. 表情淡漠反应迟钝   D. 毛细血管增生

7. 一名患者使用双侧鼻导管吸氧，流量为 2L/min，该患者吸入的氧浓度为：

    A. 39%   B. 29%   C. 30%   D. 31%

8. 护士为一名成年患者吸痰，应调节吸引器的负压为：

    A. −400～−300mmHg   B. −300～−250mmHg

    C. −0.03～−0.01MPa   D. −20kPa～−30kPa

二、多项选择题

1. 在使用氧气吸入术时，应当注意以下哪些事项：

    A. 指导患者及探视者禁止吸烟

    B. 避免附近放置不稳定、易燃的物品

    C. 氧气表及螺旋处不可抹油，搬运时避免倾倒和震动

    D. 氧气表处应有"四防"标记

    E. 患者和照顾者不能穿棉质衣物

2. 护士为一名患者吸痰，下列做法正确的是：

    A. 吸痰管插入气道时不可带有负压

    B. 先吸气管切开处，再吸鼻腔或口腔

    C. 每次吸引时间不超过 15 秒

　　　D. 每根吸痰管只能用一次

　　　E. 吸痰前后鼓励患者自行咳痰

三、思考题

1. 简述缺氧的临床表现。

2. 氧气吸入术的副作用包括哪些？如何预防？

3. 为什么Ⅱ型呼吸衰竭的患者需要低流量吸氧？

4. 简述促进患者排痰的方式有哪些。

（顾耀华）

第十一章 生命体征

学习目标

识记：1. 陈述体温、脉搏、呼吸、血压的正常值。
　　　2. 陈述体温、脉搏、呼吸、血压的生理变化。
　　　3. 陈述体温、脉搏、呼吸、血压异常的护理。
理解：1. 描述稽留热、弛张热、间歇热、间歇脉、脉搏短绌、洪脉、高血压、低血压、潮式呼吸的概念。
　　　2. 识别各种异常生命体征。
应用：1. 正确选择测量体温、脉搏、血压的测量工具和部位。
　　　2. 实施护理技术操作包括体温、脉搏、呼吸测量和血压测量。
　　　3. 运用所学知识为生命体征异常的患者提供正确的护理措施。

生命体征主要包括体温、脉搏、呼吸和血压，是衡量机体健康状况，了解机体各系统功能活动情况的敏感指标。这些指标可用于评估一般身体健康状况，发现急性医疗问题的存在，快速量化疾病严重程度，并显示身体恢复情况。

第一节 科学知识基础

一、体温

人的机体具有一定的温度，称为体温(body temperature)。正常的体温是机体进行新陈代谢和生命活动的必要条件。体温可分为体表温度(shell temperature)与体核温度(core temperature)。体表温度是机体表层组织的温度，低于体核温度，受环境温度和衣着等因素的影响，其温度波动幅度大。体核温度是机体深部组织的温度，相对稳定。医学上所说的体温，是指机体深部的平均温度，由于深部温度不易测量，所以临床上通常用直肠、口腔和腋窝等处的温度代表体温。

(一)体温的维持与调节

1. 体温的维持

人和高等动物的体核温度是相对稳定的,称为恒温动物。恒温动物之所以能维持相对稳定的体温,是在体温调节机制的控制下,机体产热和散热过程处于动态平衡的结果。

(1)产热过程:机体的热量是由体内营养物质分解代谢所释放的化学能转变而来。人体各组织器官均能产热,但对体温影响最大的产热器官是肝脏和骨骼肌。在安静状态下,肝脏和其他内脏器官是主要的产热器官。在运动状态下,骨骼肌是主要的产热器官。产热方式主要有基础代谢产热、食物的特殊动力效应产热、骨骼肌随意收缩产热、战栗产热与非战栗产热。70%的非战栗产热是由褐色脂肪组织完成。新生儿的褐色脂肪组织较多,可能是新生儿维持体温的重要因素。

(2)散热过程:人体最主要的散热途径是皮肤,另外,还可通过呼吸道和大小便散发部分热量。当环境温度为21℃时,经皮肤的散热量占总散热量的97%,呼吸道约占2%,大小便约占1%。

①机体深部向皮肤散热:机体深部的热量通过血液循环和热传导两种方式运输到皮肤,其中血液循环为主要方式。皮肤血流量是影响机体散热的重要因素。机体多数组织的导热性与水的导热性大致相同,但脂肪组织的导热性较差,因此,皮下脂肪较多的人,机体深部的热不容易通过热传导的方式转移到皮肤。

②皮肤向环境散热:皮肤的热量通过辐射、传导、对流和蒸发四种方式散发到环境中。当环境温度低于人体皮肤温度时,以辐射、传导、对流三种方式散热,以辐射为主。当环境温度高于人体皮肤温度时,蒸发是唯一的散热方式。临床上使用冰袋、冰帽、冰水湿敷等方式为高热患者降温,是利用传导散热的原理;使用乙醇擦浴为高热患者降温,则是利用乙醇蒸发散热的原理。

2. 体温的调节

体温调节是保持体温稳定的过程。为了保持体温稳定,身体必须平衡热量的产生和热量的散失,这个平衡由下丘脑控制。下丘脑是体温调节的基本中枢,可识别体温的微小变化。通过体温调节中枢的活动维持体温恒定称为自主性体温调节。临床上使用药物来降温,其作用原理之一就是通过降低体温调节中枢的兴奋性而达到降温目的。另外,人体的行为也可控制体温。通过人体有意识的行为活动来调节体温,称为行为性体温调节。行为性体温调节是自主性体温调节的补充。

(二)体温的生理变化

1. 正常体温

正常体温是一个温度范围,而不是一个固定值。正常体温范围是:

口温:36.3~37.2℃,平均为37℃;

腋温:36.0~37.0℃,平均为36.5℃;

肛温:36.5~37.5℃,平均为37.5℃。

注:温度可用摄氏温度(单位为℃)和华氏温度(单位为℉)表示,摄氏温度 c 和华氏

温度 f 两者间的换算公式为：

$$f = c \times \frac{9}{5} + 32$$

$$c = \frac{5}{9} \times (f - 32)$$

2. 生理变化

（1）时间：人的体温 24 小时内的变动在 0.5~1℃之间，一般清晨 2 时到 6 时体温最低，下午 13 时到 18 时最高。

（2）年龄：新生儿尤其是早产儿的体温调节中枢尚未发育完善，其体温易受环境温度的影响，出生 6 个月后体温调节功能趋于稳定。婴儿 30% 的热量通过头部散失，体温降低的风险增加。儿童、青少年的体温可略高于成年人，老年人的体温最低。因此，婴幼儿和老年人应注意保暖。

（3）性别：女性体温较男性高约 0.3℃。女性的体温变化（大约 0.6℃）与月经周期和怀孕相关。当孕酮水平低时体温下降，孕酮水平升高时体温升高。女性围绝经期激素波动，经常会引起体温波动，俗称潮热，可以引起强烈的体温升高和出汗。

（4）饮食：饥饿、禁食时，体温会下降，进食后体温可升高。

（5）运动：运动可加快新陈代谢，高强度工作或剧烈运动可将核心温度升高至 38.3~40℃。运动期间产生的汗液蒸发有助于降温。

（6）情绪：压力、兴奋、焦虑和紧张的情绪刺激交感神经系统，导致肾上腺素和去甲肾上腺素的产生，使代谢率升高，从而升高体温。

（7）环境：环境对体温的影响剧烈。例如，室温过高、湿度大或热水浴可以增加身体温度。高温环境可以显著提高体温，引起中暑；相反，寒冷的环境，特别是强烈的空气对流，可以降低体温，在严重的情况下会导致体温过低。

（三）异常体温及护理

1. 体温过高

体温过高（hyperthermia）是指机体体温高于正常范围。病理性体温过高包括发热和过热。过热是指因体温调节障碍、散热障碍、产热异常等原因，导致体温调节机制不能将体温控制在与调定点相适应的水平而引起的被动性体温升高，调定点并未上移。发热（fever）是指机体在致热原作用下，体温调节中枢的调定点上移而引起的调节性体温升高。一般而言，当腋下温度超过 37℃ 或口腔温度超过 37.3℃，一昼夜体温波动超过 1℃，可称为发热。

（1）发热的程度判断。以口腔温度为例，发热可分为：

低热：37.3~38.0℃；

中等热：38.1~39.0℃；

高热：39.1~41.0℃；

超高热：41℃以上。

（2）发热过程。一般发热包括三期：

体温上升期：此期特点是产热大于散热。体温上升可有两种方式：骤升和渐升。骤升常见于肺炎球菌肺炎、疟疾等。渐升见于伤寒等。此期主要表现有：皮肤苍白、畏寒、寒颤、皮肤干燥。

高热持续期：此期特点是产热和散热趋于平衡。体温维持在较高水平。主要表现有：皮肤潮红、灼热；口唇、皮肤干燥；呼吸深而快；心率加快；头痛、头晕、食欲不振、全身不适、软弱无力。

退热期：此期特点是散热大于产热，体温恢复至正常水平。退热方式可有骤退和渐退两种。骤退易出现血压下降、脉搏细速、四肢厥冷等虚脱或休克现象。退热期主要表现有：皮肤潮湿、大量出汗。

（3）常见热型。

稽留热（constant fever）：体温持续在39~40℃，达数大或数月，24小时波动范围不超过1℃。见于肺炎球菌肺炎、伤寒等。

弛张热（remittent fever）：体温在39℃以上，24小时内温差达1℃以上，体温最低时仍高于正常水平。见于败血症、风湿热、化脓性疾病等。

间歇热（intermittent fever）：体温骤然升高至39℃以上，持续数小时或更长，然后下降至正常或正常以下，经过一个间歇，又反复发作。即高热期和无热期交替出现。见于疟疾等。

不规则热（irregular fever）：发热无一定规律，持续时间不定。见于流行性感冒、癌性发热等。

目前，因发热症状大多得到及时治疗和护理，这些热型在临床已不多见。

（4）高热患者的护理。

①观察病情：观察生命体征：高热患者应每4小时测量1次体温；体温降至38.5℃（口腔温度）以下时，改为每天测量4次；体温降至正常后，连续测两天，每日3次。同时要观察患者的面色、脉搏、呼吸及出汗等体征。观察伴随症状：寒战、淋巴结肿大、出血、肝脾肿大、结膜充血、单纯疱疹、关节肿痛及意识障碍等。观察发热的原因及诱因是否消除。观察治疗效果及实验室检查结果。观察出入量及体重变化。

②降温：可选用物理降温或药物降温的方法。物理降温有局部和全身冷疗两种。局部冷疗采用冷毛巾、冰袋（多用于39℃以上的高热患者）、化学致冷袋在头部、大动脉处作冷敷。全身冷疗可采用温水擦浴、酒精擦浴（多用于39.5℃以上的高热患者）。必要时可给予药物降温，但必须注意防止退热时大量出汗发生虚脱。采用降温措施30分钟后应测体温1次，并作好记录与交班。

③补充营养和水分：少量多餐补充易消化的高热量、高蛋白、高维生素的流质或半流质食物。鼓励多饮水，以每日2500~3000ml为宜。

④增进舒适、预防并发症：休息：酌情减少活动，适当休息，高热患者应绝对卧床休息。口腔护理：由于发热时唾液分泌减少，口腔黏膜干燥，且抵抗力下降，易引起口腔炎和黏膜溃疡，应做好口腔护理，以预防口腔感染。皮肤护理：退热大量出汗时，应及时擦干汗液，更换衣服及床单，保持皮肤清洁干燥。对长期持续高热者，应定时协助翻身，防止褥疮、肺炎等并发症。

⑤加强心理护理：对体温的变化及伴随的症状予以耐心解释，尽量满足患者的合理需求。

⑥健康教育：与患者共同讨论分析发热原因及防护措施。

2. 体温过低

体温过低(hypothermia)是指机体深部温度持续低于35℃以下。需特别注意有些老年人的正常温度低于35℃。体温过低可能与手术、极端天气条件、浸入冷水或缺乏住所和衣服有关，也常见于早产儿，以及下丘脑受损、严重营养不良、全身衰竭、药物中毒(麻醉剂、镇静剂)、重症疾病(如败血症、大出血)等患者。表现为：皮肤苍白、四肢冰冷、呼吸减慢、血压降低、脉搏细弱、心律不齐、感觉和反应迟钝甚至昏迷。

体温过低患者的护理：①提升环境温度，注意机体保暖。调节室温至24~26℃为宜，给予衣物、毛毯、棉被、电热毯、热水袋等，但要注意避免烫伤。②密切观察生命体征变化，尤其是体温的变化。③加强营养使产热增加。④根据体温过低原因进行疾病护理。

二、脉搏

脉搏(pulse)是指心脏的收缩和舒张引起动脉管壁产生的节律性起伏搏动。评估脉搏是评估心脏、血管和循环状况的一种快速而简单的方法。

(一)脉搏的生理变化

1. 脉率(pulse rate)

脉率是每分钟脉搏搏动的次数。健康成年人的正常范围为60~100次/分，平均速度为70~80次/分。在健康成年人中，外周脉率与心率相同。因此，当脉率微弱难以测定时，应测心率。脉率受诸多因素影响，会出现生理性变化。

(1)年龄：年龄愈小，脉搏愈快。新生儿可达130~140次/分钟，随年龄的增长而逐渐减慢，到老年时轻度增加。

(2)性别：通常女性比男性快5次/分。

(3)体型：身材高大者比同龄身材矮小者低，体表面积越大，脉率越小。

(4)其他因素：进食、运动、情绪激动时脉搏可暂时增快。休息、睡眠时较慢。

2. 脉律(pulse rhythm)

脉律是指脉搏的节律性。正常脉律搏动均匀，间隔时间相等，正常小儿、青年和一部分成年人可出现窦性心律不齐，表现为脉率吸气时增快，呼气时减慢，一般无临床意义。

3. 脉搏的强度

这是指触诊时，血液流经血管导致动脉管壁起伏搏动的强弱程度。正常情况下每搏强弱相同。脉搏的强弱与心搏出量、脉压、外周阻力和动脉壁的弹性有关。

4. 动脉壁的情况

这是指触诊时感觉到的动脉壁的性质。正常动脉壁光滑、柔软、具有弹性。

(二)异常脉搏及护理

1. 脉率异常

(1)心动过速(tachycardia)：成人脉率超过100次/分钟，又称速脉。常见于发热、大出血、甲亢、心力衰竭、休克等。

(2)心动过缓(bradycardia)：成人脉率低于60次/分钟，又称缓脉。常见于颅内压增高、房室传导阻滞等。

2. 脉律异常

(1)间歇脉(intermittent pulse)：在一系列正常规则的脉搏中，出现一次提前而较弱的脉搏，其后有一较正常延长的间歇，称间歇脉。常见于各种心脏病或洋地黄中毒患者。但正常人在过度疲劳、精神兴奋、体位改变时也偶尔出现间歇脉。

(2)二联律(bigeminy)、三联律(trigeminy)：隔一个或两个正常搏动后出现一次过早搏动，前者称二联律，后者称三联律。常见于各种器质性心脏病。

(3)绌脉(pulse deficit)：在同一单位时间内脉率少于心率称绌脉。其特点是心律完全不规则，心率快慢不一，心音强弱不等。常见于心房纤颤的患者。

3. 脉搏强度的异常

(1)洪脉(bounding pulse)：当心输出量增加，周围动脉阻力减小，脉搏充盈度和脉压较大时，脉搏强大有力，称洪脉。见于高热、甲亢、主动脉瓣关闭不全等患者。

(2)丝脉(small pulse)：当心输出量减少，周围动脉阻力增大，动脉充盈度降低时，脉搏细弱无力，扪之如细丝，称丝脉。见于大出血、主动脉瓣狭窄和休克、全身衰竭的患者，是一种危险脉象。

(3)水冲脉(water hammer pulse)：脉搏骤起骤落，有如洪水冲涌，故名水冲脉。因脉压增大所致，主要见于主动脉瓣关闭不全、动脉导管未闭、甲亢、严重贫血患者。

(4)交替脉(alternating pulse)：交替脉指节律正常而强弱交替出现的脉搏。交替脉是左心室衰竭的重要体征。常见于高血压性心脏病、急性心肌梗死、主动脉瓣关闭不全等患者。

(5)奇脉(paradoxical pulse)：当平静吸气时，脉搏明显减弱甚至消失的现象称奇脉。可见于心包积液、缩窄性心包炎的患者，是心包填塞的重要体征之一。

4. 动脉壁的异常

早期硬化仅可触知动脉壁弹性消失，呈条索状；严重时，动脉壁不仅硬，且有迂曲并呈结节状，诊脉有如按在琴弦上。

5. 异常脉搏的护理

(1)病情观察：观察病人脉搏的频率、节律、强弱及动脉管壁的弹性，以及其他相关症状。

(2)用药护理：遵医嘱给药，观察药物疗效及不良反应，做好用药指导。

(3)心理护理：稳定情绪，消除顾虑。

(4)准备急救：备好急救药物、物品和仪器，使之处于完好备用状态。

(5)健康教育：指导患者增加卧床休息的时间，适当活动；进食清淡易消化饮食；戒烟限酒；控制情绪；勿用力排便和咳嗽；学会自我检测脉搏及观察药物的不良反应。

三、呼吸

(一)呼吸的生理变化

1. 正常呼吸

正常成人安静状态下的呼吸频率为 16~20 次/分，节律规则，呼吸运动均匀无声且不费力。呼吸与脉搏的比例为1:4，男性及儿童以腹式呼吸为主，女性以胸式呼吸为主。

2. 生理变化

（1）年龄：年龄越小呼吸频率越快，新生儿的呼吸频率通常为每分钟40~60次。随着年龄增长，呼吸频率逐渐降低，直到达到每分钟16~20次呼吸的正常成人频率。老年人呼吸频率略有下降。

（2）性别：同龄女性稍高于男性。

（3）运动：肌肉活动会导致呼吸频率和深度的暂时增加，从而增加组织的氧气供应，并排除身体过量的二氧化碳。

（4）情绪：如焦虑或恐惧，可能会由于刺激交感神经而显著影响呼吸。最常见的变化是增加呼吸频率。

（5）吸烟：由于气道顺应性（弹性）的变化，长期吸烟会增加静息呼吸频率。

（6）体位：站立位可使呼吸深度最大化，平躺减低呼吸深度。坐位时肩膀向前，背部弯曲成C形，可妨碍胸部扩张，从而阻碍呼吸。

（7）药物：中枢神经系统抑制剂（如吗啡）或全身麻醉剂，会引起呼吸减慢。咖啡因和阿托品可以引起浅呼吸。

（8）环境：如环境温度升高，可使呼吸加深加快。

（9）体温：一般体温每升高1℃，呼吸频率增加3~4次/分。

（10）血压：血压大幅度变化时，可反射性地引起呼吸变化。血压升高，呼吸减慢；血压降低，呼吸加快加强。

（二）异常呼吸及护理

1. 频率异常

（1）呼吸过速（tachypnea）：又称气促（polypnea），指成人呼吸超过24次/分钟。见于发热、疼痛、缺氧、甲亢等患者。

（2）呼吸过缓（bradypnea）：指成人呼吸低于12次/分。见于颅内压增高、安眠药中毒等患者。

2. 节律异常

（1）潮式呼吸：又称陈-施氏呼吸（Cheyne-Stokes respiration），是一种呼吸由浅慢逐渐变为深快，再由深快转为浅慢，再经一段呼吸暂停（5~20秒）后，又开始重复以上过程的周期性变化。周期可长达30秒至2分钟。常见于中枢神经系统疾病，如脑炎、脑膜炎、颅内压增高、酸中毒、巴比妥中毒和濒死患者。

发生机理：由于呼吸中枢兴奋性减弱或高度缺氧时，血中正常浓度CO_2不能通过化学感觉器引起呼吸中枢兴奋，故呼吸逐渐减弱以至暂停，当呼吸暂停时，CO_2停止呼出，体内CO_2积聚，血中$PaCO_2$可暂时增高，当高至一定浓度后，通过颈动脉体和主动脉体的化学感受器，反射性地刺激呼吸中枢再次引起呼吸。随着呼吸进行，CO_2的排出，使$PaCO_2$降低，呼吸再次变慢以至暂停。

（2）间断呼吸（cogwheel breathing）：又称毕奥呼吸（Biot's respiration），表现为规律呼吸与呼吸暂停现象交替出现。其特点是有规律的呼吸几次后，突然停止呼吸，间隔10~60

秒，又开始呼吸，为呼吸中枢兴奋性显著降低的表现，产生机制同潮式呼吸，但比潮式呼吸更严重，多在临终前出现。

3. 深度异常

(1)深度呼吸：又称库斯莫氏呼吸(Kussmaul's respiration)，是一种深而规则的大呼吸。见于糖尿病酮症酸中毒和尿毒症酸中毒等。

(2)浅快呼吸：是一种浅表而不规则的呼吸，有时呈叹息样。见于呼吸肌麻痹、某些肺与胸膜疾病，如肺炎、胸膜炎、肋骨骨折等，也可见于濒死的患者。

4. 呼吸音响的异常

(1)蝉鸣样(strident)呼吸：表现为吸气时有一种高音调，似蝉鸣样的音响。由于声带附近阻塞，空气吸入困难导致，多见于喉头水肿、痉挛、喉头异物等。

(2)鼾声(stertorous)呼吸：表现为呼气时发出粗糙的鼾声，由于气管或支气管内有较多的分泌物蓄积所致。多见于昏迷患者。

5. 形态异常

(1)胸式呼吸减弱，腹式呼吸增强：女性因肺、胸膜或胸壁疾病产生的疼痛使胸式呼吸减弱，腹式呼吸增强。

(2)腹式呼吸减弱，胸式呼吸增强：男性及儿童因腹膜炎、大量腹水、肝脾极度肿大、腹腔巨大肿瘤等原因，使膈肌下降受限导致腹式呼吸减弱，胸式呼吸增强。

6. 呼吸困难(dyspnea)

患者自感空气不足，呼吸费力，可出现紫绀、鼻翼煽动、端坐呼吸，辅助呼吸肌参与呼吸活动，造成呼吸频率、深度、节律的异常。临床上可分为：

(1)吸气性呼吸困难：其特点是吸气显著困难，吸气时间延长，出现三凹征(吸气时胸骨上窝、锁骨上窝、肋间隙或腹上角出现凹陷)。由于上呼吸道部分梗阻，气流不能顺利进入肺，吸气时呼吸肌收缩，肺内负压极度增高所致。常见于气管阻塞、气管异物、喉头水肿。

(2)呼气性呼吸困难：其特点是呼气费力，呼气时间延长。由于下呼吸道部分梗阻、气流呼出不畅所致。常见于支气管哮喘、阻塞性肺气肿。

(3)混合性呼吸困难：其特点是吸气和呼气均感费力，呼吸浅而快。由于广泛性肺部病变使呼吸面积减少，影响换气功能所致。常见于肺部感染，大量胸腔积液和气胸。

(三)呼吸异常的护理

(1)病情观察。观察呼吸的频率、深度、节律、声音、形态有无异常；有无咳嗽、咳痰、咳血、发绀、呼吸困难及胸痛表现。观察药物的治疗效果和不良反应。

(2)体位。取合适的体位，卧床休息，以减少耗氧量。

(3)提供舒适环境。注意环境舒适、安静，空气流通、清新，调节好室内的温度、湿度。

(4)配合治疗。根据医嘱给药，酌情给予氧气吸入，必要时进行吸痰，保持呼吸道通畅，必要时可用呼吸机辅助呼吸，以改善呼吸困难。

(5)饮食护理。选择营养丰富、易于咀嚼和吞咽的食物，注意水分的供给，避免过饱及产气食物，以免膈肌上升影响呼吸。

（6）健康教育。戒烟限酒，减少对呼吸道黏膜的刺激；培养良好的生活方式；教会患者呼吸训练的方法，如缩唇呼吸、腹式呼吸。

四、血压

血压（blood pressure，BP）是血管内流动的血液对血管壁的压强，是衡量心血管健康的重要指标。根据承压血管的不同可分为动脉血压、静脉血压和毛细血管压。一般所说的血压是指动脉血压。

（一）血压的生理变化

1. 正常血压

临床上测量血压的常用部位是肱动脉，正常血压的范围一般以肱动脉为标准。正常成人安静状态下的血压正常范围为：收缩压 90~139mmHg，舒张压 60~89mmHg，脉压 30~40mmHg，平均动脉压≈舒张压+1/3 脉压。

2. 生理变化

（1）年龄：随着年龄的增长，动脉顺应性下降，左心室壁发生退行性变化，因此收缩压和舒张压均随着年龄增长而升高，新生儿平均收缩压为 60~80mmHg，舒张压为 40~50mmHg。在整个童年时期血压逐渐增加。儿童或青少年的血压取决于体型，较瘦小的儿童或青少年的血压比较粗壮的孩子要低。

（2）性别：男性的血压略高于同年龄的女性。更年期后，女性的血压往往会升高，可能与雌激素的减少有关。

（3）家族史：高血压家族史显著增加个体发生高血压的可能性。

（4）饮食：研究发现钠摄入过多、吸烟和饮酒均会导致血压增加。咖啡因摄入后可能会短时间内升高血压，但对血压无长期影响。

（5）运动：运动时血压的变化与肌肉运动的方式有关，以等长收缩为主的运动会使血压升高；以等张收缩为主的运动，开始时使血压升高，继而由于血流量重新分配和有效血容量的改变，血压可逐渐恢复正常。因此，运动后应该等待约 30 分钟，再评估血压。

（6）体位：站立位血压比坐位高，坐位血压比卧位高。测量血压时，如果患者的手臂高于心脏水平，或者手臂没有支撑，测得的血压更高。坐位时，如果患者的脚悬空或者腿交叉，测得的血压更高。

（7）种族：非裔美国人的高血压发生率高于欧美人，且并发证和高血压相关死亡的发生率较高。

（8）昼夜和睡眠：一般来说，血压会随着人的日常活动和作息而变化。清晨起床前的血压最低，起床活动后血压迅速升高，饭后略有升高，晚餐后的血压值最高，睡觉时又会降低。睡眠不佳时，血压稍有增高。

（9）环境：寒冷环境可使血压升高，高温环境可使血压下降。

（10）身体不同部位：一般右上肢高于左上肢 10~20mmHg，下肢高于上肢 20~40mmHg。

（11）情绪：恐惧、紧张、兴奋等情绪可因刺激交感神经系统而导致血压急剧上升。例如："白大衣高血压"——患者的血压在医生办公室或诊所中会升高，而在其他地方则血压正常。这种情况表明患者的血压可能会在感受压力时升高。如果这种情况持续出现，则需要治疗。

（12）药物：许多药物对血压有影响。这种影响有可能是治疗效果，如抗高血压药物；也有可能是副作用，如止痛药物会使血压下降。

（二）异常血压及护理

1. 高血压（hypertension）

高血压是指在未使用降压药物的情况下，年龄超过 18 岁的成年人收缩压在 140mmHg 及以上和（或）舒张压在 90mmHg 及以上。中国高血压分类标准（2010 版）见表 11-1。

表 11-1 　　　　　　　　　　　　　　　**中国高血压分类标准（2010 版）**

分级	收缩压（mmHg）		舒张压（mmHg）
正常血压	<120	和	<80
正常高值	120~139	和（或）	80~89
高血压：	≥140	和（或）	≥90
1 级高血压（轻度）	140~159	和（或）	90~99
2 级高血压（中度）	160~179	和（或）	100~109
3 级高血压（重度）	≥180	和（或）	≥110
单纯收缩期高血压	≥140	和	<90

2. 低血压（hypotension）

低血压是指体循环动脉压力低于正常范围的状态。低血压的诊断尚无统一标准。一般认为成年人上肢动脉血压低于 90/60mmHg 即为低血压。根据病因可分为生理性和病理性低血压。生理性低血压状态指部分健康人群中，其血压测量值已达到低血压标准，但无任何自觉症状，经长期随访，除血压偏低外，人体各系统器官无缺血和缺氧等异常，也不影响寿命。病理性低血压除血压降低外，常伴有不同程度的症状以及某些疾病，常见于休克、大量失血、心肌梗死、严重创伤、感染、过敏等原因所致血压急剧降低。

3. 脉压异常

脉压差增大常见于主动脉瓣关闭不全、动脉硬化、甲亢等。脉压差减小常见于主动脉瓣狭窄、心包积液、末梢循环衰竭等。

4. 血压异常的护理

（1）病情观察：对血压异常者应密切监测血压，测量血压时应做到"四定"：定时间、定部位、定体位、定血压计。对血压持续增高的病人，应每日测量血压 2~3 次，并做好记录，必要时测立、坐、卧位血压，掌握血压变化规律。对高血压患者，应注意观察有无并发证症状，如头痛、视物模糊、恶心、呕吐、抽搐、端坐呼吸、喘憋、紫绀、咳粉红色泡沫痰等。对于低血压患者，应注意有无低灌注的症状，如头昏、头晕、视力模糊、乏力、恶心、认识功能障碍、心悸等。

(2)休息与活动:保证合理的休息及睡眠,避免劳累,提倡适当的体育运动,以改善血液循环,增强心血管功能。对轻度高血压病人,进行有氧代谢运动效果较好,如骑自行车、跑步、做体操及打太极拳等,但需劳逸结合,避免时间过长的剧烈活动。严重的高血压病人应卧床休息,高血压危象者则应绝对卧床,并需在医院内进行观察。对体位性低血压患者,由卧位转为站立时注意不要过猛,或以手扶物,以防因低血压而引起跌倒等。

(3)饮食护理:高血压患者应选用低盐、低热能、低脂、低胆固醇、高维生素、高纤维素的清淡易消化饮食,鼓励病人多食水果、蔬菜,戒烟,控制饮酒、咖啡、浓茶等刺激性饮料。低血压患者每餐不宜吃得过饱,吃稍咸的食物以增加饮水量,适量饮茶,适量饮酒(葡萄酒最好,或饮适量啤酒,不宜饮烈性白酒)。

(4)心理护理:对待患者应耐心、亲切、和蔼、周到。根据患者的情况,有针对性地进行心理疏导。同时,让患者了解控制血压的重要性,帮助患者训练自我控制的能力,参与自身治疗护理方案的制定和实施,指导病人坚持服药,定期复查。

(5)用药护理:让患者了解遵医嘱服药的重要性,不得随意漏服、减药或停药。同时,密切观察药物疗效和不良反应。

(6)健康教育:培养良好的生活习惯,如保证足够的睡眠,养成定时排便的习惯,注意保暖,避免冷热刺激等。教会患者测量和判断异常血压的方法。

第二节 基本护理技术

与生命体征相关的基本护理技术包括体温、脉搏、呼吸和血压的测量。

一、体温、脉搏、呼吸的测量

(一)概述

1. 体温计的种类及构造

体温计是测量人体温度的常见工具。目前,临床上和生活中所使用的体温计有多种类型,每种体温计都有其优缺点,应选择最适合患者情况的温度计。

市面上比较常见的体温计有水银体温计、电子式体温计、多功能红外体温计。

(1)水银体温计:又称为玻璃体温计,由玻璃制成外壳,表面刻有刻度,内有一条毛细管。玻璃管的末端为球部,内部充满液状水银。球部的水银受体温的影响而体积膨胀,使球部水银进入毛细管内形成水银柱。当与体温达到热平衡时,水银柱恒定,此时水银柱所指的刻度即为所测的体温。体温计毛细管的下端靠近球部处的管颈是一个很狭窄的缩口,当体温计离开人体后,外界气温较低,水银遇冷体积收缩,在狭窄的缩口处断开,使已升入毛细管内的部分水银不能退回球部,可保证水银柱保持在与人体接触时所达到的高度。因此,水银体温计可离开人体进行准确读数,且使用后的体温计应将水银柱甩至35℃以下备用。

水银体温计分口表、肛表、腋表三种。从外观上可区分三种水银体温计。口表的玻璃管呈三菱镜状，球部较细长；肛表的玻璃管也呈三菱镜状，但球部较短粗；腋表的玻璃管呈扁平状，球部较细长。

水银体温计具有使用灵活(可用于测量口腔、直肠或腋窝温度)、测量结果准确、稳定性高、价格低廉、易于消毒等优点。但是水银体温计由玻璃制成，容易破碎，存在持续更换的成本和致人受伤的风险，且读数较缓慢，需要 3~10 分钟才能获得一个准确的读数。另外，对于一些人来说，很难看清水银柱的高度而准确读数。水银体温计中含汞，汞一旦暴露于空气中就会蒸发并被人体吸入。汞对人体危害较大，吸入汞蒸汽可对神经、消化和免疫系统，以及肺和肾造成损害。考虑到水银体温计中汞的危害，许多国家都已禁止使用。但在我国并未禁止使用水银体温计，水银体温计在医疗领域和普通家庭仍被广泛使用。

水银体温计的使用现状①

- 瑞典，于 1992 年就已禁止在医疗设备中使用水银。
- 英国、法国、丹麦和荷兰也先后禁止使用和销售水银体温计。
- 2000 年，美国 13 个州立法禁售水银体温计。
- 欧盟 2005 年开始禁止销售和出口水银体温计。
- 发展中国家中，阿根廷于 2008 年 12 月宣布全国禁用水银体温计。
- 世界卫生组织也曾强调水银对公众健康造成的危害，呼吁全球禁用水银体温计。
- 截至目前，我国尚未制定具体措施来限制水银体温计的生产和销售。
- 我国每年因制作水银体温计耗汞量非常庞大，仅 2008 年就消耗了 109.25 吨汞。每年生产的体温计达到 1.2 亿支，大部分用于出口。国内保有量约为 5000 万支，其中 3500 万支在医疗机构。

当发生汞泄漏时，正确的处理方法是：立即关闭室内加热装置，开窗通风，戴上口罩和橡胶手套，用硫黄粉或三氯化铁溶液与散落的汞珠混合，使其发生化学反应，降低毒性，然后收集汞珠并装进密封的小瓶，贴上标签，最后送往环保部门。当水银体温计被咬碎而误食水银时，应先利用催吐或导泄的方式使水银排出体外，同时，让误食者饮用生牛奶等含蛋白质的食物，使蛋白质与水银结合。如果摄入量大，则需要及时洗胃。

(2)电子体温计：由感温探头(温度传感器)、显示器、充电装置、专用集成电路及其他电子元器件组成。利用温度传感器输出电信号，直接输出数字信号，或者将电信号转换成能够被内部集成电路识别的数字信号，然后通过显示器以数字形式显示温度，能记录、读取被测温度的最高值。测得最高温度时会有蜂鸣声提示，使用方便。感温探头上有一次性塑料护套覆盖，为了防止交叉感染，每次使用后应将护套丢弃。部分电子体温计的感温探头分别有口温探头和肛温探头，以不同颜色区分。一般红色的为肛温探头，蓝色为口温探头。

电子体温计具有使用灵活(可用于测量口腔、直肠或腋窝温度)、读数方便(显示屏数

---

① 资料来源：吴晓春，高翠玲，王伟. 我国水银体温计的使用现状及对策分析[J]. 医疗卫生装备，2017，28(4)：140-145.

字显示温度）、测量时间短（读数需 2~60 秒）等优点，但也具有价格昂贵、需要定期检查和维护以确保准确性、相比于其他类型的体温计其准确性存在争议等缺点。

（3）电子红外体温计：是通过温度传感器接收被测身体部位的红外能并转换成数字信号显示体温的可充电式体温计。分为接触式红外体温计与非接触式红外体温计，接触式红外体温计常见的有耳温计、额温计以及多功能体温计；非接触式红外体温计最常见的是额温枪，可远距离实现对人体温度的测量。

电子红外体温计具有易于使用、测量时间短（读数需 2~5 秒）、操作错误率低等优点，由于可节约时间和劳动力，电子红外体温计可能是最具成本效益的测温方法。其缺点为价格昂贵、需要定期检查和维护以确保准确性，部分研究指出测鼓膜的红外温度计相比于电子或玻璃体温计而言结果不太准确。

2. 体温测量部位

肺动脉、食道和膀胱是测量体核温度较为准确的部位。肺动脉被认为是测量体温的"金标准"。但对于大多数临床环境来说，测量这些部位的温度是侵入性的操作，且价格昂贵，这些部位主要用于手术和重症监护中对体温的监测。

临床上测量体温的常见部位是腋窝、口腔和直肠。使用腋窝测量体温安全、方便，儿童、不能配合或无意识的患者也可测量腋温，推荐作为常规测温部位。但是腋窝温度不能代表核心温度，被认为是最不准确的测温部位之一。并且测量时间长（如果使用玻璃温度计需 10 分钟）。出汗会影响测量结果，因此大量出汗的患者禁止使用腋窝测量体温。

直肠的温度最能代表核心体温。适用于无法遵循指示进行口温测量的患者，或是要求精确测量体温的患者。但是，测量直肠部位的温度要求患者摆放特殊体位，粪便可能导致测量结果不准确，大多数患者认为测量肛温令人反感或尴尬，并且存在损伤直肠黏膜的风险，因此，直肠不作为首选的测温部位。严重腹泻、直肠疾病或直肠手术患者、新生儿、痔疮患者、心脏手术和部分心脏疾病患者、免疫抑制或凝血障碍患者禁止使用直肠测温。

测量口腔温度简单、方便、舒适，对成人和能遵循简单指示的儿童来说比较安全。其缺点是：使用玻璃温度计测量口温时，温度计可能被咬破，导致水银泄漏和中毒；测温时需闭口；测量前 30 分钟内喝冰水、热水、茶或者吸烟将影响测量结果的准确性。婴幼儿、口腔手术、经口呼吸、寒战、精神错乱或无意识的患者禁止测量口温。

体温测量结果因测温部位而异，对不同部位测量结果差异的研究存在争议。一般认为，测量结果从低到高的部位依次为：腋窝、口腔、鼓膜、直肠和颞动脉。对于腋窝、口腔和直肠的温度，每个部位和下一个较高的部位之间的差异约为 0.4℃。

3. 脉搏测量部位

评估脉搏时，可选择浅表、靠近骨骼的大动脉进行测量。常用部位包括颞动脉、颈动脉、肱动脉、桡动脉、股动脉、腘动脉、胫骨后动脉和足背动脉。脉搏测量部位的选择取决于测量脉搏的原因和被测部位的可及性。

（1）桡动脉：用于生命体征的常规评估，是测量脉搏最常用的部位。因为搏动明显且易于接近。

（2）肱动脉：用于婴幼儿心肺复苏时。

（3）颈动脉：用于住院患者 CPR 和大脑循环的评估。

（4）颞动脉：用于大脑循环的评估或其他部位不易接近时。

(5)胫骨后动脉和足背动脉：用于评估外周循环。

(6)股动脉：用于心跳骤停时确定腿部循环以及儿童脉搏的测量。

(7)腘动脉：用于评估小腿循环。

(二)目的

(1)判断患者的体温、脉搏、呼吸有无异常。

(2)动态监测体温、脉搏、呼吸的变化，协助诊断，为预防、治疗、康复、护理提供依据。

(三)操作程序(表11-2)

表 11-2

评估内容	询问患者身体情况： ①病情、营养状况、意识状态、年龄、合作程度； ②患者 30 分钟内有无进食、冷热饮、行冷热敷、沐浴、剧烈活动
实施要点	1. 仪表：符合要求 2. 操作用物：治疗盘、体温计、清洁容器(内备已消毒体温计 1 支)、另备一容器(放使用后的体温计)、含消毒液纱布、表(带有秒针)、弯盘、记录本、笔；测量肛温时，另备润滑剂、棉签、卫生纸 3. 操作步骤 (1)核对患者床号、姓名，评估患者 (2)洗手，戴口罩，检查体温计是否完好，将水银柱甩至35℃以下 (3)备齐用物携至床旁，再次核对 (4)根据患者病情、年龄等选择测量体温的方法。协助患者取坐位或卧位 (5)测量体温：按要求放置体温计，计时 ①测腋温：擦干患者腋下的汗液，将体温计水银端放于患者腋窝深处并贴紧皮肤，协助患者屈臂过胸夹紧，防止滑脱，测量时间 10 分钟 ②测口温：将水银端斜放于患者舌下热窝，闭紧口唇，用鼻呼吸，测量时间 3 分钟 ③测肛温：先在肛表前端涂润滑剂，将肛温计的水银端插入 3~4cm，测量时间 3 分钟 (6)测量脉搏 ①以示指、中指、无名指的指端按压桡动脉，力度适中，以能感觉到脉搏搏动为宜 ②一般患者可以测量 30 秒，脉搏异常者，测量 1 分钟，核实后报告医师 (7)测量呼吸 ①将手放至患者的诊脉部位似诊脉状，观察患者的胸腹部，一起一伏为一次呼吸，测量 30 秒 ②危重病人呼吸不易观察时，用少许棉絮置于病人鼻孔前，观察棉絮吹动情况，计数 1 分钟 (8)告知患者脉搏、呼吸次数，并记录 (9)按规定时间取出体温计，并用含消毒液纱布擦拭后读取体温数 (10)告知患者测量结果，并记录 (11)整理患者衣、被，协助患者取舒适体位。询问患者需要 (12)清理用物，消毒体温计 (13)洗手，取口罩 (14)将测量结果绘制于体温单上

指导患者	1. 告知患者测量结果 2. 告知患者测量体温、脉搏时的注意事项 3. 告知患者测量口温前 15~30 分钟勿进食过冷、过热的食物，测口温时闭口用鼻呼吸，勿用牙咬体温计
注意事项	1. 婴幼儿、意识不清或不合作的患者测量体温时，护理人员应当守护在患者旁边 2. 如有影响测量体温的因素，则应当推迟 30 分钟测量 3. 发现体温和病情不符时，应当复测体温

二、血压测量

(一)概述

1. 血压测量方法

(1)直接测量法：将导管在无菌条件下插入动脉，并与电子监控系统的管道相连，监控屏幕上显示的波形即为连续的血压值。虽然直接测量法非常准确，但存在突发动脉出血的风险，其使用范围仅限于重症监护区和手术时。

(2)间接测量法：使用血压计间接地或非侵入性地测量血压的方法，可在任何临床或社区环境中进行血压测量。其测量方法是在手臂上束紧袖带，袖带通过一根橡胶管与一个小型加压球(通过反复捏挤给袖带充气)相连。通过加压球给袖带充气而不断挤压手臂上的动脉，这时用听诊器可以听到由于血液流经被挤压而变狭窄的血管，形成涡流而发出的低沉的冲击音，称为柯式音(Korotkoff sounds)，通过不断束紧袖带来挤压手臂上的动脉，当压力达到一定程度时，肱动脉的血液流动将完全停止，这时用听诊器也听不到原来有规律的柯式音。然后将袖带中的气体缓缓放出，当袖带内的压力与收缩压相等时，血流开始通过袖带，通过听诊器可重新听到第一声柯式音，此时血压计指示的血压值为收缩压。继续放气，此时均可听到柯式音，直到袖带内的压力与舒张压相等或稍低，血流完全恢复通畅，涡流消失，柯式音也随之减弱或消失，此时血压计指示的血压值为舒张压。

2. 血压测量工具的种类及选择

(1)水银血压计和无液血压计。水银血压计和无液血压计均由袖带、带调节阀的加压球和压力计三部分组成。袖带内包含可充气橡胶囊，外套布袋，有两根橡胶管分别与压力计和加压球相通，加压球可向袖带的橡胶气囊内充气。袖带可放置在上臂或大腿中部，并有各种尺寸可供选择。尺寸合适的袖带，其气囊的宽度应大约为成年人上臂(或其他肢体)长度的 2/3、儿童的整个上臂长度。或者，气囊的宽度是手臂周长的 40%，长度应包绕成人手臂的 80%。使用尺寸不合适的袖带可导致多达 30mmHg 的测量误差。如果袖带太狭窄，血压读数会偏高；如果太宽，则读数会偏低。如果在临床工作中必须使用尺寸不合适的袖带，最好使用过大的袖带而不是太小的袖带，并且在记录血压值时注明袖带的尺寸。

无液压力计为一刻度盘，盘中央有一根与弹簧连接的指针指向血压数值。水银压力计由玻璃管、标尺、水银槽三部分构成，玻璃管固定于血压计盒盖内面，管面上标有标尺，上端盖有金属帽并与大气相通、下端与水银槽相通。水银槽中贮存有大约 60g 水银。当袖带的气囊充气后，气压将水银槽中的水银向上推入玻璃管形成水银柱，水银柱的高度显示血压的读数，当袖带放气时，水银柱落下，水银回到水银槽中。

水银压力计存在玻璃管破损、水银泄漏的风险。然而，水银压力计比需要频繁校准的无液压力计更容易维护并且更准确。考虑到水银压力计的汞危害，许多国家的医疗保健机构已经逐步停用水银压力计。

水银血压计和无液血压计测量血压时均需要使用听诊器。普通听诊器和血压计足以用来测量大部分患者的血压。测血压时，为了更准确地听到声音，应当选择质量好且连接管较短的听诊器。当患者血压较弱时，可使用超声听诊器放大声音。

(2)电子血压计：通过使用扩音器检测声音或使用传感器检测血液流过动脉时的压力波来测量血压，可在数秒内得到收缩压、舒张压和脉搏的测量值，可按时间间隔监测和记录血压，并且不需要使用听诊器。

当需要频繁地监测血压时(例如在手术过程中或患者病情严重时)，使用电子血压计更为合适。在住院患者中，电子血压计正逐渐取代普通听诊器和血压计。然而，有证据表明电子血压计可能不及听诊类血压计精确，因此，在使用电子血压计进行血压监测前，应该先用听诊类血压计测量患者的基线血压值。许多患者在家中使用电子血压计监测血压，这对于血压筛查是非常有帮助的，当患者血压读数不在正常范围内时，应及时就医。

3. 血压测量部位的选择

通常使用肱动脉测量血压。然而，患者的手臂状况以及其他因素会干扰血压测量的准确性。因此，应避免在有静脉输液通道、肾脏透析管道、皮肤移植物、石膏或绷带的手臂，或者瘫痪、患病、大面积创伤或同侧乳房或肩膀做过手术的手臂上进行血压测量。在这些情况下，可以选择大腿或小腿进行血压测量。下肢的收缩压比手臂高 20~30mmHg，但舒张压相似。

(二)目的

(1)测量和记录患者血压、判断有无异常情况。

(2)监测血压变化，间接了解循环系统功能。

（三）操作程序（表 11-3）

表 11-3

评估内容	询问患者身体情况：①病情和基础血压值；②意识状态及合作程度
实施要点	1. 仪表：符合要求 2. 操作用物：治疗盘、血压计、听诊器、记录单 3. 操作步骤 （1）核对医嘱，准备用物 （2）核对患者床号、姓名，评估患者 （3）检查血压计 （4）洗手，戴口罩 （5）备齐用物携至床旁桌上，再次核对 （6）协助患者取坐位或卧位。保持血压计零点与肱动脉、心脏同一水平处。取卧位时平腋中线；坐位时平第四肋 （7）卷袖露臂手掌向上，肘部伸直 （8）打开血压计，开启水银槽开关。驱尽袖带内空气，平整地缠于患者上臂膀中部，袖带下缘距肘窝 2~3cm，缠袖带，松紧以能插入一指为宜 （9）听诊器置肱动脉搏动最明显处，一手固定，另一手握加压气球，关气门，匀速向袖带内充气至肱动脉搏动消失后，再升高 20~30mmHg （10）匀速缓慢放气，速度以水银柱每秒下降 4mmHg 为宜，注意水银柱刻度和肱动脉声音变化 （11）在听诊器中听到第一声搏动，此时水银柱所指的刻度即为收缩压。当搏动声突然变弱或消失，此时水银柱所指的刻度即为舒张压。（如果血压未听清或异常，需要重测时，应先将袖带内气体驱尽，使汞柱降至"0"点后再行测量） （12）测量完毕，还原听诊器，松袖带，整理患者衣袖 （13）排尽血压计袖带内余气，整理后放入盒内。血压计盒盖右倾 45°，使水银全部流回槽内，关闭水银开关，盖上盒盖，平稳放置 （14）整理衣被，询问患者需要 （15）处理用物 （16）洗手，取口罩 （17）记录
指导患者	1. 告知患者测量结果 2. 告知患者测量血压时的注意事项 3. 根据患者实际情况，指导患者或家属学会正确测量血压的方法
注意事项	1. 保持测量者视线与血压计刻度平行 2. 长期观察血压的患者，做到"四定"：定时间、定部位、定体位、定血压计 3. 按照要求选择合适袖带 4. 若衣袖过紧或太多时，应当脱掉衣服，以免影响测量结果

三、心电监护仪的应用

心电监护技术是使用心电监护仪对病人的心电图、呼吸、血压、体温、脉搏等生理参数进行连续监测的技术。心电监护技仪能够直观地将需要监测的指标数据显示到显示器上，并且每个生理参数一般都可设置安全值，如病人的实际值不在安全值之内，则会自动报警。心电监护仪能及时反映病人的瞬间电生理变化，监测病人的生命体征，帮助临床准确发现问题、处理问题，保证病人生命安全。主要适用于病情危重，需要进行不间断监测心搏的节律、频率及体温、脉搏、呼吸、血压、血氧饱和度的患者。

第三节 案 例 学 习

发 热

学习目标

1. 能正确为患者测量体温。

2. 能正确为患者提供护理措施。

课前准备

1. 复习体温相关的生理知识。

2. 了解发热的程度、热型、高热患者的护理。

案例内容

张某，男，2岁3个月，"腹泻、呕吐5天，伴发热4小时"入院。大便每天4~6次，量多，为黄绿色稀薄带水样，尿少，间断腹胀、腹痛，食欲差。患儿面色潮红，哭闹不休。

作为接诊护士，请为该患者测量体温，并提供恰当的护理措施。

关键点

1. 测量部位和工具：避免测量口温、肛温，避免使用水银体温计。

2. 正确实施体温测量技术。

3. 发热的护理。

高 血 压

学习目标

1. 能正确为患者测量血压。

2. 能正确为患者家属进行高血压的健康教育。

课前准备

1. 复习高血压相关生理知识。

2. 了解高血压的临床表现、高危因素及护理措施。

案例内容

李某，男，61岁。由于"高血压5年，突发右侧肢体无力、意识不清3小时"入院。

入院时患者昏迷，疼痛刺激有反应，双瞳孔等大等圆，对光反射存在，刺激四肢，右侧肢体不动，右侧病理反射阳性，对其他查体不合作。患者有吸烟史 20 余年，约 2 包/天。

作为接诊护士，请为该患者测量血压，并实施健康教育。

关键点

1. 测量部位：避开偏瘫侧肢体。
2. 正确实施血压测量技术。
3. 健康教育的时机。

小　结

生命体征包括体温、脉搏、呼吸和血压，是评估身体健康状况的敏感指标。影响生命体征的因素很多，在健康状态下，生命体征维持在正常范围内。当生命体征出现异常时，将影响机体的新陈代谢和生命活动，甚至发生机体死亡。

评估生命体征的护理技术主要包括：体温、脉搏和呼吸的测量和血压的测量。

思考与练习

一、单项选择题

1. 人体主要的散热器官是：
   A. 肝脏　　　B. 心脏　　　　　C. 肺脏　　　　　D. 皮肤
2. 败血症病人发热的常见热型为：
   A. 稽留热　　B. 弛张热　　　　C. 间歇热　　　　D. 不规则热
3. 有关体温测量描述错误的是：
   A. 经口呼吸者不宜测量口温
   B. 口温多用于婴儿和昏迷病人
   C. 心脏病患者不宜测量直肠温度
   D. 腋温易受环境影响不够准确
4. 正常成人安静状态下的呼吸频率范围为：
   A. 8~12 次/分　B. 12~16 次/分　C. 14~18 次/分　D. 16~20 次/分
5. 下列哪种病人不宜测肛温：
   A. 昏迷者　　　B. 小儿　　　　C. 腹泻者　　　　D. 下肢损伤者
6. 下列哪项为诊断心动过缓的脉搏次数：
   A. <40 次/分　B. <50 次/分　C. <60 次/分　D. <70 次/分
7. 测血压时袖带下缘距离肘窝：
   A. 1~2cm　　　B. 2~3cm　　　C. 3~4cm　　　　D. 4~5cm

8. 摄氏温度 $c(℃)$ 与华氏温度 $f(℉)$ 的换算公式为：

A. $f=c×\dfrac{5}{9}+32$

B. $f=c×\dfrac{9}{5}+32$

C. $c=f×\dfrac{5}{9}+32$

D. $f=(c-32)×\dfrac{5}{9}$

二、多项选择题

1. 哪些病人可采用测量口温方法：
    A. 昏迷病人　　B. 青少年　　C. 下肢损伤患者
    D. 心梗病人　　E. 口鼻术后病人
2. 下列哪些符合脉搏生理变化：
    A. 成人比小儿快　　　　B. 老人比小儿快
    C. 女性比男性快　　　　D. 活动快
    E. 睡眠慢

三、思考题

1. 体温过高分几期，各期表现是什么？
2. 高血压和低血压判断的标准是什么？
3. 如何护理体温过高的病人？

（齐小伟　陈晓莉）

第十二章　睡　眠

学习目标

识记：1. 陈述影响睡眠的因素。
　　　2. 陈述睡眠各时相的特点。
　　　3. 陈述睡眠的需要及失眠的原因。

理解：1. 解释昼夜节律对睡眠的影响。
　　　2. 讨论睡眠对生理、认知、心理及疾病的影响。
　　　3. 识别至少 5 个常见的睡眠障碍。

应用：1. 采用适当的工具进行睡眠评估。
　　　2. 采取有效的护理措施促进患者的睡眠。

人类存在昼夜节律，以睡眠与觉醒的交替最为明显。睡眠对于维持人的生理、心理和精神健康非常重要，人一生中约有 1/3 的时间是处于睡眠中。一晚上的睡眠质量差或睡眠时间短即可导致精神状态变差，长期睡眠剥夺则可能导致与压力相关的疾病（例如心血管意外）和意外伤害（例如车祸）。

第一节　科学知识基础

睡眠（sleep）是周期性出现的身体活动和感知觉下降的状态。睡眠状态下，机体各系统功能下降、新陈代谢降低至 20%～30%。睡眠以意识的改变为特征，处于睡眠中的人不能感知外界环境，并选择性地对外界环境的刺激做出反应。例如，闹钟、明亮的灯光通常能唤醒睡眠者，但每天都会存在的背景噪音和柔光则不能唤醒睡眠者。

一、睡眠的重要性

（一）睡眠对生理的影响

睡眠几乎影响机体的每一个组织。睡眠不仅对大脑至关重要，还与生长发育、压力、食欲和体重控制等相关。睡眠还可强化免疫系统，增强身体抵抗力。睡眠不足，会增加患

191

心脏病、中风、感染甚至癌症的风险。

睡眠是能量代谢的重要调节因素。尽管在睡眠状态下，大脑一些区域会更加活跃，但是身体总的能量消耗减少，有利于身体的恢复和修复。缺乏睡眠将导致身体对葡萄糖和胰岛素抵抗的耐受性下降。睡眠受限也会影响控制食欲的激素（瘦素和饥饿素），从而增加食欲。此外，缺乏睡眠会导致能量消耗减少。这些可导致肥胖和 2 型糖尿病的发生。

(二)睡眠对认知的影响

睡眠可以提高学习和适应能力。研究表明，睡眠和梦可能通过协助大脑重组和存储信息而有助于长期记忆的存储。老年人则更需要睡眠来减慢年龄造成的认知退化。

(三)睡眠对心理的影响

睡眠可减轻压力和焦虑，改善人体应对和专注于日常活动的能力。更多的睡眠也有助于降低身体对疼痛的敏感度，而无恢复精神效果的睡眠则会导致身体广泛的疼痛，这在老年人中很常见。

(四)睡眠对疾病的影响

睡眠和疾病是相互关联的，疾病和损伤增加了人对睡眠的需求，但也可导致人难以入睡。同时，睡眠不足会降低免疫系统的功能而增加疾病的易感性。生病或受伤的人需要更多的睡眠来储存能量用于组织修复和愈合，然而，他们却常常因为疼痛和其他疾病而难以入睡。

二、睡眠的需要

不同的人对睡眠的需要差异较大，有些人在小睡 15~20 分钟后就会恢复精力，有些人则在小睡后感到昏昏沉沉。有些人可能一晚上醒来几次也不会感觉疲乏，而另一些人的睡眠被轻微影响也会觉得疲乏或精神不济。尽管每个人的睡眠需要各不相同，但睡眠模式具有共性特征，其平均睡眠时间见表 12-1。

(一)婴幼儿和儿童

婴儿所需的总睡眠时间比任何其他年龄组都长。新生儿每天的睡眠时间多达 16~20 小时，在接下来的几个月，睡眠时间逐渐减少，但在整个婴儿时期，推荐每天至少睡 14 小时。美国疾病控制和预防中心建议幼儿每天睡 12~14 小时，学龄前儿童每天睡 11~13 小时，10~17 岁的青少年每天睡 8.5~9.5 小时。

(二)成年人

对大多数成年人来说，7~8 小时睡眠可使精力完全恢复，但是，成人的睡眠需要存在广泛的个体差异。

(三)老年人

老年人睡眠时间明显减少，睡眠的特点是早睡早起，入睡更加困难，由于身体上的不

表 12-1　　　　　　　　　　　　　　不同年龄组的平均睡眠需求

年龄组	睡眠时间(小时/天)
新生儿(出生 4 周)	16~20
婴儿(4 周~1 年)	14~16
幼儿(1~3 岁)	12~14
学龄前儿童(3~6 岁)	11~13
学龄期儿童(6~12 岁)	10~11
青少年(12~18 岁)	8.5~9.5
成人(18~40 岁)	7~8
中年人(40~65 岁)	7
老年人(65 岁及以上)	5~7

适、焦虑、夜尿增多等原因，睡眠中的觉醒会更长且更频繁。

三、睡眠的生理

(一)昼夜节律对睡眠的影响

昼夜节律又称生物钟，是生物在进化中神经内分泌、免疫系统和其他内脏器官为适应环境的周期性变化(重力、电磁力、光线、气温等)而在 24 小时内规律地协调和控制人体的各种生理活动(睡眠觉醒周期、体温波动、心输出量、血压高低、耗氧量等)，且日复一日，循环进行。

昼夜节律影响许多身心功能。例如，体温通常在早晨醒来时最低。睡眠和觉醒的时间也受到昼夜节律的影响。当睡眠和觉醒时间与昼夜节律同步时，睡眠质量最好。睡眠与昼夜节律不同步将导致睡眠障碍。例如，上夜班的人群(例如医护人员，警务人员)将出现严重的睡眠剥夺，直到身体适应新的睡眠模式。转变时区也可能会中断睡眠—觉醒周期，经常旅行的人可能出现睡眠问题。住院也可能干扰患者的昼夜节律，噪音、灯光、唤醒患者测量生命体征或给药、睡前仪式的改变、家庭成员的缺席，以及担心、恐惧、疼痛等，均可能会损害患者的睡眠质量和入睡能力。

(二)睡眠的调节

睡眠调节的机制很复杂。研究发现，睡眠是由脑干尾端的睡眠中枢发出冲动抑制脑干网状结构上行激动系统(觉醒控制系统)而产生的。天亮时，逐渐增加的光线等刺激睡眠中枢，睡眠中枢向上传导冲动作用于大脑皮层，大脑皮层的刺激激活脑干网状结构上行激动系统，使人逐渐觉醒。此外，睡眠的调节还受到神经递质的影响，相关的神经递质包括儿茶酚胺、乙酰胆碱、5-羟色胺、组胺和前列腺素。

（三）睡眠时相及周期

根据睡眠中脑电波、生命体征、肌电波、眼球活动等的变化特点，可将睡眠分为慢波睡眠（slow wave sleep，SWS）和快波睡眠（fast wave sleep，FWS）两个时相。慢波睡眠又称为正相睡眠（orthodox sleep）或非快动眼睡眠（no rapid eye movement sleep，NREM sleep），可分为四个时期：①入睡期（Ⅰ期）：此期为清醒与睡眠之间的过渡时期，持续数分钟，易惊醒，肌肉开始松弛，生命体征、代谢、生理活动减慢。②浅睡期（Ⅱ期）：持续 10~20 分钟，仍易惊醒，肌肉逐渐松弛，生命体征、代谢、生理活动进一步减慢。③中度睡眠期（Ⅲ期）：持续 15~30 分钟，巨响才唤醒，眼球慢速运动，肌肉十分松弛、少动，生命体征下降，但规则。④熟睡期（Ⅳ期）：持续 15~30 分钟，难唤醒，眼球慢速运动，肌肉完全松弛不动，生命体征处于低水平。

在慢波睡眠Ⅳ期，生长激素大量分泌，熟睡 1 小时达到高峰，每晚 23~24 时和早上 5 时为高峰（为白天的 3 倍）。生长激素增加，合成代谢增强，儿童生长发育和组织损伤的愈合加快；积蓄能量，使肌肉和身体各系统解除疲劳，有利于体力恢复。此外，这一时期也是梦游、遗尿出现的时段，为不正常现象。此时大脑处于最低限度的活动状态，此时醒来，需要较长时间才清醒，对梦游行为没有记忆。

快波睡眠又称为异相睡眠（paradoxical sleep，PS）或快速动眼睡眠（rapid eye movement sleep，REM sleep）。持续 20~30 分钟，深睡，很难唤醒，眼球快速运动，肌肉松弛不动（可出现流口水等），可出现睡眠行为障碍：磨牙、拳打脚踢等。

在快波睡眠时期，交感神经兴奋会导致生命体征大幅度波动，容易诱发心绞痛、心肌梗死、哮喘、溃疡病、中风等病的发作或病情加重；脑蛋白合成加快，有利于婴幼儿神经系统发育、建立新突触联系，促进学习记忆的提高和精力恢复。此期会出现梦境，做梦是快波睡眠的必然现象，是健康睡眠的标志；没有梦可能是醒后不记得，也有可能是右脑出现问题。此期大脑处于高度活动状态，此时醒来，会较快清醒，可回忆梦境的部分内容。充满感情色彩和稀奇古怪的梦境可促进精神、情绪的平衡，缓解精神压力，有利于精力恢复。

慢波睡眠与快波睡眠按一定顺序、持续一定的时间不断地重复出现形成睡眠周期。一个睡眠周期为 60~120 分钟，平均 90 分钟，整个晚上的睡眠过程有 4~5 周期。上半夜，慢波深睡眠长，快波睡眠短，下半夜反之。其中，全夜快波睡眠占 20%~25%。随着年龄的增加，总睡眠时间减少，觉醒时间以及慢波睡眠Ⅰ、Ⅱ期时间延长，而慢波睡眠Ⅳ期时间缩短。

四、睡眠的影响因素

（一）年龄

年龄是影响睡眠持续时间的重要因素，年龄越小，所需的睡眠就越多；睡眠模式也受年龄影响。例如，新生儿和幼儿经历长时间的快波睡眠期，青年人和老年人的快波睡眠时间逐渐减少。

1. 儿童

美国国家睡眠基金会的一项调查发现，2/3 的幼儿每周会遇到几次与睡眠有关的问题，包括入睡困难、频繁觉醒、恶梦、打鼾严重。环境刺激，如其他家庭成员活动的声音和灯光，可能使儿童难以入睡。儿童在傍晚时有剧烈活动也可能导致难以入睡。

幼儿和学龄前儿童可能因为想象的人物或入侵者而害怕上床睡觉，或者他们晚上可能经常因为做噩梦、上厕所、生病、打鼾严重、踢被子或从床上掉下来而醒来。有些孩子在入睡前难以自我平静而导致入睡困难。

学龄儿童可能因焦虑或抑郁而遭受严重的睡眠障碍，也可能会出现短时的睡眠困难，可能与被孤立、压力大、兴奋(如期望学校活动或体育比赛)有关。

2. 青少年

在青春期，生长加速使睡眠需求增加。高中生由于学习压力增加等原因，睡眠质量可能较差。大学生可能会因为考试而熬夜，因为担心成绩或就业而入睡困难或出现睡眠障碍。年轻人可能会因为忙碌的日程安排或工作压力而睡眠不足。

有孩子的父母睡眠也经常被打断。母乳喂养的母亲通常每晚需要喂养婴儿一次或多次。幼儿的父母经常醒来照顾生病或上厕所的孩子。

3. 中年和老年人

中年人可能因为工作或事业、需要照顾父母、担心孩子或财务问题而出现抑郁、焦虑和紧张情绪，进而出现睡眠困难。睡眠不足会导致应对能力下降，应对能力下降导致的问题反过来再影响睡眠。另外，睡觉也经常会因为短信或社交网络而中断。更年期的妇女可能会由于激素波动被唤醒。阻塞性睡眠呼吸暂停也会导致睡眠不足。老年人可能会因为夜尿频繁、药物的副作用、身体的不适或疼痛而出现睡眠障碍。此外，随着年龄的增加，褪黑素的水平下降，也会导致睡眠问题的发生。

(二)生活方式

1. 工作

工作需要频繁轮班将导致人在正常睡眠时间难以入睡或睡醒后仍然感觉疲劳。因工作需要频繁跨越时区的人会出现入睡困难、早醒或白天疲劳等情况。

2. 运动

睡前至少 2 小时前进行运动会促进睡眠。一天正常的身体活动量所导致的疲劳可促进睡眠。然而，感觉越疲劳，快波睡眠的时期越短。此外，久坐的生活方式则是导致睡眠障碍的一个因素。

3. 饮食

食物可以促进或干扰睡眠。睡前高饱和脂肪的饮食可能会影响睡眠。牛奶、奶酪和动物性食物中的左旋色氨酸和腺苷酸可通过转化为 5-羟色胺而有助于诱导睡眠。碳水化合物可通过提高大脑中 5-羟色胺的浓度而促进身体放松。一般来说，饱腹感会使人昏昏欲睡。许多人，特别是婴儿和儿童在饥饿时难以入睡。

4. 尼古丁和咖啡因

中枢神经系统兴奋剂，如尼古丁和咖啡因，会干扰睡眠。吸烟者往往更容易出现睡眠困难。戒烟者在戒断期间会经历短暂的睡眠障碍。咖啡因阻止腺苷酸的合成从而抑制睡眠。然而，个人对咖啡因的敏感度差异很大。

5. 酒精

摄入酒精，特别是大量酒精可能加速入睡，然而，酒精的摄入可能导致自发觉醒并难以再次入睡。另外，因为酒精是利尿剂，它可引起夜尿增多而打断睡眠。

(三)药物因素

许多药物会导致失眠和镇静。催眠药会延长睡眠时间，但是同时会降低睡眠质量。酒石酸唑吡坦可促进正常的快波睡眠，对睡眠质量的影响小于其他催眠药。安非他明、镇静剂和抗抑郁药会减少快波睡眠的时间。巴比妥酸盐会干扰慢波睡眠。阿片类物质，如吗啡，会抑制快波睡眠，并引起频繁的觉醒。β受体阻滞剂会引起睡眠障碍和恶梦。

(四)疾病因素

疾病增加睡眠和休息的需求。同时，疾病导致的心理和生理上的痛苦可能导致睡眠问题。住院时角色的变化和担心疾病的后果可以引起焦虑。疾病症状，如发烧、疼痛、恶心、呼吸短促、呼吸困难，鼻窦充血也可能干扰睡眠。焦虑使胃分泌物增加、肠蠕动加快，心率和呼吸增加，这些都会对睡眠造成影响，另外，焦虑还会刺激交感神经系统，增加去甲肾上腺素的释放，这将减少慢波睡眠 III 期和快波睡眠，并导致更频繁地觉醒。抑郁症可能与睡眠过多或睡眠困难相关。

(五)环境因素

环境因素可以促进或干扰睡眠。环境对睡眠的影响因人而异，例如：有人喜欢凉爽的睡眠环境，而另一些则需要温暖的睡眠环境；有人喜欢睡觉时盖厚重的毯子，而另一些则喜欢盖薄床单。噪音也可以干扰睡眠，但也可以随着时间的推移变得习惯于睡觉时有噪音，而很少受到噪音的影响。通常，环境的变化都可能影响睡眠。例如，医疗设备的噪音、病房其他患者的呼吸声或打鼾声都可能干扰患者的睡眠。习惯于在黑暗房间睡觉的人，在住院时则可能会因为病房光线的影响而出现睡眠困难。

五、常见睡眠障碍

睡眠障碍是由多种因素引起睡眠和觉醒正常节律性交替出现紊乱，造成睡眠质与量的异常以及睡眠中出现异常行为。睡眠障碍可分为器质性和非器质性睡眠障碍两种。根据非器质性睡眠障碍的症状和体征，可大致分为睡眠失调(包括失眠、睡眠-觉醒时间程序障碍，睡眠呼吸暂停、不宁腿综合征、睡眠过多和发作性睡眠等)和睡眠失常(包括梦游症、梦魇、睡惊)。失眠是最常见的睡眠障碍。

(一)失眠

失眠(insomnia)是睡眠的量不能满足正常需要的主观体验，以不能入睡、难以维持睡眠状态和再次入睡困难为主要表现。按其表现形式分为入睡性失眠、睡眠维持性失眠、早醒性失眠。按失眠时间的长短分为一过性失眠(指偶尔失眠)、短期失眠(失眠持续时间少于3周)、长期失眠(失眠存在时间超过3周)。按病因可分原发性失眠和继发性失眠。原发生性失眠即失眠症,继发性失眠包括躯体因素引起的失眠、环境因素引起的失眠、精神因素引起的失眠、药源性失眠和大脑弥散病变引起的失眠。

依据《中国精神障碍分类与诊断标准第3版》(CCMD-3),原发性失眠的诊断标准为:几乎以失眠为唯一症状,其他症状均继发于失眠,包括入睡困难、睡眠不深、多梦、早醒、醒后不易再入睡、醒后不适、疲乏或白天困倦。上述睡眠障碍每周至少发生3次,并持续1个月以上。失眠引起人显著的苦恼,活动效率下降或妨碍社会功能。它不是任何一种躯体疾病或精神疾病。

(二)发作性睡眠

发作性睡眠(narcolepsy)指白天出现不可克制的发作性短暂性睡眠,临床常伴有猝倒发作、睡眠麻痹和入睡前幻觉。猝倒症发作时,患者突发四肢无力,不能维持正常姿势而猝然倒地,意识清楚,历时1~2分钟,常发生于大笑、恐惧或焦虑之后,易导致严重的跌伤。睡眠麻痹是指入睡时或刚睡醒后四肢不能活动,但睁眼、呼吸甚至说话如常,历时数分钟至数小时,可有濒死感。入睡幻觉是指入睡前可有与梦境相似的视、听幻觉,伴有恐惧感。

发作性睡眠病因未明,除正常睡眠外,可在任何时间或场所(如行走、谈话、进食和劳动中)入睡,不可控制。每次持续数分钟至数小时,可一日数发。患有发作性睡眠者不能驾驶机动车、操纵机器和任何有危险的工作,严重者不能单独外出行动。

(三)睡眠呼吸暂停综合征

睡眠呼吸暂停综合征(sleep apnea)是指夜间睡眠中反复出现呼吸停顿的一种综合征,口或鼻腔气流持续停止10秒以上,每小时停顿超过30次,是一种严重的睡眠障碍。由于整夜反复打鼾、呼吸暂停、憋醒,睡眠质量很差,白天头昏脑胀、嗜睡、口干舌燥、记忆力减退,白日过度嗜睡症状非常突出,是白日过度嗜睡的常见原因之一。呼吸暂停可分为中枢性和阻塞性两种类型。中央性呼吸暂停可能与快波睡眠有关的脑干呼吸机制失调有关,阻塞性呼吸暂停通常发生在严重、频繁、用力地打鼾或喘息之后,肥胖者多见。睡眠呼吸暂停综合征的患者易患心脑血管疾病和老年痴呆,呼吸暂停时间过久,还可导致猝死。

(四)睡眠过度

睡眠过度(hypersomnia)表现为睡眠过多,特别是白天的睡眠时间增多。白天睡眠过多的人,有时会打瞌睡、小睡或者在需要或希望清醒时睡着。通常造成睡眠过度的原因是阻塞性睡眠呼吸暂停和发作性睡病,也可由累及下丘脑或脑干的占位性病变、颅内压增高、催眠剂,或某些非法药物的过量应用或滥用,以及某些类型的脑炎引起,也可能是抑郁症的一个症状。

(五)睡眠剥夺

睡眠剥夺(sleep deprivation)是一种护理诊断，实际上睡眠剥夺并不是一种睡眠障碍，而是由于快波睡眠或慢波睡眠被剥夺而引起的长时间睡眠失调(例如失眠和睡眠失常)的结果。遭受睡眠剥夺的人表现为在白天感到昏昏欲睡或全身感觉不适，难以执行日常任务，认知能力、解决问题和决策的能力受损，烦躁不安，感觉障碍，反应速度减慢，伴随一些身体症状，例如手抖。

(六)不宁腿综合征

不宁腿综合征(restless leg syndrome)也称 Ekbom 综合征。傍晚或晚间坐卧时，发生双侧卜肢，但常以一侧为重，难以名状和忍受的爬行感、蠕动感、瘙痒或刺痛，以膝部、股部的深部感觉不适为主，安静和睡前可加重，且范围扩大，迫使患者需不停走动或甩动患肢，才能缓解症状。患者常焦虑不安或极度痛苦，使症状进一步加重，严重影响睡眠状况。此疾病在老年人中尤其常见，有时与缺铁和一些抗抑郁药的使用有关，有家族遗传性，并且多发于女性。

(七)梦游症

梦游症(sleepwalking)又叫做夜游症、梦行症、睡行症，为一种睡眠中的自动活动。表现为睡眠中突然坐起或站立、行走，甚至进行一些熟悉的工作，对其讲话可无反应或喃喃自语。每次持续数分钟，事后无记忆。儿童多见，成年后可自愈。成年发作多伴有精神疾病，如精神分裂症、神经症等。

六、促进睡眠的护理措施

(一)创造良好的睡眠环境

(1)保持床单被套清洁、干燥、无刺激，床尾的被筒包紧，床头的被筒放松以保证患者有适当的活动空间。

(2)良好的身体姿势有助于睡觉时放松。使用额外的枕头、家里的毯子或任何其他物品帮助患者的身体在睡觉时处于放松的状态。

(3)保持病房黑暗和安静，除非患者喜欢睡觉时有光线。

(4)尽可能保持病房适宜的温度，并保证良好的通风。

(二)促进舒适

疼痛、瘙痒和恶心等身体不适都可能影响患者的睡眠。应确保按照规定的给药时间和睡觉之前给患者提供止痛药物。其他促进舒适的措施还包括：提供良好的睡眠环境，帮助患者完成个人卫生，控制或减轻各种不适症状，提供按摩，等等。

(三)支持睡前仪式和习惯

大多数人在睡觉前都有某种习惯，无论是阅读、看电视、喝牛奶还是祈祷或冥想，这些习惯均能帮助他们做好睡觉的准备。对于孩子来说，最喜欢的娃娃、毯子、睡前故事以及刷牙等可能会有助于他们入睡。在护理计划中应列入患者的睡前仪式或习惯，有助于减少住院对患者睡眠的影响。

(四)提供合适的睡前小吃或饮料

碳水化合物(例如面包、谷物)对大多数人来说有助于睡眠。含有少量蛋白质的食物(例如牛奶、奶酪)可降低血糖并促进和保持血糖稳定。建议患者避免饮用含酒精的饮料，特别是在晚上，还应避免在晚餐后摄入含咖啡因的食物和饮料(如茶、咖啡、功能饮料、巧克力)。尼古丁是一种兴奋剂，也应该避免。建议患者白天补充液体，睡前要限制液体摄入。

(五)促进放松

根据患者偏好选择放松策略。放松策略可包括按摩、洗热水澡、引导想象、渐进式肌肉放松法、音乐疗法等。

(六)保护患者安全

梦游症患者跌倒的风险很大(例如上下楼梯时)，并且很容易被吓到，需温柔、安静地引导梦游者回床。静脉输液管道、导管和鼻胃管在患者下床时被拉出身体也会对患者产生伤害。

(七)合理使用药物

使用安眠药物时，让患者了解药物的种类、潜在的副作用和其他注意事项非常重要。有些药物会形成依赖，其他可能会有副作用。安眠药物的长期作用尚不清楚，一般来说，不建议长期使用。

1. 处方安眠药

(1)非苯二氮卓类：例如酒石酸唑吡坦、扎来普隆。其半衰期短，可被身体迅速代谢，不会导致白天困倦。其作用也是有选择性的，靶向作用于与睡眠相关的特定受体而不是抑制整个中枢神经系统。非苯二氮卓类药物的一般副作用包括嗜睡、眩晕、疲劳和头痛。这些药物的长期影响尚不清楚。

(2)苯二氮卓类：例如地西泮、阿普唑仑、氟西泮、劳拉西泮和三唑仑，是治疗失眠症的一线药物，包括长效药和短效药。长效药物在身体中停留时间长，并可能导致白天嗜睡。许多苯二氮卓类药物最初用于治疗焦虑症。这种诱导睡眠的药物，更容易出现戒断症状、依赖和耐药，特别是老年人。与酒精和其他药物联合使用时具有潜在危险。

(3)巴比妥酸盐：例如苯巴比妥、戊巴比妥和异戊巴比妥。这些镇静/催眠药和抗惊厥药很少被用于治疗失眠，因为有上瘾、滥用和过量的风险。

（4）三环类抗抑郁药：例如阿米替林、多塞平、丙咪嗪、去甲替林。有时，抗抑郁药可用来促进睡眠，对于一些同时患有抑郁症的失眠者来说，这些药物能起到促进睡眠的作用。老年人服用这类药物会存在日间困倦和眩晕的风险。

2. 非处方安眠药

非处方安眠药物通常含有抗组胺药物成分，例如盐酸苯海拉明，可能会引起持续的睡意。在使用任何非处方药之前，应检查药物的成分标签，以查看其是否含有抗组胺药物成分。另外，非处方安眠药可能与其他正在服用的药物产生相互作用，因此在使用前应咨询处方医生或药剂师。

褪黑素是由松果体产生的调节睡眠的天然激素。含褪黑激素的商业产品作为睡眠辅助剂广泛销售。然而，其效果仍然存在争议。褪黑激素一般短期使用安全，但可能会对使用抗凝药（如华法林）的患者造成风险。

第二节　基本护理技术

与睡眠相关的基本护理技术包括睡眠的评估。

一、睡眠评估内容

（一）简要评估

对于住院患者或存在睡眠问题的患者，需对其睡眠模式和睡眠习惯进行简要评估，评估内容包括：睡眠模式、睡眠环境、睡前习惯/仪式、睡眠辅助方法、睡眠异常或问题。

（二）深入评估

对于晚上至少起床 3 次、超过 30 分钟才能入睡、入睡困难或维持睡眠困难超过 30 天的患者，应进行更深入的睡眠评估。评估内容包括：就寝时间、入睡持续时间、睡眠习惯、偏好或例行程序、睡眠深度、睡眠质量、小睡情况、夜间醒来的时间、次数和原因、是否打鼾、是否存在睡眠障碍及严重程度，以及是否早醒并且无法再次入睡等。

二、睡眠评估工具

（一）主观评估工具

1. 睡眠日志

这是个人睡眠和觉醒时间及相关信息的记录，通常记录数周。可以自我报告，也可以由照护者记录。记录的内容通常包括：想要或打算醒来的时间，醒来的时间，是自发地醒来，还是由于闹钟等其他原因，起床的时间，白天的感受（情绪，嗜睡等）和主要原因，日间小睡和运动的开始和结束时间，使用药物、睡眠辅助剂、咖啡因和酒精的名称、剂量和时间，晚餐的时间、类型和量，睡觉前最后一个小时的活动，如冥想、看电视、玩游戏，睡前压力水平及主要原因，试图睡着的时间，认为睡眠发生的时间，上述两个时刻之间的活动(眼睛闭着、冥想等),夜间觉醒原因、次数、时间和长度以及觉醒时的活动,睡眠质量,能够记得的好梦和噩梦的舒适程度等。睡眠日志是诊断和治疗昼夜节律性睡眠障碍的有用工具,同时还可监测睡眠障碍的治疗效果。

2. 匹兹堡睡眠质量指数

这是于1989年编制的睡眠质量自评表,简单易行,信度和敏度较高,与多导睡眠脑电图测试结果有较高的相关性,已成为国内外研究睡眠障碍和临床评定的常用量表。该量表由23个条目组成,分7个维度:主观睡眠质量、入睡时间、睡眠时间、睡眠效率、睡眠障碍、催眠药物和日间功能。每个维度按0、1、2、3计分,分值越高,表明相应的维度状况越差。累计各维度的得分则为总分,总分范围0~21分,得分在7分以上提示睡眠质量较差,总分越高,睡眠质量越差。

3. 睡眠障碍自评量表

国内除使用匹兹堡睡眠质量指数外,睡眠障碍自评量表也为临床常用的睡眠自我评定量表,其项目较全面、内容具体、方法简便易行,能在一定程度上了解被调查者近一个月内的睡眠状况,分数越高,提示睡眠状况越差。

(二)客观评估工具

1. 多导睡眠图

这是在脑电技术基础上发展起来的,是睡眠脑电图的进一步发展与完善。包括脑电图(EEG)、肌电图(EMG)、眼动电图(EOG)、心电图(ECG)、血氧饱和度、周期性肢体运动指数和呼吸描记装置等,是当今睡眠障碍研究的基本手段。该方法可客观评价患者睡眠呼吸暂停综合征、不宁腿综合征等睡眠障碍临床表现,但是由于该检测方法繁琐、价格昂贵,普及率并不高。

2. 活动记录器

活动记录器是佩戴在手腕上或者应用移动设备上的一种评价人的睡眠和觉醒模式(包括各睡眠时期的持续时间)的装置。

3. 多次睡眠潜伏期试验

该试验是临床用来判断白天嗜睡程度的检测方法,安置电极后让受试者试图入睡,卧床后若未能入睡,观察20分钟后即终止。若入睡则继续观察15分钟,之后保持清醒直到下次检测。如此反复进行4~5次,每次间隔2小时。记录各睡眠周期参数以判断白天嗜睡程度。

第三节 案 例 学 习

失 眠

学习目标

1. 能正确为患者实施睡眠评估。

2. 能正确为患者提供促进睡眠的护理措施。

课前准备

1. 复习睡眠的生理知识。

2. 了解失眠的临床表现及原发性失眠的诊断标准。

案例内容

　　吴某，女，48 岁，月经失调半年，失眠 4 月余。患者主诉近 4 个月来反复失眠。近 1 个月来出现头晕目眩、心慌气短、浑身疲乏无力，急躁易怒，注意力不集中，健忘等症状。查体：神志清楚，精神差，皮肤暗黄，体温 36.7℃，心率 90 次/分，心律齐，呼吸 18 次/分，血压 138/90mmHg。

　　患者新入院，作为主管护士，请对该患者的睡眠情况进行深入全面的主观评估，并为患者提供恰当的促进睡眠的护理措施。

关键点

1. 睡眠评估工具：睡眠日志。

2. 根据患者情况，提供促进睡眠的护理措施。

小　结

　　睡眠对于恢复精力、维持人体健康非常重要，睡眠出现问题会对生理、认知、心理、疾病均有影响，不同的人，其睡眠需求差异较大，不同年龄段的人群，其睡眠模式有共性特征。睡眠有快波睡眠和慢波睡眠两个时相，并按照一定的顺序形成睡眠周期。睡眠受年龄、生活方式、环境等因素的影响，各种因素造成睡眠与觉醒的节律性紊乱则会出现睡眠障碍。常见的睡眠障碍有失眠、睡眠—觉醒时间程序障碍，睡眠呼吸暂停、不宁腿综合征、睡眠过多和发作性睡眠等。

　　与睡眠相关的护理技术主要包括：睡眠的评估。

思考与练习

一、单项选择题

1. 睡眠是生理活动所必要的过程，睡觉占人生：

　　A. $\dfrac{1}{2}$　　　　B. $\dfrac{1}{3}$　　　　C. $\dfrac{1}{4}$　　　　D. $\dfrac{2}{3}$

2. 下列哪项不是睡眠时的生理变化：

　　A. 呼吸、心理减慢且规则

　　B. 血压、体温下降

　　C. 感觉功能暂时减退

　　D. 肌肉逐渐紧张

3. 下列哪项是 NREM 第三时相的生理表现：

    A. 呼吸均匀，脉搏减慢　　　　　B. 肌肉松弛、心跳增快

    C. 全身完全松弛，呼吸缓慢均匀　D. 心率、血压，呼吸大幅度波动。

4. 眼肌活跃，眼球迅速转动，易出现梦境，此时期是：

    A. NREM 第一期　　　　　　　B. NREM 第三期

    C. NREM 第四期　　　　　　　D. REM 期

5. 成年人平均每晚睡眠时相周期：

    A. 3~5 个　　　B. 4~6 个　　　　C. 6~8 个　　　　D. 8~10 个

6. 睡眠状态与年龄无关的是：

    A. 总的睡眠时间随年龄而增长　　B. NREM 第四时相减少

    C. NREM 第一、二时相增加　　　D. 睡眠过程中醒来的次数增多

7. 下列哪项条件不是影响病人入睡的因素：

    A. 卧位不适　　B. 适当通风　　　C. 焦虑　　　　D. 强光、噪声

二、多项选择题

1. 下列关于睡眠重要性的叙述正确的有：

    A. 睡眠可增强免疫系统

    B. 睡眠受限增加食欲

    C. 睡眠缺乏会导致肥胖

    D. 睡眠可提高学习和适应能力

    E. 睡眠也可减轻压力和焦虑

2. 下列不同年龄段对睡眠的需要正确的是：

    A. 新生儿：16~18 小时

    B. 幼儿：12~14 小时

    C. 学龄前儿童：11~13 小时

    D. 10~17 岁的青少年 8.5~9.5 小时

    E. 老年人：8~9 小时

三、思考题

1. 简述影响睡眠的因素有哪些。
2. 简述睡眠的时相及周期。

（齐小伟　陈晓莉）

第十三章 舒 适

　　舒适是护理艺术的一个中心概念。它是人类的基本需要之一，当人们处于最佳健康状态、各种基本生理需要得到满足时，常常能体验到舒适的感觉。但患者由于受到疾病、心理、外界环境等多种因素的影响，则经常会处于不舒适的状态。最严重的不舒适是疼痛。疼痛是临床护理中最常见、最重要的症状和体征。疼痛会阻碍疾病的治疗和康复。

第一节　科学知识基础

一、舒适的概念

　　舒适，是指处在轻松、安宁的环境状态下，个体所具有的身心健康、满意、没有疼痛、没有焦虑、轻松自在的一种精神状态。它是一种主观感觉。不同个体因生理、心理、社会、精神、文化背景不同，而对舒适的解释和体验有很大差异。最高水平的舒适表现为心理稳定、精力充沛、感到安全和完全放松，是生理和心理需要均得到满足的一种健康状态。

二、舒适的影响因素

影响患者舒适的因素很多，主要包括身体因素、心理-社会因素和环境因素等，这些因素往往相互关联、相互影响。

(一)身体因素

(1)疾病。因疾病出现疼痛、头晕、恶心、呕吐、腹胀、咳嗽、呼吸困难等症状而引起人的不舒适。

(2)个人卫生。当患者自理能力减低，又无人照顾时，常因口臭、皮肤污垢、汗臭、瘙痒等引起不适，甚至影响其自尊。

(3)姿势或体位不当。肢体缺乏适当的支持物、关节过度屈曲或伸展、局部长期受压等可引起麻木、疼痛等不适。

(二)心理-社会因素

(1)焦虑与恐惧。担心疾病造成的伤害、治疗和检查可能引起的痛苦，对疾病及死亡的恐惧等，均会使患者产生紧张、失眠、烦躁或回避有关疾病的话题等表现。

(2)生活习惯改变。住院后，患者起居、饮食等生活习惯发生改变，易产生压抑感，可出现不易入睡、易惊醒等现象，期盼亲人陪伴，内心时常处于矛盾之中。

(3)面对压力。担心未来必须应对的实践，如手术、医疗费用等，表现为心事重重、欲言又止，常常失眠、易激惹、情绪无法自控。

(4)不受关心与尊重。由于医护人员或家属的疏忽，照顾与关心不周全，而引起患者心理不愉快，如某些护理操作时身体暴露过多或缺少遮挡。患者可表现为皱眉、面部表情紧张、愤怒等。当个体、家庭和社会的关系不和谐、个体缺乏支持系统或角色适应不良时，其舒适也会受到影响。

(三)环境因素

(1)不适宜的物理环境。病室、床单位杂乱无章；床垫的软硬度不当；床单潮湿、不平整或有破损；病室光线、温湿度不适宜；通风不良、噪声过多等，均会引起患者的不舒适感。

(2)不适宜的社会环境。由于对医院医务人员、规章制度等感到陌生或不适应，新入院患者易产生压抑、焦虑或不安全感等。

三、不舒适

不舒适，是指个体身心不健全或有缺陷、周围环境有不良刺激、对生活不满、负荷极重的一种感觉。舒适和不舒适之间没有截然的分界线，个体每时每刻都处在舒适和不舒适之间的某一点上，并不断地变化着。多种因素可以影响患者的舒适水平，而当患者的生理、心理需求不能得到满足时，舒适的程度则逐渐下降，直到被不舒适所替代。

最严重、最常见的不舒适是疼痛。2016年国际疼痛学会(International Association for

the Study of Pain，IASP）将疼痛的定义更新为：疼痛是由于感觉、情绪、认知和社会层面的实际或潜在组织损伤所引起的痛苦体验。疼痛的发生往往提示个体的健康受到威胁，同时它与疾病的发生、发展与转归有着密切的联系，会对患者的治疗与康复产生不良影响，也是评价治疗与护理效果的重要临床表现之一。

国际疼痛学会①

国际疼痛学会（IASP）成立于1974年5月9日。1973年5月，华盛顿大学麻醉学教授John J. Bonica召集一些疼痛研究员和临床医生组成了一个跨学科团队，该团队认为应当成立一个致力于疼痛研究与管理的专业组织。Bonica教授的愿景是提供一个平等的、跨学科的国际论坛以探索疼痛知识、提高医护人员教育水平，从而提高病人的医疗质量。

(一)疼痛产生的原因

(1)温度刺激。过高或过低的温度作用于体表，均会引起组织损伤，如灼伤或冻伤。受伤的组织释放组胺等化学物质，刺激神经末梢可导致疼痛。

(2)化学刺激。化学物质(如强酸、强碱等)可直接刺激神经末梢引起疼痛，或由于组织损伤释放致痛物质，而后再次作用于游离神经末梢，引起疼痛。

(3)物理损伤。如刀割伤、针刺伤、肌肉受到挤压等，可直接刺激游离神经末梢，引起疼痛。

(4)病理因素。某些疾病造成机体的组织缺血缺氧、空腔脏器的过度牵拉、平滑肌的痉挛等，均可造成疼痛，如胃痉挛所致的疼痛。

(5)心理因素。有学者认为，疼痛由感觉和情绪两种成分组成，任何原因的负性心理活动往往首先产生情绪反应。情绪活动的中枢在脑边缘系统(包括扣带回、沟回等)，并能影响下丘脑引起内分泌和自主神经系统变化，干扰免疫功能，使内源性抑痛物质减少，致痛物质和抗镇痛物质增加，在资助神经的作用下，使疼痛局限在某一部位，随着疼痛时间和强度的增加，最后使此部位发生生理学和病理学改变，形成伤害性痛源，从而又加重负性心理活动，形成负性心理—疼痛—病理—心理的循环机制。紧张性头痛即由于紧张焦虑使肌肉紧张，供血量减少，代谢物不能排出，刺激神经末梢引起疼痛，疼痛又加重焦虑，进一步加重肌肉紧张的恶性循环。

(二)影响疼痛的因素

疼痛是直觉、生理、感觉、情绪和其他反应的相互作用，与一连串的体验有关。个体对于疼痛的感受和耐受力存在有很大差异，同样性质、同样强度的疼痛，不同个体可引起

---

① 资料来源：https：//www.iasp-pain.org/History？ navItemNumber=665.

不同的反应。个体对疼痛的耐受力受多种因素的影响，主要包括年龄、个性特征、个人经验、社会文化背景、注意力、情绪、疲乏、支持系统及医源性因素等。

（1）年龄。个体对疼痛的敏感程度随年龄的不同而不同。婴幼儿对疼痛的敏感程度低于成年人，随着年龄的增长，对疼痛的敏感性也随之增长。研究表明，疼痛刺激会引起婴幼儿一系列的全身反应，并且一定程度和反复疼痛刺激会影响其社会行为发展。老年人对疼痛的敏感性又随之下降。因此，对于不同年龄组患者进行护理时，应当注意其特殊性，从而采取不同的护理措施。

（2）社会文化背景。个体所生活的社会环境和多元文化的背景可影响其对疼痛认知的评价，进而影响其对疼痛的反应和表达。例如，发生在隐私部位的疼痛可能未得到正常表达；生活在鼓励忍耐和推崇勇敢的文化背景中的患者，往往更能耐受疼痛。

（3）个人经历。个体过去的疼痛经验可影响其对现存疼痛的反应。个体对任何单一刺激产生的疼痛都会受到以往类似疼痛体验的影响。如经历过手术疼痛的患者对再次手术的疼痛格外敏感。儿童对疼痛的体验取决于父母的态度，如父母对子女轻微外伤的大惊小怪或泰然处之的态度，对子女成年后的疼痛体验有一定的影响。

（4）个性差异。个体对疼痛的耐受程度和表达方式常因性格特征而有所不同。自控力及自尊心较强的人常能忍受疼痛，一般外向型性格的病人诉说疼痛的机会较多。

（5）注意力。个体对疼痛的注意程度会影响其对疼痛的感受。注意力过于集中于疼痛，会使其疼痛的敏感性明显增高，疼痛程度会加重。当注意力高度集中于其他事物时，疼痛可以减轻甚至消失。

（6）情绪。疼痛常与焦虑、不安、恐惧等情绪相连。情绪状况会影响个体对疼痛的反应。愉快、兴奋、有信心等积极的情绪可减轻疼痛；恐惧、焦虑、悲伤、失望等消极情绪则可使疼痛加剧。

（7）疼痛的意义。患者对疼痛意义的理解可影响其对疼痛的体验和适应程度。例如，分娩妇女感受的疼痛与癌症患者感受的疼痛有很大的差异。

（8）疲劳。疲劳可提高对疼痛的感知，降低对疼痛的耐受力。这种情况在长期慢性疾病患者中尤其明显。当得到充足的睡眠和休息后，疼痛会减轻；反之，疼痛加重。

（9）应对方式。应对方式可影响患者处理疼痛的能力。内控者认为环境和事情的结果（如疼痛）都在他们自己的掌握之中；相反，外控者依赖外部环境因素（如护士）来控制疼痛。

（10）患者的支持系统。有家属或亲人陪伴时可减少患者的孤独和恐惧感，从而减轻疼痛。

（11）治疗及护理因素。许多治疗及护理操作等医源性因素可引起或加剧患者的疼痛。护士操作的熟练程度、对疼痛理论及实践的掌握程度等均会影响对疼痛的判断与处理。

（三）疼痛的特点

疼痛不仅是某种特定刺激引起的一种单一感觉，而且是主观且高度个体化的感觉。在人类所有感觉经验中，疼痛是最具有特点的，它具有以下特点：

（1）疼痛是一种主观感受，很难加以评估。每个人的疼痛只有他个人能感受到，其他人无法感同身受。同时，区分生理或心理因素引起的疼痛也特别困难。因为由生理或心理因素引起的疼痛所感受到的体验和过程往往相同。

（2）疼痛常表示存在着组织损伤，可提示有治疗的必要。疼痛是一种重要的症状，但疼痛的强度不一定与组织损伤的严重程度和范围成正比。通常，疼痛可以反应组织损伤的速率，但它不能显示出组织损伤的严重性或组织损伤的数量。

（3）相同程度的疼痛，因个人对疼痛的耐受力不同，表现出的反应也不同。

（4）疼痛的强度、持续时间、节律、性质随引起疼痛的原因或侵犯的器官系统的不同而不同。

（5）疼痛存在一个明确的强度界限，即存在最大限度。只要疼痛强度达到一定的程度，就不会再增加。疼痛的强度与神经传导有关。

（6）疼痛一般可以被治疗和治愈。

（7）疼痛是一种身体保护机制，是重要的危险警告信号。当机体碰到有害刺激（如遇到烫、热）时，通过回缩反射，以极快的速度避开；同时，内脏中的内分泌腺体通过内脏反射分泌激素，使机体在躲避有害刺激引起的疼痛时有足够的能量，并使躲避更敏捷；一旦有害刺激出现，经神经传导到大脑并开始分析，在确定疼痛刺激的同时辨别刺激的来源，并依照过去的经验决定该如何应对。因此，失去或缺少痛觉反应的人，比较容易受伤。

（四）疼痛的分类

疼痛性质常难以描述，没有特异性指标，主要依靠患者主诉，尚无明确客观的分类诊断标准。在疼痛分类中，首先依据的是疼痛的病因，然后是疼痛潜在的病理生理学机制，最后是疼痛产生的部位。临床常提到两种疼痛：急性疼痛和慢性疼痛。

1. 急性疼痛

急性疼痛常发生于急性外伤、疾病或外科手术后，发作迅速且程度由中至重度不等。其持续时间较短，通常少于6个月。在受伤部位痊愈后，疼痛可经治疗消失，也可自愈。

2. 慢性疼痛

慢性疼痛的特征是持续时间较长（超过6个月）且程度不一。根据新的国际疾病分类标准（ICD-11），慢性疼痛分为以下7大类：①慢性原发性疼痛；②慢性癌痛；③慢性术后痛和创伤后疼痛；④神经病理性疼痛；⑤慢性头部和颌面部疼痛；⑥慢性内脏疼痛；⑦慢性骨骼肌疼痛。其中①属于病因不明，②③④属于病因明确，⑤⑥属于按部位分类，⑦属于按系统分类。

第二节　基本护理技术

不同个体影响其舒适的因素不同，因此促进其舒适的方法也有很大差异。首先必须分析影响个体舒适的原因，然后采取的护理措施才有针对性。具体方法很多，护理不舒适的患者，通常遵循以下几个原则：细致观察、积极去除诱因、心理支持、加强生活护理、建立优良环境。

一、变换卧位术

(一)概述

卧位即患者卧床的姿势。临床上常根据病情与治疗的需要调整患者的卧位。正确的卧位对增进患者舒适、预防并发症均能起到良好的作用。护士在工作中，应熟悉各种卧位的安置方法与安全需求，协助患者卧于舒适、安全而正确的位置。

1. 舒适卧位的基本要求

舒适卧位是指身体的各部位与其四周环境处在轻松或合适的位置。协助患者维持正确与舒适的卧位，应遵循舒适卧位的基本要求，并根据实际需要应用合适的支持物及保护性设备。

(1)卧床姿势应尽量符合人体力学的要求，将体重平均分配到身体的负重部位，维持关节处于正常的功能位置。

(2)经常更换体位，至少每 2 小时 1 次，避免局部长期受压而导致压疮。

(3)患者身体各部位均应经常活动，改变卧位时做关节活动范围练习。但存在禁忌证时应除外，如关节扭伤、骨折急性期等。

(4)适当遮盖患者身体，保护患者隐私，促进患者身心舒适。

(5)加强受压部位的皮肤护理。

2. 卧位的分类

按卧位的平衡性，可分为稳定性卧位和不稳定性卧位。卧位的平衡性与人体的重量、支撑面呈正比，与重心高度呈反比。在稳定性卧位状态下，患者感到舒适、轻松。在不稳定性卧位状态下，大量肌群肌肉紧张，易疲劳，患者感到不舒适。

按卧位的自主性可分为主动卧位、被动卧位和被迫卧位。主动卧位是指患者在床上自行采取的最舒适卧位。被动卧位是指患者无力自行变换卧位时，由其他人帮忙安置的卧位，常见于极度衰弱或意识丧失的患者。被迫卧位是指患者的意识清晰，也有变换卧位的能力，但由于疾病影响或治疗需要，被迫采取的卧位，如哮喘急性发作的患者由于呼吸极度困难而被迫采取端坐位。

按卧时身体的姿势，卧位可分为仰卧位、俯卧位、侧卧位、坐位等。

3. 常用卧位的分类

(1)仰卧位。

去枕仰卧位：患者去枕仰卧，头偏向一侧，两腿自然放平，将枕头横置于床头。适用范围：①昏迷或全身麻醉未清醒的患者，头部偏向一侧可防止呕吐物误入气管而引起窒息或肺部并发症；②椎管内麻醉或脊髓腔穿刺后的患者，去枕平卧可预防因脑压降低而引起的头痛。

中凹卧位：抬高患者的头胸部 10°~20°，抬高下肢约 30°。常用于休克患者。抬高头胸部，有利于改善呼吸及缺氧；抬高下肢，有利于静脉血液回流，增加心输出量。

屈膝仰卧位：患者平卧，头下放枕，双膝屈起，稍向外分开。常用于胸腹部检查或行导尿术时放松腹肌，便于检查或暴露操作部位。

（2）侧卧位。患者侧卧，臀部稍后移，两臂屈肘，下腿稍伸直，上腿弯曲。必要时，在两膝之间、后背和胸腹前放置软枕，扩大支撑面，稳定卧位，使患者舒适。

适用范围：①灌肠、肛门检查、胃肠镜检查等；②对单侧肺部病变者，视病情采取患侧卧位或健侧卧位。

（3）半卧位。患者仰卧，先摇起床头或抬高床头支架30°～50°，再摇高床尾支架或用大单裹住枕芯放于两膝下，将大单两端固定于床沿处，使下肢屈曲，防止下滑。放平时，先摇平床尾或放平膝下支架，后摇平床头或放平床头支架。危重患者采取半坐卧位时，臀下应放置海绵软垫或使用气垫床，防止局部受压而发生压疮。

适用范围：①胸腔疾病、胸部创伤或心肺疾病患者：此卧位可使膈肌下降，胸腔容积增大，减少回心血量，减轻肺部淤血和心脏负担，有利于气体交换，改善呼吸困难，亦有利于脓液、血液及渗出液的引流；②腹腔、盆腔手术后或有炎症的患者：半卧位一方面可以减轻腹部切口缝合处的张力和疼痛，有利于切口愈合；另一方面，可使腹腔渗出物流入盆腔，减少炎症扩散、毒素吸收，促使感染局限，减少中毒反应；③某些面部及颈部手术后，采取半坐卧位可减少局部出血；④恢复期体质虚弱的患者采取半坐卧位，有利于向站立过渡。

（4）端坐位。扶患者坐起，摇起床头或抬高床头支架。患者身体稍向前，床上放一跨床小桌，桌上放一软枕，让患者伏桌休息。必要时加床栏，保证患者安全。

适用范围：左心衰竭、心包积液、支气管哮喘发作时，由于极度呼吸困难，患者被迫端坐。

（5）头低足高位。患者仰卧，头偏向一侧，枕头立于床头以防碰伤头部。床尾用支托物垫高15～30cm。患者采取此种体位时易感到不适，不可长时间使用，颅内高压患者禁用。

适用范围：①肺部分泌物引流；②十二指肠引流术，有利于胆汁引流；③用于跟骨牵引或胫骨结节牵引时，防止身体下滑；④妊娠妇女胎膜早破时，防止脐带脱垂。

（6）头高足低位。患者仰卧，床头用支托物垫高15～30cm或根据病情而定。适用于颈椎骨折做颅骨牵引、预防脑水肿、降低颅内压和开颅手术后。

（7）俯卧位。患者俯卧，两腿伸直，胸下、髋部及踝部各放一软枕，头偏向一侧。

适用范围：①腰、背部检查或配合胰、胆管造影检查时；②脊椎手术后或腰、背、臀部有伤口，不能仰卧或侧卧的患者；③缓解胃肠胀气所致的腹痛。

（8）膝胸卧位。患者跪卧，两条腿平放床上，稍分开，大腿和床面垂直，胸贴床面，腹部悬空，臀部抬起，头转向一侧，两臂曲肘放于头的两侧。

适用范围：①肛门、直肠、乙状结肠镜检查或治疗；②矫正子宫后倾或胎位不正。

（9）截石位。患者仰卧于检查台上，双腿分开，放在支腿架上，臀部齐床边。用此卧位时，应注意保暖和遮盖。

适用范围：会阴、肛门部位的检查、治疗或手术，如膀胱镜、妇产科检查或产妇分娩等。

4. 变换卧位

若患者长期卧床，局部组织持续受压，呼吸道分泌物不易咳出，易出现压疮、坠积性肺炎、便秘、肌肉萎缩等。因此，护士应定时为患者变换卧位，以预防并发证的发生。

(二)目的

变换姿势，增进舒适；便于更换或整理床单位；减轻局部组织受压，预防压疮发生；减少并发证，如坠积性肺炎；适应治疗护理的需要，如背部皮肤护理。

(三)操作要点

(1)评估：为手术后患者变换卧位时，应先检查敷料是否脱落，如分泌物浸湿敷料，应先更换再行变换。颅脑手术后，一般只能卧于健侧或平卧。颈椎和颅骨牵引的患者，变换卧位时不可放松牵引。石膏固定或伤口较大的患者，变换卧位后应将患处置于适当位置，防止受伤。

(2)操作前：确认患者，建立其安全感，取得合作；固定床脚轮，将各种导管及输液装置等安置妥当，必要时将盖被折叠至床尾或一侧。

(3)操作时：变换卧位过程不可拖拉患者，以免擦破皮肤。注意应用节力原则，让患者尽量靠近护士，以缩短重力臂，达到省力。意识不清者应拉起床栏，防止坠床。变换卧位间隔时间视病情及局部受压情况而定。

(4)操作后：按侧卧位要求，用枕头将患者的背部和肢体垫好，以扩大支撑面，使患者舒适、安全。检查并安置患者肢体各关节处于功能位置。观察背部皮肤，做好背部护理，记录翻身时间、皮肤情况。做好交班。

二、缓解疼痛的方法

治疗和护理疼痛的原则是尽早、适当地解除疼痛。早期的疼痛比较容易控制，疼痛时间越长，患者对疼痛的感受越深，最后越难以用药物解除。因此，一旦确定患者存在疼痛，应及时制订护理计划，采取措施减轻疼痛。

在使用缓解疼痛的方法之前，应首先寻找疼痛的原因，减少或消除疼痛的刺激源。对于外伤引起的疼痛，应先给予止血、包扎等处理，再行止痛措施。对于因胸腹部手术后引起的伤口疼痛，在术前应对患者进行健康教育，指导患者有效咳嗽、深呼吸以及协助患者按压伤口等来缓解患者的疼痛。

此外，促进舒适是减轻和解除疼痛的重要措施，如帮助患者取合适的体位、提供舒适整洁的病床单位、保证良好的采光和通风、调节适宜的室内温度和湿度等，都是通过促进患者舒适，可以减轻或解除患者的疼痛。

(一)药物止痛

药物止痛是最常用的止痛方法之一。护士应掌握药理知识，正确使用镇痛药物。镇痛药物的种类很多，在诊断未明确前，不应随意使用镇痛药物，以免掩盖真实的体征和症状。对于慢性疼痛的患者，应掌握疼痛发作的规律，最好在疼痛发作前给药，这比疼痛发作后投药量小，给药效果好。同时，还应将护理活动安排在药物起效时间段内，使患者容易接受。当疼痛缓解或停止时应立即停药，以减少和防止副作用和耐药性的产生。对于那些长期应用可致成瘾性的药物，更应慎重使用。

1. 三阶梯疗法

对于癌症疼痛的药物治疗，目前临床普遍推行世界卫生组织所推荐的三阶梯疗法。其目的是：根据疼痛程度，合理使用不同级别的止痛药物，以达到缓解疼痛和减少药物副作用的目的。其原则为：按药效由弱至强使用药物；使用口服药；按时、联合服药；用药剂量个体化。大多数患者接受这种疗法后能达到满意止痛。其方法为：①第一阶梯：主要针对轻度疼痛的患者。选用非阿片类药物、解热镇痛药、抗炎类药，如布洛芬、阿司匹林、对乙酰氨基酚等。②第二阶梯：主要应用于中度疼痛的患者。若用非阿片类药物止痛无效，可用弱阿片类药物，如可卡因、氨酚待因和曲马多。③第三阶梯：主要用于重度和剧烈癌痛的患者。选用强阿片类药物，如吗啡、哌替啶和杜冷丁等。在癌痛治疗中，常采用联合用药的方法，即加用一些辅助药以减少主药的用量和副作用。常用的辅助药物有：非甾体类抗炎药、抗焦虑药和抗抑郁药，如地西泮、氯丙嗪和阿米替林等。

2. 患者自控镇痛法

患者自控阵痛技术（patient controlled analgesia，PCA），是指由患者根据其疼痛情况按压计算机控制的镇痛泵的启动键，自行给予由医生预先设定剂量的止痛药物的方法。此方法可满足不同患者、不同时刻、不同疼痛强度下的不同镇痛需求，并可使药物在体内持续保持最小镇痛药物浓度（minimum effective analgesic concentration，MEAC）。相比传统的大量低频给药法，PCA 这种小量频繁给药的方式镇痛效果更好，也更加安全。

（二）非药物止痛

1. 针灸止痛

根据疼痛的部位，采用不同的穴位行针法或灸法，使人体经脉疏通、气血调和来达到止痛目的。针灸止痛疗效显著，尤其对于神经系统引起的疼痛，疗效甚至超过药物治疗，如对神经性头痛、坐骨神经痛等，都能获得立项的治疗效果。外科某些手术也常用针刺麻醉止痛。

2. 物理止痛

应用冷热疗法，可较好地减轻局部的疼痛。推拿、按摩和理疗（电疗、光疗、超声波治疗、磁疗等方法）也是常用的物理止痛措施。

3. 认知行为疗法

（1）松弛术。松弛是身心解除紧张或应激的一种状态。松弛术是指通过一定的肌肉松弛训练，有意识地控制自身的生理心理活动，改善躯体及心理状态。成功的松弛可带来许多生理和行为的改变，如血压下降，脉搏和呼吸减慢，氧耗减少，肌肉紧张度减轻，代谢率降低，感觉平静和安宁等。冥想、瑜伽、念禅和渐进性肌肉放松运动等都是松弛技术。这些技术可应用于非急性不适的健康或疾病任何阶段。

（2）引导想象。利用对某一令人愉快的情景或经历的想象的正向效果来逐渐降低患者对疼痛的意识。

（3）分散注意力。通过向患者提供愉快的刺激，可以使患者的注意力转向其他事物，从而减轻对疼痛的意识，甚至增加对疼痛的耐受性。这种方法最适用于持续几分钟的短促剧烈的疼痛。唱歌、大声地描述图片或照片、听音乐、愉快地交谈等，都是分散注意力的方法。

（4）音乐疗法。音乐是一种有效分散注意力的方法。通常应根据患者喜好进行选择，患者至少要听 15 分钟才有治疗作用。研究显示，音乐对于减轻患者疼痛效果很好。

（5）生物反馈。生物反馈疗法是一种行为治疗方法。操作时，告诉患者有关生理反应的信息（如血压或紧张）和对这些反应进行自主控制的训练方法以产生深部松弛的效应。此方法对肌肉紧张和偏头痛尤其有效。但学习使用这种方法可能需要较长时间。

第三节　案例学习

腰椎骨折术后

学习目标

1. 能准确评估患者的舒适及需求。

2. 能采取正确措施促进患者的舒适。

课前准备

1. 复习舒适的相关理论知识。

2. 了解腰椎骨折的发病机制、临床表现及手术治疗。

案例内容

钱某，男，48 岁，因"外伤致腰部疼痛，活动受限半小时"入院，急诊科拍片提示：腰 2、4 椎体压缩性骨折。于前天在全麻麻醉下行腰 2 椎体压缩性骨折后路切开椎弓根钉棒系统复位内固定术。术后带切口引流管 2 条，留置尿管返回病房。切口引流管接负压引流器，持续心电、血压、血氧监测。患者长时间主诉下肢不适，无法自行移动躯体，出汗较多，担心手术效果。

作为责任护士，请采取适当的护理措施促进患者舒适。

关键点

1. 准确评估患者不舒适的原因。

2. 通过调整病房环境、维持患者卫生、加强心理护理等措施促进患者舒适。

3. 采用轴线翻身术协助患者变换体位。

肺 癌 晚 期

学习目标

1. 能准确评估患者的疼痛。

2. 能采用合适的方法缓解患者的疼痛。

课前准备

1. 复习疼痛的相关理论知识。

2. 了解肺癌的发病机制及临床表现。

案例内容

黄某，男，58 岁，患者半年前体检时发现右肺占位性病变，病程间出现咳嗽、间断发热、体重明显下降，经肺穿刺活检确诊为肺腺癌。近期，患者因全身酸痛伴乏力一周再次入院，胸部 CT：右肺上叶肺癌伴纵膈及右肺门淋巴结转移；右侧胸腔积液、右肺下叶肺不张；右侧肩胛骨及部分胸椎多发性骨折破坏。目前采用化疗控制病情。患者主诉疼痛，呼吸困难。

作为责任护士，请采用合适的方法缓解患者疼痛。

关键点

1. 准确评估患者疼痛的性质、部位、程度、持续时间、发作规律、加重和缓解的因素等。
2. 正确理解癌性疼痛三阶梯疗法的内容和原则。
3. 明确常用止痛药物的分类，特点和副作用。
4. 指导患者使用物理止痛、音乐疗法、松弛术等非药物方式缓解疼痛。

小　结

　　舒适是指舒适是指处在轻松、安宁的环境状态下，个体所具有的身心健康、满意、没有疼痛、没有焦虑、轻松自在的一种精神状态。影响患者舒适的因素很多，主要包括身体因素、心理—社会因素和环境因素等，这些因素往往相互关联、相互影响。不舒适是指个体身心不健全或有缺陷、周围环境有不良刺激、对生活不满、负荷极重的一种感觉。最严重、最常见的不舒适是疼痛。疼痛与疾病的发生、发展与转归有着密切的联系，会对患者的治疗与康复产生不良影响。疼痛是一种主观且高度个体化的感受。个体对疼痛的耐受力受多种因素的影响，主要包括年龄、个性特征、个人经验、社会文化背景、注意力、情绪、疲乏、支持系统及医源性因素等。

　　促进舒适需遵循细致观察，积极去除诱因，给予心理支持和加强生活护理，建立优良环境的原则。可采用变换卧位术促进患者舒适。缓解疼痛的方法包括药物治疗和非药物治疗。

思考与练习

一、单项选择题

1. 患者李某因胃癌今日做胃大部切除手术，1：30pm 从手术室返回病房，2pm 床边交接班时，他应采取的体位是：

　　A. 去枕平卧位　　B. 屈膝仰卧位　　　C. 头高足低位　　　D. 头低足高位

2. 护士在协助患者进行床上翻身时应当注意：

　　A. 协助患者翻身时注意节力原则，让患者尽量远离护士

B. 如只有一名护士协助患者翻身，可拖、拉、拽以省力

C. 如患者身上置有导管及输液装置，翻身前安置妥当、翻身后检查导管通畅

D. 颈椎和颅骨牵引者，翻身时可以放松牵引

3. 休克患者应采取什么体位：

    A. 去枕平卧位　　B. 中凹卧位　　　　C. 膝胸卧位　　　　D. 截石位

4. 膝胸卧位适用于哪些情况：

A. 妊娠时胎膜早破，防止脐带脱垂

B. 极度呼吸困难的患者

C. 结肠镜检查的患者

D. 灌肠

5. 下列关于"三阶梯疗法"的说法错误的是哪一项：

A. 应按药效由弱至强使用药物

B. 第一阶梯主要针对轻度疼痛的患者，选用非阿片类药物、解热镇痛药、抗炎类药

C. 第二阶梯主要应用于中度疼痛的患者，可用弱阿片类药物

D. 一次只能使用一种止痛药

二、多项选择题

1. 下列哪些因素可以影响患者舒适的感受：

A. 患有尿失禁

B. 对疾病的诊疗及预后表现出焦虑

C. 病室通风不良

D. 由于疾病采取被迫卧位

E. 没有家属朋友来访

2. 下列哪些属于疼痛的特点：

A. 疼痛是一种主观感受

B. 疼痛提示存在组织损伤

C. 相同程度的疼痛，因个人对疼痛的耐受力不同，出现的反应也不同

D. 疼痛的强度与神经传导有关

E. 疼痛的强度不一定与组织损伤的严重程度和范围成正比

三、思考题

1. 简述护理不舒适患者的原则。

2. 列举常用卧位及其适用范围。

3. 简述两人协助病人轴线翻身方法。

4. 简述缓解疼痛的方法。

（顾耀华）

第十四章 营　养

学习目标

识记：1. 列出六大类营养素的种类及其主要功能。

　　　2. 说出医院饮食的类别及各类饮食的种类、适用范围及原则。

　　　3. 陈述鼻饲术的适应证、禁忌证及注意事项。

理解：1. 举例说明各种营养素的生理功能、主要来源及每日供给量。

　　　2. 说明人体不同时期对营养的需求，以及合理营养的意义。

　　　3. 准确说出常用试验饮食的临床意义和应用方法。

　　　4. 理解和说明要素饮食和胃肠外营养的适应证、禁忌证、使用方法和护理要点。

应用：1. 为高热、大面积烧伤、急性肾炎等患者确定正确的饮食种类和原则。

　　　2. 运用正确的方法对患者的营养状态进行评估。

　　　3. 正确规范地进行鼻饲法管喂饮食操作。

第一节　科学知识基础

饮食与营养（diet and nutrition）和健康与疾病有非常重要的关系。饮食与营养是维持机体正常生理功能、生长发育和新陈代谢等生命活动的基本条件。人体患病时，人体的消化、吸收、代谢和利用食物的能力均下降，科学合理地调配饮食，选择适宜的营养制剂和营养给予途径，可以促进患者疾病痊愈和恢复健康。因此，护士应具备一定的饮食与营养知识，以便能正确评估患者的营养需要，指导患者制订并实施合理的饮食计划，并能采用有效的护理措施满足患者的饮食与营养需要。

一、人体对营养的需要

（一）能量

能量是一切生物维持生命和生长发育及从事各种活动所必需的。碳水化合物、蛋白质和脂肪是提供能量的主要营养素，故称为产能营养素。它们的产生的能量分别为：碳水化合物4kcal/g，脂肪9kcal/g，蛋白质4kcal/g。根据我国人民的饮食习惯，碳水化合物提供的能量以占总能量的55%~65%，蛋白质占10%~15%，脂肪占20%~30%为宜。

人体对能量的需要量受年龄、性别、劳动量、环境等因素的影响。根据中国营养学会发布的"中国居民膳食营养素参考摄入量"，我国成年男子的能量供给量为10.0~17.5MJ/d，成年女子为9.2~14.2MJ/d。

（二）营养素

营养素是指食物中能被人体消化、吸收和利用的成分。人体需要的营养素包括碳水化合物、蛋白质、脂肪、水、维生素和矿物质，具有供给能量、构成机体、修复组织和调节生理功能等作用。

1. 蛋白质

蛋白质由多种氨基酸组成，含有碳、氢、氧、氮及少量的硫和磷，是一切生命的物质基础。蛋白质具有供给能量，构成和修复人体细胞、组织，构成酶、激素、免疫物质，维持血浆胶体渗透压等生理功能。

蛋白质的食物来源可分为植物性蛋白质和动物性蛋白质两大类。蛋类和奶类所含蛋白质是蛋白质最佳来源。植物性蛋白质主要包括粮谷类和干豆类，动物性蛋白质在动物性食品中含量较高且质量好，鱼类蛋白质含量在15%~20%。

2. 脂肪

脂肪也称脂类或脂质，在体内分解产生大量热量，分为中性脂肪和类脂质。中性脂肪也称为甘油三酯，由甘油和脂肪酸组成。甘油三酯是人体能量的重要来源，构成机体组织细胞的重要成分必需脂肪酸，也是由甘油三酯提供。脂肪具有促进脂溶性维生素的吸收、维持人体体温、保护脏器、提供及储存热能的作用。

膳食中的脂肪主要来源于植物油、动物油和肉类。大豆、花生、核桃等脂肪含量高，动物性食物的脂肪含量因种类、部位不同而异。大多数植物油主要含不饱和脂肪酸，可降低血液胆固醇含量，对预防高脂血症和冠心病有一定益处。

3. 碳水化合物

碳水化合物又称糖类，由碳、氢、氧三种元素组成。根据分子结构的不同，可将碳水化合物分为单糖、双糖及多糖。人体能量主要来源于食物中的碳水化合物，构成细胞和组织的成分，具有解毒和节约蛋白质的作用。膳食中碳水化合物的供给主要是淀粉类的复合糖，淀粉的来源主要是粮谷类和薯类食物。

4. 矿物质

矿物质也称无机盐，包括除碳、氢、氧、氮以外的体内各种元素，是构成机体组织和维持正常生理功能所必需的，但不能提供能量。其中含量较多的有钙、镁、钾、钠、磷、氯、硫7种元素，称为常量元素。无机盐在食物中分布很广，比较容易缺乏的无机元素有钙、铁和碘，特别是对儿童、青少年、孕妇和乳母。

5. 维生素

维生素是维护人体健康、促进生长发育和调节生理功能所必需的有机化合物。维生素既不参与组织构成，也不供给能量，但是缺乏其中任何一种或几种，都将对整个机体代谢产生影响，甚至导致机体发生维生素缺乏性疾病。根据溶解性，维生素可为二大类，其一是脂溶性维生素，如维生素 A、D、E、K 等；其二是水溶性维生素如维生素 B_2、B_6、B_{12}、C 等。

6. 水

水是人类生存所必需的物质，是人体组织中不可缺少的成分，有促进血液流动、促进营养物质消化吸收等多种功能，占体重的 60%～70%。

二、人体不同时期对营养的需求

(一)婴儿期

婴儿生长速度快、代谢旺盛，但消化吸收功能尚不完善，因而需要高能量、高蛋白、高维生素、高矿物质饮食，以乳类为主。婴儿体重水分占的比例大，每日需要摄入 100～150ml 的水分。母乳喂养的婴儿需要补充维生素 K 和其他营养素，如维生素 K、铁和氟化物；不应该给 1 岁以内婴儿食用蜂蜜，以防止造成致命性中毒。

(二)幼儿期与学龄前期

幼儿(1～3 岁)生长速度减慢，需要的能量减少，但蛋白质需要量增加，一般幼儿 1.5 岁时食欲会下降。因此，幼儿需以谷类为主，奶、蛋、鱼、禽、肉、蔬菜、水果为辅的混合饮食，牛奶应坚持喝到 2 岁，以确保摄入充足的脂肪酸，脂肪酸是大脑与神经系统发育所必需的物质。

学龄前儿童(3～6 岁)的饮食需要与幼儿相似，需要充足的钙，营养素的浓度比数量更重要。饮食要定时定量，注意避免吃零食、挑食、偏食、暴饮暴食或饥饱不均，以培养良好的饮食习惯。不要食用一些会造成窒息的食物，如花生米、葡萄及爆米花等。

(三)学龄期

学龄期儿童(6～12 岁)生长速度处于比较慢且稳定的状态，随着年龄的增大，其单位体重所需能量相对要少些。饮食应富含蛋白质、矿物质、维生素 A 和维生素 B_2，但也应防止脂肪和碳水化物摄入过多而导致儿童肥胖。一些研究发现，儿童期的肥胖可以持续到成年，故儿童的能量摄入量也不宜高于其能量消耗量。

(四)青春期

在青春期，人体生长发育极为迅速，表现为身高、体重猛增，需要增加能量以满足生长发展过程中代谢的需要，碳水化合物是能量的主要来源。青春期肌肉组织、骨骼快速增长，甲状腺功能加强，能量代谢旺盛，故需要摄入充足的蛋白质，补充复合维生素 B 来支持高代谢活动，食用含碘盐，以确保碘的摄入，保证钙的足够供给量。特别是女孩，需要补铁来补充月经期所丢失的量，男孩的肌肉发育也需要足够的铁。

(五)青年与中年期

到了青年与中年期，人体生长过程结束，活动量减少，对多数营养素和能量的需要都会减少。在孕期和哺乳期，对一些营养素的需求量会大大增加。如孕期需要增加300cal/d的热量供给；哺乳期需要额外的500～600cal/d热量供给。其他营养素，如蛋白质、钙、铁、维生素的摄入都应该增加，但也要避免由于营养过剩和活动量减少而产生肥胖问题。

(六)老年期

老年期，人体代谢率下降，对能量需要量也下降，但是，对于维生素和矿物质的需要量保持不变。老年人应保持蛋白质、钙、铁等营养素的摄入，脂肪、胆固醇摄入不宜过多，减少甜食的摄入，长期喝牛奶对于老年人非常重要。老年人饮食应注意定时定量，少食多餐，避免饮食过饱，不宜多饮酒。

三、合理营养和饮食摄入量参考

(一)合理营养

合理营养、平衡膳食是健康饮食的核心。合理营养是指通过合理的膳食和科学的烹调加工，向机体提供足够的热能和各种营养素，并且在各种营养素之间建立起一种生理上的平衡。合理营养是健康的基础，达到合理营养的唯一途径是平衡膳食。膳食不平衡包括营养缺乏和营养过剩。营养过剩与慢性非传染性疾病密切相关，尤其是脂肪摄入过多、体力活动过少的人患上各种慢性病的几率最大。而膳食中营养素的缺乏，尤其是儿童铁缺乏、维生素缺乏等关系到儿童的生长、智能和体能发育。

(二)饮食摄入量参考

饮食摄入量参考(DRIS)是由各国当局或营养权威团体根据营养科学的发展，结合各自具体情况提出的对社会各人群一日膳食中应含有的热能和各种营养素种类、数量的建议，代表饮食可以接受的范围，而不是指饮食的绝对值。

DRIS包括四个概念：估计的平均需要量(EAR)、每日推荐的饮食摄入量(RDA)、充足的摄入量(AI)及最高耐受量(UL)。

(三)中国居民平衡膳食宝塔

中国居民平衡膳食宝塔是根据《中国居民膳食指南》的核心内容，结合中国居民膳食的实际情况而设计的。它把平衡膳食的原则转化成各类食物的重量，并以直观的宝塔形式表现出来，告诉居民食物分类的概念及每天各类食物的合理摄入范围，便于民众理解和在日常生活中实行。

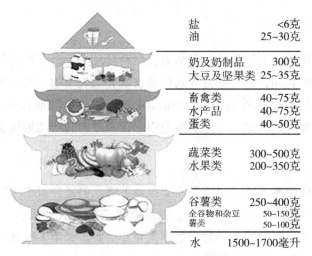

盐	<6克
油	25~30克
奶及奶制品	300克
大豆及坚果类	25~35克
畜禽类	40~75克
水产品	40~75克
蛋类	40~50克
蔬菜类	300~500克
水果类	200~350克
谷薯类	250~400克
全谷物和杂豆	50~150克
薯类	50~100克
水	1500~1700毫升

中国居民平衡膳食宝塔

六大行动改善国民营养健康水平①

国务院办公厅于 2017 年 7 月印发《国民营养计划(2017—2030 年)》(以下简称《计划》),明确了今后一段时期内国民营养工作的指导思想、基本原则、实施策略和重大行动。

《计划》提出六项重大行动提高人群营养健康水平。一是生命早期 1000 天营养健康行动,提高孕产妇、婴幼儿的营养健康水平。二是学生营养改善行动,包括指导学生营养就餐,超重、肥胖干预等内容。三是老年人群营养改善行动,采取多种措施满足老年人群营养改善需求,促进健康老龄化。四是临床营养行动,加强患者营养诊断和治疗,提高病人营养状况。五是贫困地区营养干预行动,采取干预、防控、指导等措施切实改善贫困地区人群营养现状。六是吃动平衡行动,推广健康生活方式,提高运动人群营养支持能力和效果。

四、医院饮食

医院的饮食种类很多,通常可分三大类,即基本饮食、治疗饮食和试验饮食。

(一)基本饮食

基本饮食(basic diet)是其他饮食的基础,它包括普通饮食、治疗饮食、半流质饮食和流质饮食四种。表 14-1 列出了医院基本饮食。

---

① 资料来源: http://www.cnsoc.org/content/details_ 10_ 25571. html.

表 14-1　　　　　　　　　　　　　　　医院基本饮食

种类	适用范围	饮食原则及用法
普通饮食	1. 消化功能正常的患者 2. 无饮食限制的患者 3. 体温正常的患者 4. 病情较轻或恢复期的患者	1. 营养素平衡 2. 美观可口 3. 易消化无刺激性的一般食物，与健康人饮食相似 4. 每日 3 次，每日总热量 2200～2600 kcal
软质饮食	1. 消化不良的患者 2. 低热的患者 3. 咀嚼不便，消化道术后恢复期的患者	1. 营养平衡 2. 少油炸、少油腻，以软烂为主食，如软饭面条，菜肉均应切碎煮烂，易于咀嚼消化 3. 每日 3～4 次，每日总热量 2200～2400 kcal
半流质饮食	1. 中等发热的患者 2. 体弱及患有消化道疾患的患者 3. 口腔疾病，咀嚼不便，手术后患者	1. 少食多餐，无刺激性易于咀嚼及吞咽 2. 纤维素含量少，营养丰富食物呈半流质状，如粥、面条、馄饨、蒸鸡蛋、肉沫、豆腐、碎菜叶等 3. 每日 5～6 次，每日总热量 1500～2000 kcal
流质饮食	1. 病情严重的患者 2. 高热的患者 3. 吞咽困难的患者 4. 口腔疾患术后和急性消化道疾患的患者	1. 食物呈液状，易消化、易吞咽，如乳类、豆浆、米汤稀藕粉、肉汁、菜汁、果汁等 2. 因所含热量及营养素不足，故只能短期使用，通常辅以肠外营养以补充能量 3. 每日 6～7 次每 2～3 小时一次，每日 200～300ml，每日总热量为 836～1195kcal

（二）治疗饮食

治疗饮食（therapeutic diet）是指在基本饮食的基础上，适当调节热能和营养素，以达到治疗或辅助治疗的目的，从而促进患者的康复。见表 14-2。

表 14-2　　　　　　　　　　　　　　　治疗饮食

种类	适用范围	饮食原则及用法
高热量饮食	用于热能消耗较高者，如甲状腺功能亢进、结核、大面积烧伤、产妇、肝炎及胆道疾患等	1. 在基本膳食的基础上每天加餐两次，普通膳食者三餐之间可加牛奶、豆浆、鸡蛋、藕粉、蛋糕等，如半流质或流质饮食，可加浓缩食品如奶油，巧克力等 2. 每日供给总热量 12.55MJ（3000kcal）左右
高蛋白饮食	1. 高代谢疾病患者，如营养不良、结核、贫血、烧伤、肾病综合征患者，大手术后及恶性肿瘤晚期 2. 低蛋白质血症患者、孕妇、乳母等	1. 基本膳食基础上增加含蛋白质丰富的食物，如肉类、鱼类、蛋类、乳类、豆花等 2. 蛋白质供应每日每公斤体重 1.5～2g，但总量不超过 120g，总热量 10.46～12.552MJ（2500～3000kcal）

种类	适用范围	饮食原则及用法
低蛋白饮食	用于限制蛋白质摄入者，如急性肾炎、尿毒症、肝性昏迷等	1. 应多补充蔬菜和含糖高的食物，维持正常热量，日蛋白质摄入量限于40g以下，视病情可减至20~30g/d 2. 肾功能不全者应摄入动物性蛋白，忌用豆制品 3. 肝性脑病者应以植物性蛋白为主
低脂肪饮食	用于肝胆疾患、高脂血症、动脉硬化、肥胖症、腹泻等患者	1. 饮食清淡、少油，禁用肥肉、蛋黄、动物脑等 2. 高脂血症和动脉硬化患者不必限制植物油(椰子油除外) 3. 每日脂肪摄入量在50g以下，肝胆胰病患者少于40g/d，尤其应限制动物脂肪的摄入
低胆固醇饮食	用于高胆固醇血症、高脂血症、动脉硬化、高血压、冠心病等患者	1. 胆固醇摄入量少于300mg/d 2. 禁用或少用含胆固醇高的食物，如动物内脏、脑、鱼子、蛋黄、肥肉、动物油等
低盐饮食	用于心脏病、慢性肾炎、肝硬化腹水、重度高血压但水肿较轻者患者	1. 每日可用食盐不超过2g，不包括食物内自然存在的氯化钠 2. 禁用腌制食品，如咸菜、皮蛋、火腿、香肠、咸肉、虾米等
无盐低钠饮食	按低盐饮食适用范围，但一般用于水肿较重者	1. 无盐饮食除食物内含钠量外，不放食盐烹调，食物中含钠量小于0.7/g。低钠饮食需控制摄入食物中自然存在的含钠量(每天控制在0.5g以下)，慎用腌制食品 2. 对无盐和低钠饮食者，还应禁用含钠食物和药物，如发酵粉(油条挂面)、汽水(含小苏打)和碳酸氢钠药物等
高纤维素饮食	用于便秘、肥胖症、高脂血症、糖尿病等患者	饮食中应含大量食物纤维，如韭菜、芹菜、卷心菜、粗粮、豆类、竹笋等
少渣饮食	用于伤寒、痢疾、腹泻、肠炎、食管胃底静脉曲张、咽喉部及消化道手术的患者	1. 饮食中应少含食物纤维，不用强刺激调味品及坚硬、带碎骨的食物 2. 肠道疾患少用油脂

(三)试验饮食

试验饮食(test diet)是指在特定的时间内，通过对饮食内容的调整来协助诊断疾病和确保实验室检查结果正确性的一种饮食。

1. 隐血试验饮食

用于大便隐血试验，以了解消化道出血情况。试验期为3天，试验期间禁食肉类、动物血、蛋黄、含铁剂药物及大量绿色蔬菜，以免造成隐血试验假阳性，可食蛋白、豆制品、菜花、面条、马铃薯等。第四天留取患者粪便做隐血试验。

2. 甲状腺 I^{131} 试验饮食

适用于检查甲状腺功能。试验期为 2 周，患者在试验期间忌用海带、紫菜、虾、海藻等含碘食物，并且禁止用碘消毒皮肤。2 周后做 I^{131} 测定。

3. 肌酐试验饮食

用于协助检查和测定肾小球的滤过功能。检查前 3 天均素食，禁食肉类、鱼类、鸡类等食物。试验期间不要饮茶和咖啡。全日主食在 300g 以内，限制蛋白质的摄入，蛋白质供给量小于 40g/d，已排除外源性肌酐的影响；蔬菜、水果、植物油不限，热量不足可添加藕粉或含糖的点心等。第 3 天测尿肌酐清除率及血肌酐含量。

4. 胆囊造影试验膳食

用于诊断有无胆囊疾病者，胆管疾病及肝胆管疾病者。方法如下：

(1)检查前 3 日最好禁食牛奶、豆制品、糖类等易于发酵产气的食物。检查前一日晚，进食无脂肪、低蛋白、高碳水化合物饮食，目的是减少胆汁分泌。可选用粥、藕粉、面包、馒头、果酱、果汁等。晚餐后服造影剂，并禁水一直到检查日上午。

(2)造影当日早禁食，第一次摄 X 线片后，观察胆囊的显影情况。如果显影良好，可进高脂肪餐(油煎荷包蛋 2 只，脂肪量含量为 25~50g)，半小时后第二次摄 X 线片，观察胆囊的收缩情况。

5. 尿浓缩功能试验饮食

用于检查肾小管的浓缩功能。试验期 1 天，控制全天饮食中的水分，总量在 500~600ml。可进食含水分少的食物，如米饭、馒头、面包、炒鸡蛋、土豆、豆腐干等，烹调时尽量不加水或少加水；避免食用过甜、过咸或含水量高的食物。蛋白质供给量为 1g/(kg·d)。

五、营养状况的评估

营养评估是健康评估中重要组成部分。通过与患者及其家属的密切接触，护理人员可以及时正确地检查患者营养状况、评估膳食组成、了解和掌握患者现存的或潜在的营养问题，对于护理人员选择恰当的饮食治疗与护理方案、改善患者的营养状况及促进患者的康复具有重要的指导意义。

(一)影响因素的评估

影响饮食与营养的因素有身体因素、心理因素和社会因素等。

1. 身体因素

(1)生理因素：

①年龄。人在生长发育过程中的不同阶段对热能和营养素的需要量有所不同。不同年龄的患者对食物质地的选择、饮食喜好也有差异。

②活动量。各种活动是能量代谢的主要因素，活动强度、工作性质、工作条件不同，热能消耗也不同。活动量大的个体对热能及营养素的需求大于活动量小的个体。

③特殊生理状况。一般处于妊娠期、哺乳期的女性对营养的需求显著增加，同时会有饮食习惯的改变。妊娠期女性摄入营养素的比例应均衡，需要增加蛋白质、铁、碘、叶酸的摄入量，在孕期的后三个月尤其要增加钙的摄入量。哺乳期女性在每日的饮食基础需再加 500kcal 热量，对蛋白质等物质的需要量增加到 65g/d，同时应注意 VitB 及 VitC 的摄入。

（2）病理因素：

①疾病及药物的影响。许多疾病可影响患者对食物及营养的摄取、消化、吸收及代谢，如口腔及胃肠道疾患、烧伤、甲状腺功能亢进或慢性消耗性疾病、伤口愈合与感染期间及某种原因引起患者味觉和（或）嗅觉异常等。患病后的用药也会影响患者的饮食及营养，如胰岛素、类固醇、非肠溶性红霉素、苯妥英纳、异烟肼和磺胺类药物等。

②食物过敏。某些人对特定的食物，如牛奶、海产品等过敏，一旦摄入这些食物，会出现腹泻、腹痛、哮喘等过敏反应，影响营养的摄入和吸收。

2. 心理因素

一般情况下，焦虑、抑郁、恐惧、悲哀等不良情绪可引起交感神经兴奋，抑制胃肠蠕动及消化液的分泌，使人食欲降低，引起进食过少、偏食、厌食等。而愉快、轻松的心理状态则会促进食欲。

3. 社会因素

经济状况会直接影响人们的购买力，影响人们对食物的选择，从而影响其营养状况。而饮食习惯会受民族、宗教信仰、社会背景、文化习俗、地理位置、生活方式等的影响，且不同民族及宗教的人会有不同的饮食禁忌。饮食习惯不佳或有不良嗜好者，可造成某些营养素的摄取量过多或过少，导致营养不平衡。同时，进食的环境，食具的洁净，食物的色、香、味，以及能否正确理解和掌握营养知识等，都可以影响人们对食物的选择及摄入。

（二）饮食状况的评估

1. 一般饮食形态

一般饮食形态通常从用餐时间的长短、患者摄入食物的种类、数量及相互比例、饮食是否规律、是否服用外用药、有无食物过敏史等来进行评估。

2. 食欲

注意评估患者食欲有无改变，若有改变，注意分析原因。

3. 影响因素

注意评估患者有无咀嚼不便、口腔疾患等可以影响其饮食状况的因素。

（三）身体状况的评估

1. 体格检查

通过对患者的外貌、皮肤、毛发、指甲、骨骼和肌肉等方面的评估可初步确定患者的营养状况。

表 14-3   **不同营养状况的身体征象**①

项目	营养良好	营养不良
外貌	发育良好 精神 有活力	消瘦 发育 缺乏良好 倦怠 疲劳
皮肤	皮肤有光泽 弹性良好	无光泽 干燥 弹性差 肤色过淡或过深
毛发	浓密 有光泽	缺乏自然光泽 干燥稀疏
指甲	粉色 坚实	粗糙 无光泽 易断裂
口唇	柔润 无裂口	肿胀 口角裂 口角炎症
肌肉和骨骼	肌肉结实 皮下脂肪丰满 有弹性骨骼无畸形	肌肉松弛无力 皮下脂肪菲薄 肋间隙锁骨上窝凹陷 肩胛骨和骨骼突出

2. 人体测量

人体测量是通过个体的生长发育情况了解其营养状况。测量的内容主要包括身高、体重、头围、胸围、上臂围、小腿围及一些特定部位的皮褶厚度。其中最常见的是身高、体重、上臂围和皮褶厚度。

(1)身高、体重：是综合反映生长发育及营养状况的最重要的指标。准确测量患者的当前体重和标准体重非常必要。标准体重的计算公式：

$$男性标准体重 = [身高(cm) - 100] \times 0.9$$
$$女性标准体重 = [身高(cm) - 100] \times 0.85$$

正常体重的范围是标准体重±10%，增加 10%～20% 为超重，超过 20% 为肥胖，减少 10%～20% 为消瘦，低于 20% 为明显消瘦。

近年来，还采用体重和身高的比例来衡量体重是否正常，称为体重指数(BMI)，即体重(kg)/[身高(m)]² 的比值。按照 WHO 的标准，BMI≥25 为超重，BMI≥30 为肥胖，BMI<18.5 为消瘦。亚洲标准：BMI≥23 为超重，BMI≥25 为肥胖。中国标准：BMI≥24 为超重，BMI≥28 为肥胖。

(2)皮褶厚度：又称皮下脂肪，反映身体脂肪含量，对判断消瘦或肥胖有重要意义。WHO 推荐的常用测量部位有：肱三头肌部，即左上臂背侧中点上 2cm 处；肩胛下部，即左肩胛下角下方 2cm 处；腹部，即距脐左侧 1cm 处。三头肌皮褶厚度最常用，其正常参考值为：男性 12.5mm，女性 16.5mm。

(3)上臂围：测量上臂中点位置的周长，可反映肌蛋白储存和消耗程度，是快速而简便的评价指标，也可反映热能代谢的情况。我国男性上臂围平均为 27.5cm。测量值大于标准值的 90%，为营养不良；90%～80% 为轻度营养不良；80%～60% 为中度营养不良；小于 60% 为严重营养不良。

(四) 生化指标及免疫功能的评估

生化检验可以测定人体各种营养素水平，是评价人体营养状况的较客观指标，可以早

---

① 来源于：李小寒，尚少梅. 基础护理学[M]. 第 6 版，北京：人民卫生出版社，2017：307.

期发现亚临床营养不足的情况。免疫功能测定可了解人体的免疫功能状况，间接反映机体营养状况。常用于研究营养状况的检查项目包括血清蛋白质水平、氮平衡试验及免疫功能测定。

六、饮食护理

(一)一般饮食护理

根据对患者营养状况的评估，结合疾病的特点，护士可以为患者制订营养计划，并根据计划对患者进行相应的饮食护理，可帮助患者摄入足量、合理的营养素，促进患者康复。

1. 患者进食前的护理

(1)环境的准备：患者进餐前注意去除病室不良气味及不良视觉的影响，停止一切不必要的治疗、检查和护理，保持安静清洁的环境，同时备好清洁的餐具。如有病危或呻吟的患者，可用隔帘或屏风遮挡。舒适的进食环境可使患者心情愉快，促进食欲。

(2)病员的准备：患者进食前协助其洗手、漱口，必要时进行口腔护理。病情轻者可以协助患者下床进食；对于焦虑、忧郁者应给予心理指导，条件许可时，可允许家人陪伴患者进餐；对不便下床的病人，可安排坐位或半坐卧位，放置床上小桌进食；卧床患者安排侧位或仰卧位(头转向一侧)，并给予适当的支托。

(3)工作人员：衣帽应整洁，戴好口罩，操作前应洗净双手。根据饮食单上的饮食种类配发，掌握当日需要禁食或限量以及延迟进食等要求，防止差错。检查探视者带来的食物是否符合该病人的治疗原则。

2. 患者进食中的护理

(1)护士应督促和协助配餐员，及时将热饭菜正确地送给每位患者，餐具要清洁，并放在患者易取到的位置。

(2)护士要巡视观察患者的进餐情况，鼓励患者进食，检查督促治疗膳食和试验膳食的落实情况并观察效果，征求患者意见，与医生、营养师保持密切联系。

(3)鼓励患者自行进食，并协助将餐具、食物放到易取处。对于特殊患者应根据情况提供协助：对不能自行进食者应耐心喂食，注意速度适中，湿度适宜。对失明患者或双眼被遮盖的患者，应告知喂食内容。如患者要求自行进食，可按时钟平面图放置食物，并告知方向、食品名称。进食流质者，可用吸管吸吮。

3. 患者进食后的护理

协助患者漱口或做口腔护理，除去餐巾，清理餐具，整理床单位，根据需要做好记录。

(二)特殊饮食护理

对于病情危重、存在消化道功能障碍、不能经口或不愿经口进食的患者，为保证营养的摄取、消化、吸收，维持细胞的代谢，保持组织器官的结构与功能，调控免疫、内分泌等功能并修复组织，促进康复，临床上常根据患者的不同情况采用不同的特殊饮食护理，包括胃肠内营养和胃肠外营养。

1. 胃肠内营养

胃肠内营养（enteral nutrition，EN），采用口服或管饲等方式经胃肠道提供能量及营养素的支持方式。根据所供营养食品的不同，可以分为要素饮食、非要素饮食等；根据供给的方式，可分为口服营养和管饲营养。管饲是将导管插入胃肠道，给患者提供必需的食物、营养液、水及药物的方法，是临床中提供或补充营养极为重要的方法之一。

（1）要素饮食（elemental diet）。这是一种化学组成明确的精制食品，含有人体所必需的易于消化吸收的营养成分，与水混合后可以形成溶液或较为稳定的悬浮液。它的主要特点是无需经过消化过程即可直接被肠道吸收和利用，为人体提供热能及营养。适用于严重烧伤及创伤等超高代谢、消化道瘘、手术前后需营养支持、非感染性严重腹泻、消化吸收不良、营养不良等患者。

目的：要素饮食在临床营养治疗中可保证危重患者的能量及氨基酸等营养素的摄入，促进伤口愈合，改善患者营养状况，以达到治疗和辅助治疗的目的。

分类：要素饮食根据治疗用途可分为营养治疗用和特殊治疗用两大类。

用法：根据患者的病情需要，将粉状要素饮食按比例添加水，配制成适宜浓度和剂量的要素饮食后，可通过口服、鼻饲、经胃或空肠造瘘口滴注的方法供给患者。管饲滴注要素饮食时一般采用分次注入、间歇滴注和连续滴注三种方式。

并发症：患者应用过程中，可因营养制剂选择不当、配置不合理、营养液污染或护理不当等因素引起各种并发症。

①机械性并发症：与营养管的硬度、插入位置等有关，主要有鼻咽部和食管黏膜损伤、管道阻塞。

②感染性并发症：若营养液误吸可导致吸入性肺炎，若肠道造瘘患者的营养管划入腹腔可导致急性腹膜炎。

③胃肠道并发症：患者可发生恶心、呕吐、腹胀、便秘、腹泻等并发症。

④代谢性并发症：有些患者可出现高血糖或水电解质代谢紊乱。

（2）护理要点：

①配制要素饮食时，严格遵守无菌操作原则，所用物品严格灭菌后使用。

②已配制好的溶液应保存在4℃以下的冰箱内，防止被细菌污染。配制好的要素饮食应在24小时内使用完，防止放置时间过长而变质。

③要素饮食口服温度一般为38℃左右，鼻饲及经造瘘口注入时的温度宜为41~42℃。

④要素饮食滴注前后应使用温开水或生理盐水冲净管腔，以防食物积滞管腔而腐败变质。

⑤要素饮食滴注过程中应经常巡视患者，如发现患者出现恶心、呕吐、腹胀、腹泻等症状，应及时查明原因，必要时调整速度、温度；反应严重者可暂停滴入。

⑥应用要素饮食期间需定期记录体重，并观察尿量、大便次数及性状，检查血糖、尿糖、血尿素氮、电解质、肝功能等指标，做好营养评估。

⑦停用要素饮食时需逐渐减量，骤停易引起低血糖反应。

（3）管饲法：经胃肠道插入导管，给患者提供必需的食物、营养液、水及药物的方法称为管饲法,是临床中提供或补充营养的极为重要的方法之一。导管包括口胃管、鼻胃管、鼻肠管、胃造瘘管、空肠造瘘管等。

2. 胃肠外营养

胃肠外营养(parenteral nutrition,PN),是按照患者的需要,通过周围静脉或中心静脉输入患者所需的全部能量及营养素,包括氨基酸、脂肪、各种维生素、电解质和微量元素的一种营养支持方法。

目的:由于各种原因引起的不能从胃肠道摄入营养、胃肠道需要充分休息、消化吸收障碍以及存在超高代谢等的患者,保证热量及营养素的摄入,从而维持机体新陈代谢,促进患者康复。

分类:根据补充营养的量,胃肠外营养可分为部分胃肠外营养(PPN)和全胃肠外营养(TPN)两种。根据应用途径不同,胃肠外营养可分为周围静脉营养及中心静脉营养。

用法:胃肠外营养的输注方法主要有全营养混合液输注及单瓶输注两种。

禁忌证:

①胃肠道功能正常,能获得足量的营养。

②估计应用时间不超过5天。

③患者伴有严重水电解质紊乱、酸碱失衡、出凝血功能紊乱或休克等问题时应暂缓使用,待内环境稳定后再考虑胃肠外营养。

④已进入临终期、不可逆昏迷等患者不宜应用胃肠外营养。

并发证:

①机械性并发证:在中心静脉置管时,可因患者体位不当,穿刺方向不正确等引起气胸、皮下气肿、血肿甚至神经损伤。若穿破静脉及胸膜,可发生血胸或液胸。输注过程中,若大量空气进入输注管道可发生空气栓塞,甚至死亡。

②感染性并发证:若置管时无菌操作不严格、营养液污染以及导管长期留置,可引起穿刺部位感染、导管性脓毒症等感染性并发证。长期肠外营养也可发生肠源性感染。

③代谢性并发证:营养液输注速度、浓度不当或突然停用均可引起糖代谢紊乱、肝功能损害。长期肠外营养也可引起肠黏膜萎缩、胆汁淤积等并发证。

护理要点:

①静脉穿刺过程中应严格遵守无菌操作原则,防止污染,所有用具应灭菌后使用,输液导管和输液袋每12~24小时更换一次。

②导管进入静脉处的敷料每24小时应更换一次。更换时,应严格遵守无菌操作原则,注意观察局部皮肤有无异常征象。

③静脉营养导管严禁输入其他液体、药物及血液,也不可在此处采集血标本或测中心静脉压。

④每次滴注结束时,应在静脉导管内推注肝素封管,防止导管内残余血液凝固而堵塞管腔。

⑤保持滴注速度恒定,不可突然过快,以免发生低血糖。开始时滴注速度应缓慢,逐渐增加滴速。一般成人首日输液速度为60ml/h,次日为80ml/h,第三日为100ml/h。

⑥输液过程中应加强巡视,防止液体中断或导管拔出,防止发生空气栓塞。并密切观

察患者的临床表现，注意有无并发证的发生。

⑦使用过程中要对患者进行定期监测，监测项目包括血糖、尿糖、电解质、血气分析、肝肾功能等。停用胃肠外营养时，应在2~3天内逐渐减量。

第二节　基本护理技术：鼻饲术

鼻饲术是将导管经鼻腔插入胃肠道内，从管内输注流质食物、水和药物，以达到维持患者营养和满足治疗需要的目的。

一、适应证

（1）不能经口进食者，如昏迷、口腔疾患、口腔手术后、有吞咽和咀嚼困难的患者；不能张口的患者，如破伤风患者。

（2）早产儿及病情危重的患者。

（3）拒绝进食的患者。

二、禁忌证

（1）食管静脉曲张患者。

（2）食管癌和食管梗阻患者。

三、并发证

1. 机械性并发证

由于鼻饲管长时间对鼻黏膜的压迫、牵拉、摩擦刺激等，容易引起黏膜的糜烂。膳食残渣或碎片粉碎不全黏附于管腔、鼻饲管扭曲、未及时冲洗等导致管道堵塞。由于固定不牢、患者神志不清、烦躁不安或翻身活动时会牵连导致胃管脱落。

2. 感染性并发证

处于昏睡、昏迷状态的患者，因咽部感觉迟钝，咳嗽反射减弱或消失、吞咽困难，无力吞咽反流至口腔的胃肠液，从而导致液体被吸入气道。在这种情况下，误吸的可能性及严重程度大大增加。大多数经鼻腔置管的患者会用口呼吸，导致口腔和舌头的干燥，在患者的抵抗力下降的情况下，容易引起口腔感染。

3. 胃肠道并发证

（1）恶心呕吐。鼻饲时，因胃管的机械刺激和石蜡油的化学刺激，作用于咽后壁感受器引起冲动，通过一系列复杂而协调的肌肉运动，引起恶心、呕吐等表现。

（2）腹泻。这是最常见的并发证。在胃肠营养开始及使用高渗性饮食时，当高渗的营养进入胃肠道时，胃肠道将分泌大量水以稀释溶液的浓度，大量水进入胃肠道时，刺激肠蠕动加速，而产生腹泻；广谱抗生素的大量使用；灌注鼻饲液的容器及鼻饲液污染；鼻饲液温度过低，鼻饲液脂肪过多、输入速度过快等原因均可导致腹泻的发生。

(五)操作程序(表14-4)

表14-4

评估内容	1. 询问患者身体情况,了解患者既往有无插管经历 2. 评估患者鼻腔状况,询问有无鼻部疾病史,查看鼻腔有无红肿、炎症、鼻中隔偏曲、息肉等;询问有无活动义齿 3. 向患者解释鼻饲的目的,取得患者配合
实施要点	1. 仪表:符合要求 2. 操作用物:治疗盘、治疗碗(内盛纱布2块)、一次性胃管、治疗巾、50ml灌注器、石蜡油纱布(1块)、无菌纱布一块、无菌镊子(2把)、弯盘、别针、棉签、胶布、温水一杯、38~40℃鼻饲液、手电筒、无菌手套、听诊器、水温计、胃管标识 3. 操作步骤 (1)核对医嘱,准备用物 (2)核对患者床号、姓名,评估患者 (3)洗手,戴口罩 (4)携用物至患者床旁,再次核对 (5)备胶布,协助患者取半卧位或仰卧位,铺一次性治疗巾于患者颌下,置弯盘于口角旁,检查并清洁鼻腔 (6)检查并打开胃管包装袋 (7)戴无菌手套,检查胃管是否通畅,用石蜡油纱布润滑胃管前端 (8)测量插管长度(一般为前额发际到胸骨剑突处或由耳垂至鼻尖,鼻尖至胸骨剑突的距离,成人45~55cm,婴幼儿14~18cm),做好标记 (9)一手持纱布托住胃管,一手持胃管前端自鼻腔轻轻插入10~15cm,嘱患者吞咽,顺势将胃管向前推进,直至预定长度,初步固定 (10)插胃管过程中,不断观察患者病情变化,若出现恶心、呕吐,应暂停插入,嘱患者深呼吸;插入不畅时,检查胃管是否盘曲口中;呛咳、呼吸困难、紫绀时,立即拔管 (11)检查胃管是否在胃内,确认胃管在胃内方法如下:①接注射器抽吸,有胃液被抽出;②用注射器从胃管注入10ml空气,然后置听诊器于上腹部,能听到气过水声;③将胃管末端放入盛水碗内,无气泡逸出 (12)确认胃管在胃内,撤除弯盘,用胶布固定胃管,在胃管上贴标签,注明置入时间、名称、责任人 (13)检查确认患者无胃潴留,先注入少量温开水,再注流质饮食 (14)鼻饲完毕,注入少量温开水冲洗胃管 (15)将胃管开口端闭合,用纱布包好,用别针固定于合适处 (16)协助患者清洁口腔、鼻部及面部,撤去治疗巾;清洗灌注器,放入鼻饲盘内用纱布盖好备用,将鼻饲盘放于床旁桌上 (17)脱手套。整理床单位,协助患者取舒适卧位;询问患者需要 (18)处理用物;洗手、取口罩;记录

指导患者	1. 告知患者插胃管和鼻饲不良反应
	2. 告知患者插胃管和鼻饲操作中的不适及配合方法
	3. 指导患者在恶心时做深呼吸或吞咽动作
	4. 带管患者注意胃管脱出
注意事项	1. 插管过程中患者出现呛咳、呼吸困难、紫绀等，表示误入气管，应立即拔出，休息片刻重插
	2. 昏迷患者插管时，应将患者的头向后仰，当胃管插入会厌部时(约15厘米)，左手托起头部，使下颌靠近胸骨柄，加大咽部通道的弧度，使管端沿后壁滑行，插至所需长度
	3. 每天检查胃管插入的深度，鼻饲前检查胃管是否在胃内，并检查患者有无胃潴留，胃内容物超过150ml时，应当通知医师减量或者暂停鼻饲
	4. 每次鼻饲量不超过200ml，间隔时间大于2小时；鼻饲给药时应先研碎，溶解后注入，鼻饲前后均应用20ml水冲洗导管，防止管道堵塞
	5. 鼻饲液温度应保持在38~40℃，避免过冷或过热；混合流食，应当间接加温，以免蛋白凝固
	6. 对长期鼻饲的患者应每天进行2次口腔护理，并应当根据胃管材质定期更换胃管

第三节　案例学习

脑　疝

学习目标

1. 能正确为患者实施鼻饲术。

2. 能正确为患者家属进行鼻饲术的健康教育。

课前准备

1. 复习消化系统的解剖生理知识。

2. 了解脑疝的发病机制及临床表现。

案例内容

张某，男，58岁，因脑挫裂伤入院。入院时患者神智清楚，双侧瞳孔等大等圆，直径2.5mm，对光反应灵敏，体温37℃，脉搏78次/分，呼吸16次/分，血压110/88mmHg。第二天清晨，患者突然出现头痛加重，继而出现喷射状呕吐，意识由清醒转为昏睡，右侧瞳孔增大为5.0mm，对光反射消失，视神经乳突出现水肿，左侧瞳孔正常，左侧肢体活动障碍，血压140/90mmHg，脉搏56次/分，呼吸13次/分，即刻将病人送至手术室实施手术。术后三天患者昏迷，生命体征平稳，肠鸣音存在。医嘱：鼻饲200ml×6qd。

作为责任护士，请执行医嘱。

关键点

1. 准确评估患者生命体征、瞳孔及意识状态。

2. 正确实施鼻饲术。

（1）昏迷患者插胃管的注意事项。

（2）鼻饲液的温度、量和鼻饲间隔时间。

（3）确定胃管在胃内的方法。

十二指肠球部溃疡

学习目标

1. 能正确为患者实施胃管插入术。

2. 能正确为患者家属进行胃管插入术的健康教育。

课前准备

1. 复习消化系统的解剖生理知识。

2. 了解十二指肠球部溃疡急性穿孔的原因及临床表现。

3. 了解实施胃肠减压术的目的和方法。

案例内容

李某，女，55 岁。因突发上腹部剧痛，并逐渐波及至全腹 2 小时，恶心、呕吐胃内容物 1 次入院。既往有十二指肠球部溃疡史 5 年。查体：体温 37.5℃，脉搏 118 次/分，呼吸 26 次/分，血压 108/70mmHg，急性病容，表情痛苦。腹平坦，腹式呼吸消失，未见肠型及蠕动波，全腹紧张如板状，压痛和反跳痛阳性，以上腹为著，肝浊音界消失，移动性浊音可疑，肠鸣音减弱。诊断性腹穿刺抽出含食物残渣的混浊液体约为 1ml。实验室检查：白细胞计数 12×109/L，中性粒细胞 87%。医生医嘱为病人实施禁食、胃肠减压术。

作为责任护士，请根据医嘱进行护理。

关键点

1. 准确评估患者疼痛程度、部位及伴随症状。

2. 正确实施胃管插入术。

（1）插管过程中异常情况的处理。

（2）清醒患者插管过程中的沟通技巧。

（3）确认胃管在胃内的方法。

小　结

营养是指机体摄取、消化、吸收和利用食物中的营养物质以维持生命活动的综合过程。营养素可分为碳水化合物、脂肪、蛋白质、无机盐、维生素和水六类。医院的饮食通常可分基本饮食、治疗饮食和试验饮食三大类。影响饮食与营养的因素有身体因素、心理因素和社会因素。营养状况的评估应注重从患者的饮食状况、身体状况和生化指标及免疫功能等方面进行评估。患者的饮食护理包括一般饮食护理和特殊饮食护理，临床上常根据患者的不同情况采用不同的特殊饮食护理，包括胃肠内营养和胃肠外营养。正确规范地进行鼻饲术管喂饮食操作，可减轻患者的焦虑，保证患者营养的供给。

思考与练习

一、单项选择题

1. 低盐饮食是指每日食盐不超过：
   A. 1g   B. 2g   C. 3g   D. 4g

2. 昏迷病人插胃管时，为提高插管成功率，插至 15cm 时，应将病人：
   A. 头托起，使下颌靠近胸骨柄
   B. 鼓励病人吞咽
   C. 颈部垫高，头后仰
   D. 侧卧位，头偏向一侧

3. 停止使用要素饮食时，应逐渐减量以防发生：
   A. 低血糖   B. 低血钾   C. 高血糖   D. 高血钾

4. 在特定时间内，通过对膳食内容进行特殊调整，协助疾病的诊断和提高实验检查结果正确性，此膳食称为：
   A. 基本膳食   B. 试验膳食   C. 治疗膳食   D. 要素饮食

5. 采用隐血试验饮食的病人在试验期 3 日内，应禁食下列哪项食物：
   A. 奶类食物   B. 猪肝和绿色蔬菜
   C. 白萝卜、菜花   D. 冬瓜、土豆

6. 护士用来收集病人生理状况数据的方法之一是测量皮褶厚度，从这个数据可以估计病人的：
   A. 皮下脂肪含量   B. 身体肌肉系统张力
   C. 体表面积   D. 身体表皮系统的状态

7. 肝硬化伴食管静脉曲张的病人宜进：
   A. 低脂肪，低盐饮食   B. 低脂肪，少渣饮食
   C. 低盐，少渣饮食   D. 高蛋白，低胆固醇饮食

8. 禁忌使用鼻饲法的患者是：
   A. 昏迷   B. 口腔手术   C. 破伤风
   D. 食管、胃底静脉曲张患者

9. 为患者进行插胃管的过程中，如患者出现呛咳、呼吸困难、紫绀等情况，护士应：
   A. 检查胃管是否盘在口中
   B. 嘱患者做吞咽动作，随后迅速插入胃管
   C. 嘱患者深呼吸，随后迅速插入胃管
   D. 立即拔出胃管，休息片刻后重插

10. 胃饲完毕后，应嘱患者维持原卧位多长时间：
    A. 10~15 分钟   B. 15~20 分钟   C. 20~30 分钟   D. 40~50 分钟

二、思考题

1. 营养素的定义是什么？人体所需的营养素有哪些？
2. 医院基本饮食分哪几类？半流质饮食适用哪些病人？
3. 低脂饮食适用于哪些病人？每日脂肪用量和质量要求如何？
4. 完全胃肠外营养的禁忌证和并发证是什么？

（张　青）

第十五章 排 泄

识记：1. 正确陈述男女尿道的解剖特点。

2. 正确描述粪便、尿液观察的主要内容。

3. 正确说明影响排尿、排便的因素。

理解：1. 描述并解释下列概念：尿潴留、尿失禁、导尿术、腹泻、大便失禁、灌肠术、多尿、少尿和无尿。

2. 解释导致排尿、排便异常的原因。

3. 理解男、女患者导尿术操作的异同点。

4. 比较不同灌肠术的特点，其所用溶液及操作方法的不同点。

应用：1. 识别异常排便、排尿活动和异常大便、尿液状况。

2. 分析引起尿潴留、尿失禁、便秘、腹泻、大便失禁、肠胀气原因。

3. 运用所学知识对排尿和排便异常的患者进行健康教育。

4. 运用所学知识对留置导尿术、保留灌肠患者进行健康教育。

5. 正确实施导尿、大量不保留灌肠操作技术。

第一节 科学知识基础

排泄是机体将新陈代谢所产生的终产物排出体外的生理过程，是人体的基本生理需要之一，也是维持生命的必要条件之一。人体排泄体内终产物的途径有皮肤、呼吸道、消化道及泌尿道，其中消化道和泌尿道是主要的排泄途径。许多因素可以直接或间接地影响人体的排泄活动和形态，而每个个体的排泄形态及影响因素也不尽相同。因此，护士应掌握与排泄有关的护理知识和技术，帮助或指导患者维持正常的排泄功能，满足其排泄的需要，使其维持最佳的健康和舒适状态。

一、影响排尿、排便的因素

(一)影响排尿的因素

1. 健康状况

(1)疾病。机体的排尿能力可能受到疾病的影响,任何外周神经损伤导致的膀胱张力丧失、膀胱充盈感觉的减弱以及控制排尿困难,都可以影响排尿能力,如糖尿病和多发性硬皮病可以引起神经病理状态,改变膀胱功能。同时,影响躯体活动的疾病也会影响排尿的能力。如风湿性关节炎、关节变性病和帕金森病等,都可使患者很难到达厕所和应用厕所设施。慢性或者晚期肾脏疾病患者会表现出许多威胁生命的代谢紊乱症状,如出现尿毒症症状,即血中含氮的废物增多,机体出现明显的水和电解质代谢异常、恶心、呕吐和抽搐。

某些疾病和病理的状态也会影响尿液的生成和排泄。主要影响尿量或尿液性质的疾病过程一般分为肾前性的、肾性的或肾后性的疾病。肾前性的改变是指经过肾脏的血流量减少,导致肾组织的灌注减少,从而导致少尿甚至无尿。肾性改变是直接损伤肾小球或肾小管所导致的改变,影响肾脏正常的过滤、重吸收以及分泌的功能。肾后性的改变是指尿液的收集系统发生了阻塞,可能是从肾盏到尿道口的任何地方,泌尿系统可以正常形成尿液,却不能正常排出。

(2)手术与麻醉。患者手术前因为疾病本身或者术前的禁食而改变了的体液平衡状态,尿液排出减少。手术的应激反应可以刺激机体,提高体内醛固酮水平,减少尿液的排出,以维持足够循环血量。手术过程中麻醉剂和镇痛剂可以减慢肾小球的滤过率,从而减少尿量的排出。这些药物制剂也可以减弱膀胱、脊椎和大脑之间的感觉和运动冲动的传输。处于麻醉和深昏迷恢复阶段的患者经常感觉不到膀胱的充盈,不能自主地发起或阻止排尿,尤其是脊髓麻醉更容易引起患者尿潴留。

下腹部和骨盆组织的手术往往会由于引起泌尿系统周围组织的损伤而影响患者排尿。患者手术恢复过程中出现的水肿和发炎可以影响尿液从肾脏流向膀胱,或者从膀胱流向尿道,也可能影响骨盆和括约肌的放松,或者在排尿的过程中引起不适。尿路改道成形术可以暂时性或永久性的为尿液排泄开通一条绕过膀胱和尿道的通路。膀胱癌患者可能会需要通过永久性的尿道改路成形术在腹壁上做一个造瘘口,用来引流尿液。

(3)药物。某些抗胆碱能的药物(如阿托品),抗组胺类的药物(如盐酸伪麻黄碱),抗高血压类的药物(如甲基多巴)或者 β-受体阻滞剂容易引起患者尿潴留;有些药物(如盐酸非那吡啶)可以使尿液由桔黄色变为铁锈色,阿米替林可以使尿液变为绿色或蓝色,而左旋多巴则可以使尿液变为褐色或黑色,抗癌的化疗药物也可以使尿液的颜色发生改变,而且对肾脏或膀胱有毒。肾功能发生改变的患者在服用通过肾脏排泄的药物时,需要调整药物的剂量。利尿剂通过阻止水分和某些电解质的重吸收来增加尿液的排出。

(4)诊断性检查。泌尿系统的检查可以影响排尿。如静脉内肾盂造影或者尿路造影前,需要患者禁水或者严格限制入量,以减少排出的尿量。膀胱镜检查可能会引起尿路局部组织的水肿和膀胱括约肌的痉挛，患者做完这种检查后经常会出现尿潴留，而且检查中可能会损伤到尿道或膀胱黏膜而出现血尿或粉红色尿液。

2. 年龄

婴儿不能有效浓缩尿液，排尿相对较多。1.5~2岁的幼儿才能有意识地控制排便，4~5岁的儿童才能够完全控制排尿。青少年和成年人在正常情况下每天排尿1500~1600ml，肾脏具有浓缩尿液的功能。

随着年龄的增大，膀胱和肾脏功能会发生变化。肾小球滤过率下降，甚至肾脏浓缩功能也下降，老年人经常会出现夜尿和残余尿。老年人膀胱的肌张力及储存尿液的空间下降，会产生尿频。老年男性由于前列腺增生，可导致尿潴留和尿失禁的出现，老年女性膀胱炎和压力性尿失禁的发生率高。

3. 社会文化因素

排尿还受到各种社会文化观念的影响。如在北美洲，人们一般要求厕所是私人的，但是一些欧洲人却可以接受公共厕所。在一些偏远山村可能没有室内的厕所。护士应协助患者采取最好的姿势排尿，一般来说，男性最好采用站姿，而女性最好采用坐姿。某些文化背景下的患者可能习惯采用蹲式。

4. 心理因素

焦虑和精神上的压力可能会引起尿急和尿频。焦虑的人即使刚刚排完小便，也可能再次急着去厕所，焦虑可能会使人无法排空膀胱。当精神紧张时，人可能很难放松腹部和会阴部的肌肉，如果尿道外括约肌没有完全放松，患者就无法排空膀胱。由于某些因素影响，在公共卫生间内排尿，也有可能导致人暂时失去排尿能力。

5. 肌肉的张力

肌肉的张力对膀胱的储存和排泄尿液的能力十分重要。腹部和盆底肌肉张力的减弱会影响膀胱的收缩能力以及控制尿道外括约肌的能力。长时间不活动、出生时肌肉受到拉伤、绝经期肌肉萎缩以及外伤导致的肌肉受损等，都可导致肌肉萎缩，从而使排尿的控制能力减弱。导尿管持续开放可以引起膀胱张力丧失或尿道括约肌的损伤，当尿管拔除时，患者很难再控制排尿。

6. 液体的摄入

液体的摄入直接影响尿液的生成和排泄。咖啡、茶以及可乐类等饮料都含有咖啡因，具有利尿的作用。酒精会抑制抗利尿激素的释放，使排尿增加。一些食物，如水果、蔬菜，也可以增加排尿。当出汗、呼吸道、消化道丢失水分时，人体排尿会减少。

（二）影响排便的因素

1. 健康状况

（1）疼痛。痔疮、直肠手术、直肠瘘、腹部手术等会造成患者排便不适，患者往往因疼痛而抑制便意，便秘是疼痛患者常见的排便问题。

（2）手术与麻醉。手术中使用的全麻药剂可引起肠蠕动暂时阻断，吸入性麻醉剂可阻断副交感神经冲动传入肠道肌肉组织，减缓或阻断肠蠕动，手术也可直接影响肠道活动。

(3)药物。患者长时间服用抗生素，可干扰肠道正常菌而导致腹泻。镇静剂可减慢肠蠕动，减弱肠活动，从而导致便秘。有些用于治疗或预防便秘和腹泻的药物也可影响肠活动，如缓泻剂和导泻剂可软化粪便，刺激肠蠕动。过量使用泻药，可使肠道水分吸收减少，肠蠕动加剧，导致肠道激惹，引起严重的腹泻。长期使用缓泻剂，可降低肠道感受器的敏感性，导致慢性便秘。石蜡油是一种常用的缓泻剂，可降低脂溶性维生素的吸收。

(4)诊断性检查。胃肠道的诊断性检查常会要求患者禁食或服用钡剂，患者往往需服泻药或接受灌肠以排清肠道内容物，这些都可影响正常排泄。

2. 年龄

在 3 岁以前，婴儿由于神经肌肉系统发育不全，常不能控制排便。在青春期，人的胃肠道迅速发育，消化酶分泌增加，肠道的消化和吸收功能增强。老年人胃肠道的消化、吸收和排泄功能有不同程度的减弱。由于肠道吸收功能减弱，导致体内蛋白质、维生素和矿物质缺乏。老年人盆底肌和肛门括约肌松弛，使肠道排泄控制力减弱。同时，由于神经冲动传导减慢，老年人排便的意识反应减弱，易导致便秘。

3. 生活方式

(1)饮食。每日规则的饮食利于维持规则的肠蠕动。富含纤维的食物可保证必要的粪便容积，刺激肠蠕动，加速食糜通过肠道，减少水分在大肠的再吸收，使粪便柔软而易排出。有些人因存在与遗传有关的乳糖不耐受问题，难以消化牛奶或乳制品等，乳糖类食物可使他们产生腹泻、肠胀气或痉挛。

(2)饮水。水分摄入不足或水分丢失过多，如呕吐等，都可影响粪便的性质。水分摄入的减少可使食糜通过肠道速度减慢、水分的再吸收增加，导致粪便干而硬。充足的水分摄入可软化粪便，增加肠蠕动。成人通常每天需摄入 1500~2000ml 水分。大量的进食牛奶或乳制品可减慢肠蠕动，导致便秘。

(3)活动。活动能维持肌肉的张力，刺激肠蠕动，有助于维持正常的排便活动。各种原因所致长期卧床、缺乏活动的人，可因腹部或盆底肌肉张力减退而导致排便困难。

(4)个人习惯。个人排泄习惯影响肠道功能。人们通常使用某种固定的便具，选择最有效和最方便的时间排便。餐后，胃结肠反射可刺激肠壁引起集团蠕动，因此，选择此时排便较为适合。环境的改变以及工作的压力可使生活习惯发生改变，容易导致便秘。住院的患者通常与病友合用卫生间设施，也很难维持排便活动的隐私性。疾病使患者的活动受限，不习惯使用便盆或床旁便具等，都可导致患者排便不舒适或便秘。

(5)排便姿势。人们通常以蹲姿排便。卧床的患者常会有排便困难，仰卧位不利于排便时的肌肉收缩。若病情许可，应抬高床头，协助患者取床上坐姿排便。

4. 心理因素

心理因素是影响排便的重要因素。如果精神抑郁、身体活动减少，植物神经系统冲动减慢，肠蠕动减少，从而导致便秘。情绪焦虑、恐惧和愤怒，可导致迷走神经兴奋，肠蠕动增加、消化吸收不良，易发生腹泻。

二、排尿、排便的评估

(一)排尿的评估

1. 尿量和排尿次数

正常情况下，排尿受意识支配，无痛，无障碍，可自主随意进行。成人每24小时排出尿量为1000~2000ml，日间排尿3~5次，夜间0~1次，每次尿量为200~400ml。

2. 尿液的性状

(1)颜色。正常新鲜尿液呈淡黄色或深黄色，是由于尿胆原和尿色素所致。当尿浓缩时，可见量少色深。尿的颜色受某些食物、药物的影响，如进食大量胡萝卜或服用核黄素，尿的颜色呈深黄色。在病理情况下，尿液的颜色可发生改变，如泌尿系结石、急性肾小球肾炎、结核、泌尿系肿瘤等病人尿液中含有红细胞，量多时呈洗肉水色。传染性肝炎、阻塞性黄疸病人的尿中含有胆红素，可出现深黄色或黄褐色的胆红素尿。丝虫病人尿液中含有淋巴液，可出现乳白色乳糜尿。尿液呈酱油色或浓茶色见于血红蛋白尿等。

(2)透明度。正常尿液清澈透明，放置后可出现微量絮状物，是粘蛋白、核蛋白、盐类及上皮细胞凝结而成。新鲜尿液发生浑浊主要是尿液含有大量尿盐时，尿液冷却后可出现浑浊，但加热、加酸或加碱后，尿盐溶解，尿液即可澄清。当泌尿系统感染时，尿液中含有大量的脓细胞、红细胞、上皮细胞、细菌或炎性渗出物，排出的新鲜尿液即呈白色絮状混浊，此种尿液在加热、加酸或加碱后，其混浊度不变。蛋白质不影响尿液的透明度，但振荡时可产生较多且不易消失的泡沫。

(3)酸碱反应。正常人尿液呈现酸性，pH值为4.5~7.5，平均为6。饮食的种类可影响尿液的酸碱性，如进食大量蔬菜时，尿液可呈碱性；进食大量肉食时，尿液可呈酸性。酸中毒患者的尿液可呈强酸性，严重呕吐患者的尿液可呈强碱性。

(4)比重。尿的比重主要取决于肾脏的浓缩功能。在正常情况下，成人尿比重波动于1.015~1.025之间，一般尿比重与尿量成反比。比重增高多见于急性肾小球肾炎、心功能不全等；比重降低常见于尿崩症、肾功能不全等。

(5)气味。正常尿液气味来自尿内的挥发性酸。尿液久置后，因尿素分解产生氨，故有氨臭味。新鲜尿有氨臭味，提示疑有泌尿道感染；糖尿病伴酸中毒时，尿液呈烂苹果味，因尿中含有丙酮；有机磷农药中毒者，尿液有大蒜臭味。

(二)排便的评估

1. 排便的次数

排便是人体基本需要之一，排便次数因人而异，一般成人每天排便1~3次，婴幼儿每天排便3~5次。每天排便超过3次(成人)或每周少于3次，应视为排便异常，如腹泻、便秘。

2. 排便量

每日排便量与膳食种类、数量、摄入的液体量、大便次数及消化器官的功能有关。正常成人每天排便量为100~300g。进食低纤维、高蛋白质等精细食物者粪便量少而细腻。

进食大量蔬菜、水果等粗粮者粪便量较多。当消化器官功能紊乱时，也会出现排便量的改变，如肠道梗阻、腹泻等。

3. 粪便的性状

（1）形状与软硬度。正常人的粪便为成形软便。便秘时，粪便坚硬，呈粟子样；消化不良或急性肠炎时，可为稀便；肠道部分梗阻或直肠狭窄，粪便常呈扁条形或带状。

（2）颜色。正常成人的粪便颜色呈黄褐色或棕黄色。婴儿的粪便呈黄色或金黄色。因摄入食物或药物种类不同，粪便颜色会发生变化，如食用大量绿叶蔬菜，粪便可呈暗绿色；摄入动物血或铁制剂，粪便可呈无光样黑色。如果粪便颜色改变与上述情况无关，则表示消化系统有病理问题，如柏油样便提示上消化道出血；白陶土色便提示胆道梗阻；暗红色血便提示下消化道出血；果酱样便见于肠套叠、阿米巴痢疾；粪便表面粘有鲜红色血液见于痔疮或肛裂；白色"米泔水"样便见于霍乱、副霍乱。

（3）内容物。粪便内容物主要为食物残渣、脱落的大量肠上皮细胞、细菌以及机体代谢后的废物，如胆色素衍生物和钙、镁、汞等盐类。粪便中混入少量黏液，肉眼不易查见。当消化道有感染或出血时，粪便中可混有血液、脓液或肉眼可见的黏液。肠道寄生虫感染患者的粪便中可检出蛔虫、蛲虫、绦虫节片等。

（4）气味。正常时，粪便气味因膳食种类而有差异，强度由腐败菌的活动性及动物蛋白质的量而定。肉食者味重，素食者则味轻。严重腹泻患者因未消化的蛋白质与腐败菌作用，粪便呈碱性反应，气味极恶臭；下消化道溃疡、恶性肿瘤患者粪便呈腐败臭味；上消化道出血的柏油粪便呈腥臭味；消化不良、乳儿因糖类未充分消化或吸收脂肪酸产生气体，粪便呈酸性反应，气味为酸败臭。

三、常见的排尿、排便问题

（一）排尿的改变

1. 多尿（polyuria）
多尿指 24 小时尿量超过 2500ml 者。
原因：①正常情况饮用大量液体；②妊娠；③病理情况多由内分泌代谢障碍或肾小管浓缩功能不全引起，见于糖尿病、尿崩症、肾功能衰竭等患者。

2. 少尿（oliguria）
少尿指 24 小时尿量少于 400ml 或每小时尿量少于 17ml。
原因：①发热、液体摄入过少、休克等导致患者体内血液循环不足；②心脏、肾脏、肝脏功能衰竭。

3. 无尿（oliguria）或尿闭（urodialysis）
无尿指 24 小时尿量少于 100ml 者。
原因：严重休克、急性肾功能衰竭、药物中毒等。

4. 尿潴留（retention of urine）
尿潴留指尿液大量存留在膀胱内而不能自主排出。
原因：①机械性梗阻：膀胱颈部或尿道有梗阻性病变，如前列腺肥大或肿瘤压迫尿道，造成排尿受阻；②动力性梗阻：由排尿功能障碍引起，而膀胱、尿道并无器质性梗阻病变，如外伤、疾病或使用麻醉剂所致脊髓初级排尿中枢活动障碍或抑制，不能形成排尿反射；③其他各种原因引起的不能用力排尿或不习惯卧床排尿造成。

护理：①安慰病人，消除焦虑和紧张情绪；②提供隐蔽的环境，调整体位和姿势；③按摩、热敷下腹部，以便解除肌肉紧张，促进排尿；④利用条件反射，诱导排尿，如听流水声或用温水冲洗会阴；⑤针灸治疗，针刺中极、曲骨、三阴交穴；⑥经上述处理无效时，可采用导尿术。

5. 尿失禁（incontinence of urine）

尿失禁指排尿失去意识控制或不受意识控制，尿液不自主地流出。

（1）分类：

真性尿失禁：即膀胱稍有一些存尿便会不自主地流出，膀胱处于空虚状态。原因：①脊髓初级排尿中枢与大脑皮层之间联系受损，如昏迷、截瘫；②因手术、分娩所致的膀胱括约肌损伤或支配括约肌的神经损伤，病变所致膀胱括约肌功能不良；③膀胱与阴道之间有瘘道等。

假性尿失禁：又称充溢性尿失禁，即膀胱内贮存部分尿液，当膀胱充盈达到一定压力时，即可不自主溢出少量尿液。当膀胱内压力降低时，排尿即行停止，但膀胱仍呈胀满状态而不能排空。原因：脊髓初级排尿中枢活动受抑制，当膀胱充满尿液导致内压增高时，迫使少量尿液流出。

压力性尿失禁：当咳嗽、打喷嚏或运动时，腹肌收缩，腹内压升高，以致不自主地有少量尿液排出。原因：膀胱括约肌张力减低、骨盆底部肌肉及韧带松弛、肥胖。多见于中老年女性。

（2）护理：①做好心理护理，提供必要的帮助，消除病人焦虑、自卑等情绪，鼓励病人摄入适当液体；②保护病人会阴部皮肤，注意清洁干燥；③应用接尿装置，女病人可用女式尿壶紧贴外阴接取尿液，男病人可用阴茎套连接集尿袋，接取尿液，但此法不宜长期使用；④重建正常排尿功能，指导病人进行持续膀胱功能训练，骨盆底部肌肉的锻炼，以加强尿道括约肌的作用，恢复控制排尿功能；每2～3小时送一次便器以训练有意识地排尿；⑤长期尿失禁病人，必要时可留置导尿管。

6. 尿路改道

尿路改道后尿液直接从肾脏经过造瘘口流出腹壁，可以是暂时的或永远的。通过输尿管造口术把一条或者两条输尿管的末端连接到腹壁的表面。为了避免使用两套收集装置，经输尿管吻合术把输尿管连接起来，并把其中一条输尿管连到腹壁。在某些情况下，可能会直接在肾盂放置尿液引流装置。这个过程称为肾造口术。

（二）常见的排便问题

1. 便秘

便秘是指正常的排便次数减少，排出过于干硬的粪便，且排便不畅、困难。

（1）原因：①排便习惯不良，常抑制便意；②低纤维、高动物脂肪饮食；③饮水量不足；④长期卧床或缺乏规律性锻炼；⑤滥用缓泻剂、栓剂、灌肠导致正常排泄反射消失；⑥某些药物不合理的使用；⑦某些疾病，如甲状腺功能减退、低血钙和低血钾等；⑧各类直肠肛门手术；⑨情绪消沉。

（2）症状和体征：患者表现为头痛、腹痛、腹胀、消化不良、乏力、食欲不佳、舌苔变厚，粪便干硬，触诊腹部较硬实且紧张，有时可触及包块。

（3）护理：①帮助病人养成良好的排便习惯，不随意使用泻剂或灌肠等方法；②建立合理食谱，调整饮食习惯，在饮食中增加纤维量，适当摄取粗粮，新鲜水果和蔬菜，多饮水；③鼓励患者适当运动，以增加肠蠕动，鼓励病人参加力所能及的体力活动，如散步、做体操、打太极拳等。若病情许可，可指导病人加强腹部及骨盆底肌肉运动；④提供适当的排便环境，协助病人取合适的体位和姿势，有利于发挥重力作用，以增加腹内压力；⑤遵医嘱可用针刺疗法，腹部作环行按摩，也可采用简易通便、灌肠或服泻药等方法。

2. 粪便嵌塞

粪便嵌塞，是指粪便持久滞留堆积在直肠内，坚硬不能排出。常见于不能缓解的慢性便秘者。

（1）原因：①便秘未能及时解除，粪便滞留在直肠内；②水分被持续吸收，最终粪块变得又大又硬不能排出，发生粪便嵌塞。

（2）症状和体征：一个明显的体征就是尽管患者反复有排便冲动，但几天不能排出粪便。常伴有食欲差，腹部胀痛，直肠肛门疼痛。肛门处有少量的结肠液化粪便从粪块的周围渗出。直肠指检可触及粪块。

（3）护理：①早期运用缓泻剂或栓剂来润肠通便；②必要时行保留灌肠或清洁灌肠；③灌肠无效可实施人工取便；④健康教育，指导患者建立并维持正常的排便习惯。

3. 腹泻

腹泻是指频繁排出稀薄、不成形的粪便甚至水样便，是消化道消化、吸收和分泌功能紊乱的表现。暂时性的腹泻是一种保护性反应，帮助机体排出刺激物质和有害物质。持续严重的腹泻，可使机体内的大量水分和消化液丧失，导致水、电解质和酸碱平衡紊乱。严重腹泻还可使机体无法吸收营养物质，导致营养不良。

（1）原因：①肠道感染或疾患；②饮食不当或食物过敏；③泻剂应用过量；④消化系统发育不成熟；⑤某些内分泌疾病，如甲状腺功能亢进等；⑥情绪紧张、焦虑。

（2）症状和体征：患者表现为腹痛、肠痉挛、疲乏、恶心、呕吐，肠鸣音听诊显示活跃、亢进，有急于排便的需要和难以控制的感觉，粪便不成形或呈水样便。

（3）护理：①做好心理护理，鼓励和劝慰病人消除焦虑不安的情绪；②卧床休息，以减少肠蠕动，并注意腹部保暖；③鼓励饮水，给流质或无渣半流质饮食，腹泻严重者应暂禁食，给予口服补液盐；④保护肛周围皮肤，便后用软纸揩拭，以减少机械刺激，用温水清洗，涂油膏于肛门周围；⑤去除病因，遵医嘱给予抗生素，疑有传染性疾病时应做好床边隔离。

4. 排便失禁

排便失禁，是指肛门括约肌不受意识的控制而不自主地排便。

（1）原因：神经肌肉系统的病变或损伤，如瘫痪、消化道疾患、精神障碍等。

（2）症状和体征：患者不自主地排出粪便。

（3）护理：①做好心理护理，理解病人心情，给予精神安慰；②保持肛门周围皮肤清洁，发现有粪便污染，即用温水清洗，并涂油膏于肛门周围皮肤，谨防压疮发生；③帮助患者重建正常排便控制能力，了解病人排便规律，适时授予便盆。在可能情况下，与医生协商每日定时为病人用导泻剂或灌肠，以帮助建立排便反射；④指导患者实施排便功能训练计划。

5. 肠胀气

肠胀气，是指肠道内过量气体积聚，不能排出，肠壁牵张膨胀。

（1）原因：食入过多的产气性食物，吞入大量空气，肠蠕动减少，肠道梗阻及肠道手术。

（2）症状和体征：患者表现为腹部胀满、膨隆、痉挛性疼痛、呃逆。叩诊呈鼓音，当肠胀气压迫膈肌和胸腔时，可导致呼吸困难。

（3）护理：①解除导致肠胀气的原因；②鼓励并协助病人适当运动；③为病人进行腹部按摩或热敷；④必要时可行药物治疗或肛管排气。

6. 排便改道

排便改道，是指为满足疾病治疗的需要，将肠道的一部分外置于腹部表面，在腹壁建立暂时性或永久性的人工肠造口，以帮助排泄粪便，也称人造肛门，一般分为暂时性肠造口和永久性肠造口。

中国古代导尿术起源①

我国东晋医药学家葛洪的《肘后备急方》记载："小便不通，土瓜根捣汁，入少水解之，筒吹入下部。"这是最早的导尿术中医文献。自晋至唐这段时间是中医导尿术的开创期，这时期的导尿术以口吹式为标志，导尿工具以葱管为主。早期文献中孙思邈的记载最翔实，《备急千金要方》中具体描述："凡尿不在胞中，为胞屈僻，津液不通，以葱叶除尖头，纳阴茎孔中深三寸，微用口吹之，胞胀，津液大通，便愈。"到了明朝，杨拱的《医方摘要》中描述："用土狗一个炙研，入冰片麝香少许，翎管吹入茎内。"指出用翎管代替葱管，导尿管材料得到了改进。元代罗天益的《卫生宝鉴》中提到将猪膀胱吹气后插入翎管进行导尿，在方法上更趋先进，导尿成功率也得到了极大提高。至明朝，《本草纲目》《赤水玄珠》中记载并证明了导尿术已在临床普遍使用。导尿术在中国的应用充分体现了中国医家的聪明才智。

---

① 资料来源：杜勇．中国古代导尿术应用史略［J］．中华医史杂志，1995，25（1）：35-37.

第二节　基本护理技术

与排泄活动有关的护理知识与技术，包括导尿术、留置导尿术、不保留灌肠和保留灌肠等。

一、导尿术

导尿术（catheterization）是在严格无菌操作下，用导尿管经尿道插入膀胱引流尿液的方法。

（一）目的

（1）尿潴留患者引流出尿液，以减轻痛苦。

（2）协助临床诊断，如留取未受污染的尿标本做细菌培养；测量膀胱容量、压力及检查残余尿；进行尿道或膀胱造影等。

（3）为膀胱肿瘤患者进行膀胱化疗。

（二）并发证

1. 尿道黏膜损伤

最常见的原因是由于尿管插入深度不够，气囊未完全进入膀胱，气囊位于尿道内口下，甚至尿道中，造成导尿管气囊在尿道内膨胀而损伤尿道黏膜，出现血尿。导尿管太粗，操作粗暴，反复插管，也容易导致尿道黏膜水肿、损伤出血。使用气囊导尿管时，气囊会增加尿道的摩擦，常会遇到插管困难，尤其是对前列腺增生患者强行插入，也易引起尿道黏膜损伤。

2. 尿道胀痛

导尿管作为一种异物插入尿道，患者总会有不适感，但对于特别敏感的患者，使用气囊内注入液体的尿管更感胀痛。

3. 尿路感染

导尿术容易引起医源性感染，如在导尿过程中因操作不当，造成膀胱、尿道黏膜损伤；使用的导尿物品被污染，操作过程中违反无菌原则等，均可导致泌尿系感染。

（三）操作程序

具体见表 15-1。

表 15-1

评估内容	1. 评估患者的病情，根据病情需要导尿。
	2. 评估患者的意识状态、生命体征、心理状况、合作理解程度
	3. 了解患者的膀胱充盈度及会阴部皮肤、黏膜状况

实施要点	1. 仪表：符合要求 2. 操作用物：治疗盘；一次性无菌导尿包：治疗碗 2 个、镊子 2 个、0.5%活力碘棉球 2 袋、石蜡油棉球 1 袋、手套 2 双、导尿管 1 根、洞巾 1 块、10ml 注射器（内盛灭菌水 10ml）、纱布、尿袋、无菌标本瓶、弯盘；一次性治疗巾、弯盘、屏风（必要时）、便盆、浴巾、尿管标识 3. 操作步骤 以女性患者为例： (1)核对医嘱，准备用物，准备环境（关门窗，如二人间以上则使用屏风遮挡） (2)核对患者床号、姓名，评估患者 (3)洗手，戴口罩。检查无菌导尿包是否在有效期内，有无漏气，破口 (4)携用物到床边，再次核对并向病人说明以取得合作，松开床尾盖被 (5)协助患者取合适体位，脱下对侧裤腿盖在近侧腿上，盖上浴巾，将盖被斜盖在对侧腿上，治疗巾垫于患者臀部，把弯盘放在治疗巾上 (6)①打开无菌导尿包的外层，将第一个治疗碗（内有 0.5%活力碘棉球 1 袋，手套 1 双，镊子一把）放于大腿之间 ②将活力碘棉球倒入碗内，左手戴手套，右手用镊子取棉球擦洗阴阜，对侧大阴唇，近侧大阴唇，对侧大小阴唇之间，近侧大小阴唇之间，对侧小阴唇、近侧小阴唇，尿道口至肛门，污棉球放在弯盘 ③脱手套放入弯盘内与治疗碗一并移至床尾 ④将治疗盘放于两腿之间，打开无菌导尿包，将无菌包上半幅垫于臀部正中 ⑤戴手套，铺好洞巾，置弯盘于会阴部 ⑥检查导尿管气囊是否漏气 ⑦打开石蜡油棉球袋，润滑导尿管前端 ⑧打开 0.5%活力碘棉球袋，左手拇、食指分开小阴唇，右手用镊子取棉球分别消毒尿道口，对侧小阴唇，近侧小阴唇，尿道口 ⑨移近治疗碗，左手用镊子持导尿管对准尿道口轻轻插入尿道 4~6cm，见尿液流出后再插入 1~2cm（需要时可留取尿标本） ⑩导尿毕，拔除尿管，用纱布擦净外阴，持续导尿者，将注射器接气囊注入无菌水 10ml 以固定尿管，接尿袋挂于床边；贴上尿管标识，注明日期、管道类型、置管人；撤去用物，脱手套 (7)协助患者穿好裤子，整理床单位，清理用物 (8)询问患者需要，酌情开窗通风，撤去屏风 (9)处理用物，洗手，取口罩 (10)记录。24h 记录尿量、颜色，如有标本及时送检 男性患者 (1)同女性导尿术 (2)铺治疗巾于病人臀下，开消毒包，备消毒液，左手戴手套，用消毒液棉球清洗阴茎两次。左手持无菌纱布包住阴茎 (3)打开导尿包，备有 0.5%活力碘棉球 1 袋，无菌石蜡油。戴无菌手套，铺洞巾。滑润导尿管 18~20cm。暴露尿道口，再次消毒，提起阴茎使之与腹壁成 60°角 (4)另换止血钳持导尿管轻轻插入尿道 18~20cm 左右，见尿后再插入 7~10cm (5)若插导尿管时，遇有阻力，可稍待片刻，嘱病人张口作深呼吸，再徐徐插入。切忌暴力 (6)根据需要留取尿培养标本，持续导尿者，将注射器接气囊注入无菌水 10ml 以固定尿管，接尿袋挂于床边；贴上尿管标识，注明日期、管道类型、置管人；撤去用物，脱手套 (7)协助患者穿好裤子，整理床单位，清理用物 (8)询问患者需要，酌情开窗通风，撤去屏风 (9)处理用物，洗手，取口罩 (10)记录。24h 记录尿量、颜色，如有标本及时送检

续表

指导患者	1. 告知患者在操作过程中的配合事项 2. 指导患者预防尿路感染的措施，如多饮水、预防逆行感染等 3. 指导患者不要自行拉出尿管
注意事项	1. 严格执行查对制度和无菌操作技术原则 2. 操作过程中应注意保护患者隐私和保暖 3. 对膀胱高度膨胀的患者导尿，一次不要超过 1000ml，以免引起虚脱和血尿 4. 为女性患者插尿管，应防止尿管误入阴道 5. 操作时，应注意动作轻柔，掌握男、女性尿道解剖特点。女性尿道短，为 4~5cm，男性尿道全长为 18~20cm，有两个弯曲即耻骨前弯和耻骨下弯，3 个狭窄部即尿道内口、膜部和尿道外口

二、灌肠术

灌肠术是将一定量的液体由肛门经直肠灌入结肠，以帮助患者清洁肠道、排便、排气或由肠道供给药物或营养，达到确定诊断和治疗的目的的方法。根据灌肠的目的，可分为保留灌肠和不保留灌肠；根据灌入的液体量，可将不保留灌肠分为大量不保留灌肠和小量不保留灌肠，如为了达到清洁肠道的目的，而反复使用大量不保留灌肠，则为清洁灌肠。

(一)不保留灌肠法

1. 大量不保留灌肠

(1)目的：①软化和清除粪便，排除肠内积气；②清洁肠道，为手术、检查和分娩作准备；③稀释和清除肠道内有害物质，减轻中毒；④为高热病人降温。

(2)禁忌证：妊娠、急腹症、消化道出血和各种严重疾病晚期病人。

(3)常用灌肠溶液：①0.1%~0.2%的肥皂液：降低水的表面张力，使水迅速渗入粪便，从而稀释、软化粪便，并刺激肠蠕动，使粪便易于排出。肥皂液不宜太浓，以免刺激损伤肠黏膜。肝性脑病患者禁用肥皂液灌肠。②生理盐水：充血性心力衰竭、水钠潴留患者禁用。

(4)常用溶液量和温度：成人每次用量为 500~1000ml，老年人用量为 500~800ml，小儿用量为 200~500ml。液体温度 39~41℃，降温用温度 28~32℃，中暑病人可用 4℃ 等渗冰盐水。

(5)操作程序：具体见表 15-2。

表 15-2

评估患者	1. 询问、了解患者的身体情况、排便情况 2. 向患者解释灌肠的目的，取得患者的配合

续表

实施要点	1. 仪表：符合要求 2. 操作用物 　　治疗车：治疗盘、一次性灌肠袋 2 个、治疗巾、手套一双、弯盘、石蜡油、棉签、卫生纸、剪刀、卵圆钳、水温计、配灌肠液用的容器一个、污物桶(治疗车下层)； 　　另备：输液架、屏风，必要时备便盆、便盆巾 3. 操作步骤 (1)按照医嘱准备用物，保证灌肠液的温度适宜 (2)核对床号，姓名，评估患者，解释操作目的 (3)洗手，戴口罩，检查无菌物品 (4)测水温，倒入灌肠液，清理用物洗手 (5)携用物至患者床旁，再次核对 (6)关门酌情关窗，必要时用屏风遮挡 (7)松床尾盖被，协助患者脱裤并取左侧卧位，双腿屈膝，移臀至床边。垫治疗巾于臀下，置弯盘于臀边，注意保暖，取卫生纸放于治疗巾上 (8)戴手套(灌肠液面距肛门口 40~60cm)排气，润滑肛管 (9)一手分开臀裂显露肛门，嘱患者深呼吸，一手将肛管轻轻插入直肠 7~10cm(小儿 3~6cm) (10)松钳，扶住肛管，使液体流入 (11)观察袋内液面情况，观察患者病情变化 (12)待灌肠液流尽时夹管，用卫生纸包裹肛管轻轻拔出，放入弯盘，擦净肛门；将灌肠袋放入污物桶内 (13)撤去弯盘，脱手套，还原治疗巾，协助患者穿裤子并取舒适卧位，嘱其尽量保留 5~10 分钟后排便，整理床单位 (14)处理用物，洗手，取口罩。5~10 分钟后，观察大便性质、颜色、量，并记录
指导患者	1. 灌肠过程中，患者有便意，指导患者做深呼吸，同时适当调低灌肠袋的高度，减慢流速 2. 指导患者如有心慌、气促等不适症状，立即平卧，避免意外发生
注意事项	1. 掌握灌肠液的温度、浓度、流速、压力和液量 2. 降温灌肠，可用 28~32℃等渗盐水，或用 4℃等渗盐水，保留 30 分钟后再排出，排便后隔半小时再测量体温并记录 3. 灌肠过程中注意观察病人的反应，若出现面色苍白、出冷汗、剧烈腹痛、脉速、心慌气急等情况，应立即停止灌肠，通知医生进行处理 4. 肝昏迷病人禁用肥皂水灌肠，以减少氨的产生和吸收

2. 小量不保留灌肠

(1)目的：

①软化粪便。为保胎孕妇、病重、年老体弱、小儿等病人解除便秘。

②排出积气。为腹部及盆腔手术后肠胀气病人排除肠道积存气体，减轻腹胀。

(2)适应证：适用于腹部或盆腔手术后的患者、危重患者、年老体弱者、小儿及孕妇等。

（3）常用溶液：①"1、2、3"溶液即50%硫酸镁30ml、甘油60ml、温开水90ml，温度为38℃。②油剂，即甘油50ml加等量温开水，多用于老年、体弱、小儿和孕妇。插入直肠内10~15cm。

（4）注意事项：①灌肠时插管深度为7~10cm，压力宜低，灌肠液注入的速度不得过快；②每次抽吸灌肠液时，应反折肛管尾段，防止空气进入肠道，引起腹胀。

3. 清洁灌肠

（1）目的：①彻底清除滞留在结肠内的粪便，为直肠、结肠检查和术前做准备；②稀释肠内毒素，促其排出；③物理降温。

（2）常用溶液：1%肥皂液，等渗盐水。

（3）注意事项：灌肠时压力要低（液面距肛门不超过40cm）。灌肠应在检查或手术前1小时完成，禁用清水反复多次灌洗，以防水与电解质紊乱。

（二）保留灌肠

目的：自肛门灌入药物，保留在直肠或结肠内，通过肠黏膜吸收，达到治疗目的。常用于镇静、催眠及应用肠道杀菌剂等。

常用溶液：①镇静、催眠：用10%水化氯醛，剂量遵医嘱加等量温开水或等渗盐水。②肠道杀菌剂：用2%黄连素，0.5%~1%新霉素及其他抗生素等。剂量遵医嘱，药量不超过200ml，温度39~41℃。③肠道营养剂：用10%葡萄糖溶液或牛奶等。

注意事项：①应选择稍细的肛管并且插入要深，液量不宜过多，压力要低，灌入速度宜慢。②肛门、直肠、结肠手术的患者及大便失禁的患者，不宜做保留灌肠。③保留灌肠前嘱患者排便，肠道排空有利于药液吸收。④了解灌肠目的和病变部位，以确定患者的卧位和插入肛管的深度。

三、其他与排泄有关的护理技术

（一）留置导尿术

1. 目的

（1）抢救休克：监测尿量（精密尿袋），观察病情。

（2）手术前引流：盆腔内器官手术，麻醉术前排空膀胱，避免术中误伤。

（3）泌尿系手术后：持续引流冲洗，减轻张力，利于愈合。

（4）为尿失禁或会阴部有伤口的患者引流尿液，保持会阴部清洁干燥。

（5）为尿失禁患者行膀胱功能训练。

2. 注意事项

（1）引流管固定时，应留出足够长度，以防止翻身时牵拉使导尿管滑脱。

（2）集尿袋的固定位置应低于膀胱高度，以避免尿液逆流引起逆行感染。

（3）双腔气囊导尿管固定时，要注意膨胀的气囊不能卡在尿道内口，以免气囊压迫膀胱壁，造成黏膜损伤。

3. 护理

(1)防止泌尿系统逆行感染的措施

①保持尿道口清洁。女性患者用消毒液棉球擦拭外阴及尿道口，男患者用消毒液棉球擦拭尿道口、龟头及包皮，每天1~2次。

②每周更换尿袋1~2次，若有尿液性状、颜色改变，需及时更换。及时排空集尿袋，并记录尿量。

③定期更换导尿管，尿管的更换频率根据导尿管的材质决定，一般为1~4周更换1次。

(2)鼓励患者多饮水，达到自然冲洗尿路的目的。

(3)训练膀胱反射功能，可采用间歇性夹管方式。夹闭导尿管，每3~4小时开放1次，使膀胱定时充盈和排空，促进膀胱功能的恢复。

(4)注意患者的主诉，并观察尿液情况，发现尿液混浊、沉淀、有结晶时，应及时处理，每周尿常规检查1次。

(二)膀胱冲洗

1. 目的

(1)对留置导尿管的患者，保持其尿液引流通畅。

(2)清洁膀胱，清除膀胱内的血凝块、黏液、细菌等异物，预防感染。

(3)治疗某些膀胱疾病，如膀胱炎，膀胱肿瘤。

2. 常用冲洗溶液

生理盐水，0.02%呋喃西林溶液，3%硼酸溶液，0.2%洗必泰，0.1%雷呋奴尔溶液，2.5%醋酸。

3. 注意事项

(1)严格无菌操作，防止医源性感染。

(2)寒冷气候，冲洗液应加温至38~40℃，以防刺激膀胱，避免黏膜损伤。

(3)冲洗时，嘱患者深呼吸，尽量放松，以减少疼痛。若患者有腹痛、腹胀、膀胱收缩剧烈等情形，应暂停冲洗。

(4)冲洗后如出血较多或血压下降，应立即报告医生给予处理，并注意准确记录冲洗液量及性状。

(三)口服高渗溶液清洁肠道

高渗溶液进入肠道，在肠道内形成高渗环境，使肠道内水分大量增加，从而软化粪便，刺激肠蠕动，加速排便，达到清洁肠道的目的。适用于直肠、结肠检查和手术前肠道准备。常用溶液有甘露醇和硫酸镁。

(四)简易通便法

采用简而易行、经济有效的措施，协助病人排便，解除便秘。常用于老年、体弱及久病的便秘病人。所用的通便剂为高渗和润滑剂制成，具有吸出组织水分、稀释、软化粪便和润滑肠壁刺激肠蠕动的作用。常用方法：开塞露法、甘油栓法和肥皂栓法。

(五) 肛管排气

肛管排气是将肛管从肛门插入直肠，以排除肠腔内积气的方法，以帮助患者解除肠腔积气，减轻腹胀。

第三节 案例学习

结 肠 癌

学习目标

1. 能正确为患者实施清洁灌肠。

2. 能与患者做好沟通，教会患者合作的方法。

3. 能正确为患者及家属进行清洁灌肠的健康教育。

课前准备

1. 复习消化系统的解剖生理知识。

2. 了解结肠癌的发病机制及临床表现。

3. 熟悉排便的评估内容、与排便有关的护理诊断、维持和促进排便的护理措施及评价方法。

案例内容

患者，男，60岁，因排便习惯改变2年，左下腹腹痛加重一个月入院。诉反复脓血便半年，每天3~4次，在当地曾按"痢疾"治疗无明显好转。近1个月出现腹胀，伴阵发性腹痛。查体：消瘦，腹胀、软，左下腹轻压痛，并可扪及一5cm×4cm大小的包块，质较硬，呈结节状。入院后行乙状结肠镜检查，以确定有无乙状结肠癌。

医嘱为检查前一日晚上为病人清洁灌肠，作为责任护士，请做好检查前的肠道准备。

关键点

1. 准确评估患者排便异常的内容。

2. 正确实施清洁灌肠。

(1) 实施清洁灌肠目的及注意事项。

(2) 灌肠溶液的选择、温度、量和插入的深度。

3. 排便异常的护理。

胆 囊 炎

学习目标

1. 能正确为患者实施导尿术。

2. 能与患者做好沟通，教会患者配合的方法。

3. 能正确为患者及家属进行导尿术的健康教育。

课前准备

1. 复习泌尿系统的解剖生理知识。

2. 了解胆囊炎的病因及临床表现。

3. 熟悉男女尿道解剖特点。

4. 熟悉排尿的评估内容、与排尿有关的护理诊断、维持和促进排尿的护理措施及评价方法。

案例内容

王红，女，45 岁，全麻下腹腔镜胆囊切除术，术后 5 小时未排尿，主诉下腹部胀痛，查体：膀胱膨隆，膀胱区叩诊实音，按压时感胀痛加重。术后经诱导排尿无效，医生医嘱为病人实施导尿术。

作为责任护士，请根据医嘱对病人进行护理。

关键点

1. 准确评估排尿异常的原因。

2. 正确实施导尿术。

(1) 导尿术目的及注意事项。

(2) 导尿管的选择和插入的深度。

3. 排尿异常的护理。

4. 诱导排尿的措施。

小　结

　　排泄是人体的基本生理需要之一，也是维持生命的必要条件之一。影响排尿的因素有患者的疾病情况、生长和发育、社会文化等；年龄、饮食、水分摄入、活动等对患者的排便也有一定影响。排尿和排便评估的主要内容包括尿量和排尿次数、尿液的性状、排便的次数和量及粪便的性状。常见的排泄改变有少尿、多尿、尿失禁、尿潴留、便秘、粪便嵌塞、腹泻、大便失禁和排便及排尿改道。护理人员熟练掌握与排泄活动有关的护理知识与技术包括导尿术、留置导尿术、不保留灌肠及保留灌肠等，帮助或指导人们维持正常的排泄功能，满足其排泄的需要，使之获得最佳的健康和舒适状态。

思考与练习

一、单项选择题

1. 常用清洁灌肠肥皂溶液的浓度一般为：

　　A. 0.1%～0.2%　　　　　　　　　B. 1%～5%

C. 0.01%～0.02%　　　　　　　D. 1%～2%

2. 保留灌肠，如病变在回盲部时，应采取：

　　A. 左侧卧位　　　B. 右侧卧位　　　C. 仰卧位　　　　D. 头低脚高位

3. 为肝昏迷病人灌肠时，禁用肥皂溶液是因为：

　　A. 对肠黏膜刺激性大　　　　　　　B. 可导致腹泻

　　C. 能促进肠道内氨的吸收　　　　　D. 可导致腹痛

4. 上消化道出血时，粪便的颜色一般为：

　　A. 鲜红色　　　B. 暗红色　　　C. 柏油样便　　　D. 陶土色

5. 为保胎孕妇解除便秘的正确方法是：

　　A. 清洁灌肠　　　　　　　　　　B. "1、2、3"溶液灌肠

　　C. 保留灌肠　　　　　　　　　　D. 结肠灌肠

6. 大量不保留灌肠禁用于：

　　A. 习惯性便秘患者　　　　　　　B. 巨结肠患者

　　C. 急腹症患者　　　　　　　　　D. 中暑患者

7. 某病员，男，50岁，诊断为尿毒症，给予留置导尿24小时，引出尿液约400ml，请评估该病员的排尿状况为：

　　A. 正常　　　B. 少尿　　　C. 尿闭　　　　D. 无尿

8. 由骨盆底部肌肉和韧带松弛、肥胖引起的尿失禁为：

　　A. 真性尿失禁　　　　　　　　　B. 假性尿失禁

　　C. 压力性尿失禁　　　　　　　　D. 充溢性尿失禁

9. 下列哪一种疾病病人排出的尿液为烂苹果味：

　　A. 前列腺炎　　　B. 尿道炎　　　C. 糖尿病酸中毒　　D. 膀胱炎

10. 为男性患者导尿时，提起阴茎与腹壁成60°角的目的是：

　　A. 耻骨下弯消失　　　　　　　　B. 耻骨前弯消失

　　C. 耻骨下弯和耻骨前弯均消失　　D. 尿道两个狭窄部消失

二、思考题

1. 对腹泻和排便失禁的病人应如何护理？

2. 简述留置导尿的目的及注意事项。

3. 何谓尿失禁、尿潴留？其护理要点有哪些？

（张　青）

第十六章　给　　药

给药(administering medication)即药物治疗，其目的主要为预防与治疗疾病、减轻症状、协助诊断以及维持正常的生理功能等，它是临床最常用的一种治疗方法。护理人员在工作中必须做到合理、准确、安全、有效地为患者实施给药。

第一节　科学知识基础

护理人员在给药过程中承担着药物的领取、保管及执行等重要工作，因此，护士不仅要熟悉药物的药理学知识，还必须掌握药物的分类、领取与保管方法、给药的途径和时间等，严格遵守给药原则，确保患者用药安全。

一、药物的分类、领取与保管

(一)药物的分类

根据药物作用途径的不同可分为：

(1)内服药：经胃肠道吸收的一类药物，包括片剂、胶囊、丸剂、散剂、口服液、酊剂和合剂等。

(2)外用药：经皮肤及黏膜吸收的一类药物，包括软膏、粉剂、搽剂、洗剂、酊剂、滴剂、栓剂、涂膜剂等。

(3)注射药：经注入体内而发挥作用的一类药物，包括水剂、混悬液、油剂、结晶、粉剂等。

(二)药物的领取

门诊患者一般按照医生处方在门诊药房自行领取，而住院患者药物的领取方式各医院规定不一，大致如下：

(1)中心药房：医院内设置中心药房，中心药房的人员负责摆药及配置药物，病区护士负责核对并领取药物回病区。

(2)病区：病区内一般备有一定数量的常用药物，由专人负责管理，定期进行领取和补充；贵重药物及特殊药物凭医生处方领取；剧毒药及麻醉药，病区内有固定的数量，用后凭医生处方领取补充。

(三)药物的保管

(1)存放药品的药柜应放在通风、光线明亮处，保持干燥，但需避免阳光直射。

(2)药品应按内服、外用、注射、剧毒等分类放置。贵重药、麻醉药、剧毒药应有明显标记并加锁保管，专人负责，专本登记，严格实行交班制度。

(3)药瓶上应有明显标签，注明药品名称(中、英文对照)、浓度、剂量，字迹清楚，标签脱落要及时处理。内服药标签为蓝色边，外用药为红色边，麻醉药和剧毒药为黑色边。

(4)药物要定期检查，如有混浊、沉淀、变色、潮解、异味、霉变等，应立即停止使用。药品按照有效期顺序放置及使用，以防失效。

(5)应根据药物的性质妥善保存。

①对易挥发、潮解或风化的药物，应装瓶、盖紧瓶盖。如乙醇、碘酊、过氧乙酸、糖衣片等。

②对易氧化和遇光易变质的药物，应装入有色密盖瓶中或放入黑色遮光纸盒内，放于干燥阴凉处。如维生素C、盐酸肾上腺素、氨茶碱等。

③对易被热破坏的某些生物制品和抗生素，应放置于干燥阴凉处常温保存(约20℃)或2~10℃处低温保存。如疫苗、抗毒血清、青霉素皮试液、免疫球蛋白等。

④对易燃易爆的药物，应单独存放，密闭瓶盖，存放于阴凉处，远离明火。如乙醇、

乙醚、环氧乙烷等。

⑤对易过期的药物，应定期检查，按有效期时限有计划地使用，避免过期造成浪费。如各种抗生素、胰岛素等。

⑥对各类中药，应置于阴凉干燥处。

⑦患者个人专用的贵重或特殊药物应单独存放，并注明床号和姓名。

二、给药的原则

为确保药物疗法的准确和安全，护士在执行药疗时必须严格遵守下列原则：

(一)遵医嘱给药

医嘱必须明确、规范和完整，护理人员必须严格根据医嘱给药。护士应熟悉常用药物的作用、副作用、用法和毒性反应，如果对医嘱有疑问，应及时向医生提出，切不可盲目执行或擅自更改医嘱。

(二)严格执行查对制度

在执行药疗时，护士必须严格执行"三查七对"制度。三查：操作前、操作中、操作后查(查七对的内容)；七对：对床号、姓名、药名、浓度、剂量、用法、时间。护士要认真检查药物的有效期和质量，对已超过有效期或疑有变质的药物，应立即停止使用。

(三)安全准确用药

护士要做到给药的"五个准确"：确保将准确的药物(right drug)，按准确的剂量(right dose)，用准确的途径(right route)，在准确的时间(right time)内给予准确的患者(right client)。在给药前，护士要全面评估患者的病情、有无过敏史、治疗方案和用药情况等，按要求实施药物过敏试验，并给予患者相应的用药指导，提高患者自我合理用药能力。药物备好后及时分发使用，避免放置过久引起药物污染或药效降低。

(四)密切观察用药反应

给药后，护士要注意观察患者的病情变化，动态评价药物疗效和不良反应，并做好记录。两种及两种以上的药物联合使用时，应检查有无配伍禁忌，防止发生不良反应。

三、给药的途径

(一)口服给药

口服给药一般为药物经口吞服而被消化道吸收，是最常见的给药途径。口服给药以其经济、方便、舒适等优点，使患者易于接受，其缺点主要有胃黏膜刺激、不良口味、胃肠道吸收不规律、损伤牙齿等。另有两种特殊的口服给药方法：舌下含服，指药物放于舌下直至融化而被吸收，如舌下含服硝酸甘油缓解心绞痛等；颊黏膜含服，指将药物放于口腔颊黏膜处直至融化而被吸收，如甲硝唑口颊片、颊黏膜含服治疗口腔溃疡等。

(二)注射给药

注射给药指药物以液体形式直接注入体内,其优点是药物吸收快,血药浓度迅速升高,适用于不宜口服给药的患者,但会造成一定程度的组织损伤,引起疼痛和潜在并发证的发生。主要的注射给药方式有:皮内注射、皮下注射、肌内注射、静脉注射及动脉注射等。

(三)皮肤黏膜给药

皮肤给药的方式主要有:可将药物直接涂于皮肤表面、用药液浸泡身体局部皮肤、将含有药物的敷料在皮肤表面进行湿敷等。黏膜给药的方式有多种:直接应用药液或药膏于黏膜上,如含漱液、眼膏等;将药物塞入体腔,如直肠、阴道栓剂给药;将药液滴入身体腔隙中,如耳、鼻内滴药;冲洗身体的腔隙,如膀胱冲洗、直肠冲洗;喷雾给药,如鼻、咽部喷雾给药。

(四)吸入给药

吸入给药指经鼻腔、口腔或经气管插管吸入给药。吸入给药具有起效快、药物用量较小、不良反应较轻的优点,临床应用广泛。吸入给药时,药物被雾化装置颗粒细雾化而容易被吸收,患者吸入后不仅对呼吸道局部产生作用,还可通过肺部组织吸收而产生全身性疗效。

护士需要依据治疗需要、药物的性质、剂型、吸收情况等,合理选择给药途径。特别要注意的是,有些药物采用不同的给药途径可产生不同的药物效应,如硫酸镁口服产生导泻和利胆作用,静脉注射产生镇静和降压作用,局部湿敷则有消炎去肿作用。

四、给药的次数与时间

药物的半衰期指药物在血浆中最高浓度降低一半所需的时间,它是决定给药次数与时间的主要依据。根据药物半衰期给药,可以使血药浓度维持在最适宜的治疗浓度。因此护士需要了解常用药物的半衰期,在给药过程中严格把握给药次数和时间,使药物发挥最大疗效。临床工作中,常用外文缩写来描述给药时间、次数、途径、部位和药物剂型等,常见外文缩写见表16-1。

表 16-1　　　　　　　　　　　医院常用给药的外文缩写和中文译意[①]

缩写	英文	中文译意
qd	every day	每日一次
bid	twice a day	每日两次
tid	three times a day	每日三次

---

①　来源于:李小寒,尚少梅. 基础护理学[M]. 第6版. 北京:人民卫生出版社,2017:328-329.

续表

缩写	英文	中文译意
qh	every hour	每小时一次
q2h	every 2 hours	每 2 小时一次
q6h	every 6 hours	每 6 小时一次
qm	every morning	每晨一次
qn	every night	每晚一次
qod	every other day	隔日一次
ac	Before meals	饭前
pc	after meals	饭后
hs	at bed time	临睡前
am	before noon	上午
pm	afternoon	下午
st	immediately	立即
DC	discontinue	停止
prn	as necessary	需要（长期）
sos	one dose if necessary	一次（12 小时内有效）
12n	12 clock at noon	中午 12 时
12mn	midnight	午夜
R，Rp	prescription	处方/请取
ID	intradermic(injection)	皮内注射
H	hypodermic(injection)	皮下注射
IM/im	intramuscular(injection)	肌肉注射
IV/iv	intravenous(injection)	静脉注射
Ivgtt/ivdrip	intravenous drip	静脉滴注
OD	right eye	右眼
OS	left eye	左眼
OU	both eyes	双眼
AD	right ear	右耳
AS	left ear	左耳
AU	both ears	双耳
gtt	drip	滴
g	gram	克
ml	milliliter	毫升
aa	of each	各
ad	up to	加至

续表

缩写	英文	中文译意
po	oralmedication	口服
tab	tablet	片剂
comp	compound	复方
pil	pill	丸剂
lot	lotion	洗剂
mist	mixture	合剂
tr	tincture	酊剂
pulv	powder	粉剂/散剂
ext	extract	浸膏
cap	capsule	胶囊
sup	suppository	栓剂
syr	syrup	糖浆剂
ung	ointment	软膏剂
inj	injection	注射剂

五、护士在给药过程中的职责

作为药物治疗的直接执行者，护士需做到正确、安全和熟练给药。护士需掌握常用药物的常用剂量、疗效、不良反应及配伍禁忌等，严格把握给药的浓度、剂量、用法和时间，以保证正确给药；严格执行三查七对，掌握正确的给药方法和技术，给药后密切观察药物疗效和不良反应，并做到及时和完整的记录，以达到安全给药；须熟练应用给药技术，在规定时间内完成给药工作，以保证患者得到及时有效的治疗。

六、影响药物疗效的因素

(一) 药物因素

1. 药物剂型

常用药物的剂型可分为内服药、外用药、注射药等。不同剂型的药物由于吸收量和速度不同，从而对药物作用的快慢和强弱产生不同的影响。如肌内注射时，水溶液比混悬液、油剂吸收快；当口服给药时，液体制剂比固体制剂吸收快。

2. 药物剂量

药物必须达到一定的剂量才能产生效应，药物剂量大小与效应强弱之间在一定范围内呈正比关系，即在一定范围内，药物剂量增加，其药效随之增强，剂量减少，则药效减弱，但当剂量超过一定限度时，则会产生中毒反应。

3. 给药途径与时间

不同的给药途径可影响药物吸收速度和生物利用度。比如，除动、静脉注射给药外，其他途径给药时，药物均有一个吸收过程，吸收顺序依次为：吸入>舌下含服>直肠>肌内注射>皮下注射>口服>皮肤。合理安排用药时间，对药物疗效有重要的影响，如抗生素药物给药的次数与间隔时间就取决于药物的半衰期。

4. 联合用药

联合用药指采取两种或两种以上药物同时或先后应用以达到治疗目的。联合用药主要通过药物的协同作用以增强治疗效果，或通过药物的拮抗作用来减少药物的副作用。但要注意的是，不合理的联合用药会降低疗效，增加毒性。如异烟肼和乙胺丁醇联合应用，可增强抗结核作用，乙胺丁醇还可延缓异烟肼耐药性的产生；又如庆大霉素若与呋塞米（速尿）合用，可致永久性耳聋等。

（二）机体因素

1. 生理因素

（1）年龄与体重。一般来说，药物用量与体重成正比。但除体重因素外，由于生长发育和机体的功能状态等因素，使儿童和老人对药物的反应与成年人有较大差别。对于儿童来说，尤其是新生儿及早产儿，其各种生理功能和调节机制尚未发育完善，对药物的反应比较敏感；同时，由于儿童肝肾功能尚未发育完善，药物清除率低，因此药物易在体内蓄积。而老年人的各种器官，尤其是肝、肾功能随年龄增长而自然衰退，也影响到药物的代谢、排泄，因而对药物的耐受性降低。

（2）性别。一般来说，性别不同，对药物的反应无明显的差异。但女性在月经期、妊娠期和哺乳期则会对某些药物产生不良反应。如月经期和妊娠期的子宫对子宫收缩药、泻药及刺激性较强的药物较敏感，易造成经量过多、早产或流产；在妊娠期，某些药物，如甲氨蝶呤、苯妥英钠、苯巴比妥等，可引致畸胎。某些药物还可通过乳腺排泌进入婴儿体内，引起中毒。因此，妇女在月经期，尤其在妊娠期和哺乳期用药要特别谨慎。

（3）病理状态。疾病可对药物的敏感性产生影响，也可改变药物的体内过程，从而影响药物的效应。在病理因素中，肝肾功能受损程度具有重要的意义。肝功能不良时，可致某些药物代谢酶活性降低，使药物代谢速度变慢，半衰期延长。肾功能受损时，药物排泄减慢，半衰期也会延长，某些主要经肾脏消除的药物可因在体内潴留时间延长引起蓄积中毒。因此，对地西泮、苯巴比妥、洋地黄毒苷等主要在肝脏代谢的药物或如氨基糖苷类抗生素、头孢唑林等主要经肾脏消除的药物，均要注意减量，适当延长给药间隔时间，慎用或禁用。

（4）心理行为因素。患者的心理行为因素与药物的疗效关系密切，如"安慰剂"的疗效正是心理因素影响的结果。心理行为因素能否发挥积极的影响，取决于患者的情绪、对药物的信赖程度、对药疗的配合程度、医护人员的语言及暗示作用等。患者情绪愉快、乐观，对治疗充满信心，对医护人员信赖，积极配合药物治疗，就会使得药物发挥最大效应；相反，患者情绪低落，对治疗失去信心，对医护人员缺乏信赖，则会采取不配合态度，以致不能按时服药，甚至不服药或藏药，从而使药物疗效降低，甚至无效。

第二节　基本护理技术

一、口服给药法

(一)概述

口服给药法(administering oral medications)，是药物经口服后被胃肠道吸收进入血液循环以达到局部或全身治疗目的的方法，为临床上最常用、适用范围广、方便、经济、安全的给药方法。但是，由于口服给药吸收较慢，药物产生效应的时间较长，且胃肠道吸收不规律，易受胃内容物的影响，因此不适用于急救、呕吐不止、意识不清、禁食等患者。

(二)目的

协助患者遵照医嘱安全、正确地服用药物，从而达到减轻症状、预防及治疗疾病、维持正常生理功能和协助诊断的目的。

(三)操作程序

具体见表 16-2。

表 16-2

评估内容	1. 患者基本情况：①病情、年龄、意识状态及治疗情况；②合作程度及服药知识 2. 体格检查：患者的吞咽能力、有无口腔、食管疾患，有无恶心、呕吐情况 3. 向患者解释给药的目的和服药的注意事项，取得患者的配合
实施要点	1. 仪表：符合要求 2. 操作用物：服药本、小药卡、药车、饮水吸管、水壶(内盛温开水) 3. 操作步骤 (1)核对医嘱 (2)评估患者，核对患者床号、姓名、床头卡及手腕带；解释服药目的和方法，告知患者及家属服药前准备事项 (3)备齐用物。携带发药盘或发药车，在规定时间内送药至患者床前 (4)核对药物，再次核对床号、姓名、手腕带，并询问患者名字，得到准确回答后方可发药 (5)协助患者取舒适体位，解释药物作用及注意事项 (6)提供温开水，指导或协助患者服药，确认患者服下。对需卧床患者可使用饮水吸管帮助服药；不能自行服药及危重患者，应喂服 (7)再次核对药物 (8)发药完毕，用物处理 (9)洗手，观察与记录

续表

指导患者	1. 指导患者按时和正确服用药物 (1)一般用 40~60℃温开水送药吞服 (2)缓释片、肠溶片、胶囊吞服时不可嚼碎;舌下含片和口颊片应放舌下或两颊黏膜与牙齿之间待其溶化 (3)健胃药宜在饭前服,助消化药及对胃黏膜有刺激性的药物则宜在饭后服,驱虫药空腹或半空腹服用 (4)服用对呼吸道黏膜起安抚作用的药物,如止咳糖浆后,不宜立即饮水 (5)服用磺胺类药物后要多饮水 (6)服用酸类和铁剂,应用吸水管吸服后漱口 2. 告知患者服药后,若感到不适,应及时告知医护人员
注意事项	1. 鼻饲、上消化道出血或婴幼儿患者所用的固体药,发药前,需将药片研碎 2. 患者服强心苷类药物后,需加强对患者心率或节律的监测,脉率低于 60 次/分或节律不齐时应暂停服用,并告知医生

二、注射给药法

(一)概述

注射给药法(administering injection),是将无菌药液或生物制剂注入人体内的方法,适用于需要药物迅速发生作用,或因各种原因不宜口服给药的患者。但注射给药属于侵入性操作,不仅会引起疼痛,还可因药物吸收快而使不良反应出现迅速,处理相对困难,或导致感染、神经血管损伤等潜在并发症的发生。本节主要介绍皮内注射、皮下注射、肌内注射、静脉注射等常用注射给药法。

1. 注射原则(principles of injection)

(1)严格执行查对制度。严格执行"三查七对",仔细检查药物质量,如发现已过有效期,或药液变质、变色、混浊、沉淀或安瓿有裂痕,药瓶瓶盖有松动等现象,均不可使用;如同时注射多种药物,则应注意检查药物有无配伍禁忌。

(2)严格遵守无菌操作原则:

①环境清洁,符合无菌操作的要求。

②注射前,护士必须洗手、戴口罩,衣帽整洁,注射后护士应洗手。

③按要求消毒注射部位皮肤,并保持无菌。

常用的皮肤常规消毒方法:用棉签蘸取 0.5%碘伏或安尔碘,以注射点为中心向外螺旋式旋转涂擦,直径在 5cm 以上,消毒两遍,自然待干后方可注射。

④所用注射器的活塞、空筒的内壁,以及乳头和针头的针梗、针尖、针栓内壁等必须保持无菌,如有污染,及时更换。

（3）严格执行消毒隔离制度，避免交叉感染。注射器、针头、止血带、治疗巾等注射用品应做到一人一套物品，不能混用。所用物品必须按消毒隔离制度处理；一次性物品应按规定处理，不可随意丢弃。

（4）选择合适的注射器和针头。根据患者血管情况、注射途径、药物剂量、粘稠度和刺激性的强弱选择合适的注射器和针头。一次性注射器须在有效期内，完整无损，包装须密封无漏气；针头锐利、无钩、无弯曲，型号合适；注射器和针头衔接紧密。

（5）选择合适的注射部位。注射部位应避开神经、血管处（动、静脉注射除外），穿刺局部皮肤无炎症、硬结、瘢痕及皮肤损伤。对需长期注射的患者，应经常更换注射部位。

（6）注射药液现配现用。注射药液不可过早配制，应按规定时间临时抽取，即刻注射，以防药物效价降低或被污染。

（7）注射前排尽空气。注射前，必须排尽注射器内空气，特别是动、静脉注射，防止形成空气栓塞。排气过程中避免浪费药液。

（8）注药前检查回血。进针后，在注射药液前，需抽动注射器活塞，检查有无回血。皮下、肌内注射如有回血则不能注药，必须拔出针头重新更换部位进针，不可将药液注入血管内。动、静脉注射必须见有回血后才可注入药物，避免将药液注射到血管外。

（9）掌握合适的进针角度和深度。各种注射法分别有不同的进针角度和深度要求。进针时，注意避免将针梗全部刺入注射部位，以防不慎断针。

（10）使用减轻患者疼痛的注射技术：①注射前做好解释，消除患者的紧张情绪，分散其注意力。患者取合适体位，使肌肉放松，便于进针。②注射时做到"二快一慢匀加速"：进针、拔针快，推药速度缓慢并均匀。③注射刺激性较强的药物时，宜选用细长针头，且进针要深。如需同时注射多种药物，一般先注射刺激性较弱的药物，再注射刺激性强的药物。

2. 注射前准备

（1）用物准备：①注射盘（基础治疗盘）：置于治疗车上层，常规放置以下物品：无菌持物镊：置于灭菌干燥容器内；皮肤消毒液：0.5%碘伏或安尔碘；其他：无菌棉签、砂轮、启瓶器、弯盘、小垫枕等。②注射器及针头：注射器由空筒和活塞组成。空筒前端为乳头，空筒上标有刻度，活塞后部为活塞轴、活塞柄。针头由针尖、针梗和针栓三部分组成。常用注射器规格、针头型号及用途有多种。注射器和针头置于注射盘内。③注射药液：按医嘱准备注射药物。④治疗车下层准备以下物品：锐器盒1个，用以处置用过的注射器针头；污物桶2个，一个放置感染性废弃物（如用过的注射器），另一个放置生活垃圾（如一次性包装袋）。⑤注射本或注射卡：根据医嘱备注射本或注射卡，作为注射给药的依据。

（2）抽吸药液。操作步骤及注意事项见表16-3。

表16-3

操作准备	1. 洗手，戴口罩
	2. 准备注射盘，查对药物

实施要点	1. 抽吸药液 自安瓿内吸取药液： (1)消毒及折断安瓿：用手指轻弹安瓿顶部，将安瓿尖端药液弹至体部，在安瓿颈部用砂轮划一锯痕，再用75%乙醇棉签消毒后折断安瓿 (2)持注射器，将针头斜面向下置入安瓿瓶内的液面下，持活塞柄，抽动活塞，吸取药液 自密封瓶内吸取药液： (1)除去铝盖中心部分，常规消毒瓶塞，待干 (2)向注射器内吸入与所需药液等量的空气，将针头插入密封瓶内，注入空气 (3)倒转药瓶，使针头在液面下，持活塞柄，抽动活塞，吸取药液至所需量。以食指固定针栓，拔出针头 2. 排尽空气：将针头垂直向上，向下轻拉活塞，使针头内的药液流入注射器内，并使气泡集于乳头口，然后向上轻推活塞，驱出气体 3. 保持无菌备用状态：排气毕，再次核对无误后，将抽好药液的注射器置于注射盘内备用 4. 洗手
注意事项	1. 根据药液的性质抽取药液：吸取结晶或粉剂药物时，用无菌生理盐水或注射用水或专用溶媒充分溶解后再吸取；混悬剂摇匀后立即吸取；油剂可稍加温或双手对搓药瓶(遇热易破坏的药液除外)后，再用较粗的针头吸取 2. 抽药时不可触及活塞体部、针梗及针尖部位，以免污染药液；排气时避免浪费药液，以免影响药量的准确性 3. 严格执行无菌操作和"三查七对"制度；药物最好现用现配

一次性使用自毁式注射器临床应用影响因素[①]

自毁式注射器(auto-disable syringe，AD)不能重复利用，通过技术手段降低了不安全注射。并且，成本-效益分析显示，在阻断血源性病原体传播方面，使用 AD 代替一次性注射器符合成本效益原则。临床护士对自毁式注射器认可度较高，但社会关注不够、研究资料较少制约了护士对自毁式注射器的认知。并且，价格较高、使用不方便、医院不愿购买、对职业暴露认知不足等因素，也限制了自毁式注射器的临床应用。因此，需要加大自毁式注射器使用的宣传力度，强化护士自身防护，提高患者自我保护意识，降低生产成本等，进一步促进临床推广自毁式注射器。

(二)常用注射法

1. 皮内注射法(intradermic injection，ID)

皮内注射法是将少量药液或生物制品注射于表皮与真皮之间的方法。

---

① 资料来源：张国增，高园林，史玉娟，等. 自毁式注射器临床应用影响因素的研究[J]. 中国卫生事业管理，2015(3)：186-188.

（1）目的：①进行药物过敏试验，以观察有无过敏反应，常选用部位为前臂掌侧下段；②预防接种，常选用部位为上臂三角肌下缘；③局部麻醉的起始步骤，选择麻醉处为注射部位。

（2）操作程序：以药物过敏试验为例，见表16-4。

表16-4

评估内容	1. 询问和了解患者身体情况；患者药物过敏史，酒精过敏史 2. 评估患者是否曾使用过青霉素；是否处于空腹状态 3. 观察患者局部皮肤状况 4. 向患者解释，取得配合
实施要点	1. 仪表：符合要求 2. 操作用物：评估盘：注射单、笔；注射盘：70%乙醇（如对酒精过敏则备生理盐水）、棉签、弯盘、已配置好的药液、无菌治疗巾、注射单、剪刀；抢救盒：0.1%盐酸肾上腺素1支、地塞米松1支、1ml一次性注射器、2ml一次性注射器、砂轮1个；治疗车：上层放置注射盘、抢救盒、手消剂，下层放置利器盒及污物桶 3. 操作步骤 （1）核对医嘱 （2）评估患者，取得同意 （3）洗手、戴口罩 （4）按无菌操作原则，按医嘱配制药液 （5）携用物至病人床旁 （6）核对床号、姓名，帮助患者取舒适卧位 （7）选择适当注射部位，消毒注射部位皮肤 （8）再次核对患者和药液，排尽注射器内空气，调整针尖斜面 （9）绷紧注射部位皮肤，针尖斜面向上，与皮肤呈5°角刺入。待针尖斜面完全进入皮内后，放平注射器，固定针栓，推注药液0.1ml，使局部形成一皮丘后，快速拔出针头，勿压针眼 （10）再次核对患者及药液，记录时间。按规定时间观察结果 （11）询问患者需要，整理床单位 （12）处理用物 （13）洗手，取口罩；记录
指导患者	1. 等候20分钟后，观察结果 2. 指导患者守候期间，如有不适随时告知
注意事项	1. 如患者对皮试药物有过敏史，禁止皮试 2. 皮试药液要现配现用 3. 剂量准确，并备肾上腺素等抢救药品及物品 4. 皮试结果阳性时，应告知医师、患者家属并注明。阳性用红笔标记"＋"，阴性用蓝笔或黑笔标记"－"，记录于病历上 5. 做药物过敏试验，忌用碘酊、碘伏消毒皮肤 6. 凡初次用药、停药3天后再用，以及在使用中更换青霉素批号时，均需按常规做过敏试验

2. 皮下注射法（hypodermic injection，HD）

皮下注射法是将少量药液或生物制剂注入皮下组织的方法。常用注射部位有上臂三角肌下缘、两侧腹壁、后背、大腿前侧和外侧。

（1）目的：①注入小剂量药物，需在一定时间内发生药效，而药物不宜口服给药时；②预防接种；③局部麻醉用药。

（2）操作程序，见表16-5。

表16-5

评估内容	1. 询问和了解患者身体情况；患者药物过敏史 2. 观察患者局部皮肤状况 3. 向患者解释，取得配合
实施要点	1. 仪表：符合要求 2. 操作用物：评估盘：注射单；注射盘：碘伏、棉签、弯盘、配置好的药液、治疗巾、止血钳、注射单、剪刀、止血钳；治疗车：上层放置注射盘、手消剂，下层放置利器盒及污物桶 3. 操作步骤 （1）核对医嘱 （2）评估患者，取得同意 （3）准备物品，携物品至患者床旁 （4）（操作前）核对患者，检查药液 （5）帮助患者取舒适卧位 （6）选择并暴露合适的注射部位，消毒皮肤，待干 （7）（操作中）再次核对患者及检查药液。排尽注射器内空气，调整针尖斜面 （8）绷紧注射部位皮肤，针尖斜面与皮肤呈30°～40°角，迅速将针梗2/3刺入皮下 （9）抽动活塞，如无回血可推注药液 （10）注射完毕后，以棉球轻压针刺处，快速拔针 （11）（操作后）再次核对患者及药液 （12）协助患者取舒适卧位，询问需要，整理床单位 （13）观察患者用药反应；处理用物，洗手、取口罩；记录
指导患者	对于长期注射者，应指导患者建立轮流交替注射部位的计划，经常更换注射部位
注意事项	1. 尽量避免应用刺激性较强的药物做皮下注射 2. 选择注射部位时应当避开炎症、破溃或者有硬结的部位 3. 对于消瘦者，可捏起局部组织，减小穿刺角度，进针角度不宜超过45°角

3. 肌内注射法（intramuscular injection，IM）

肌内注射法是将一定量药液注入肌肉组织的方法。一般选择肌肉丰厚，且与大血管及神经距离较远的部位进行注射。最常用的部位为臀大肌，其次为臀中肌、臀小肌、股外侧肌及上臂三角肌。

（1）目的：①用于不宜或不能口服或静脉注射药物，且要求比皮下注射更快速发挥疗效时；②注射刺激性较强或药量较大的药物。

（2）臀大肌注射定位法：①十字法：从臀裂顶点向左侧或向右侧划一水平线，然后从髂嵴最高点作一垂直线，将一侧臀部分为四个象限，其外上象限并避开内角，即为注射区；②联线法：从髂前上棘至尾骨作一联线，其外 1/3 处为注射部位。

（3）臀中肌、臀小肌注射定位法：①构角法：以食指尖和中指尖分别置于髂前上棘和髂嵴下缘处，在髂嵴、食指、中指之间构成一个三角形区域，其食指与中指构成的内角为注射部位。②三指法：髂前上棘外侧三横指处为注射区（以患者的手指宽度为准）。

（4）股外侧肌注射定位法：位于大腿中段外侧。一般成人可取髋关节下 10cm 至膝关节的范围。尤适用于 2 岁以下幼儿，此处大血管、神经干很少通过，且注射范围较广，可供多次注射。

（5）上臂三角肌注射定位法：位于上臂外侧，肩峰下 2~3 横指处。此处肌肉较薄，一般不作为肌内注射的首选部位，只可作小剂量注射。

（6）操作程序，见表 16-6。

表 16-6

评估内容	1. 询问和了解患者的病情、意识及身体情况 2. 评估患者注射部位的皮肤及肌肉组织状况 3. 向患者解释，取得配合
实施要点	1. 仪表：符合要求 2. 操作用物：评估盘：注射单；注射盘：碘伏、棉签、治疗巾、弯盘、止血钳、配置好的药液注射器、注射单、剪刀；治疗车：上层放注射盘、手消剂，下层放污物桶、利器盒 3. 操作步骤 (1)核对医嘱，准备用物 (2)核对床号、姓名，评估患者 (3)洗手，戴口罩 (4)携用物至患者床边，酌情为患者遮挡，取合适的体位 (5)再次核对床号、姓名、药物、剂量，暴露注射部位 (6)消毒注射部位，待干 (7)排尽空气，再次核对，一手拇、食指绷紧局部皮肤，一手持注射器，中指固定针栓，将针头迅速垂直刺入 (8)松开绷紧皮肤的手，抽动活塞。如无回血，应缓慢注入药液 (9)注射毕，用无菌干棉签按压注射点，再次核对患者及药液 (10)整理床单位，询问患者需要，取舒适卧位 (11)清理用物 (12)洗手，取口罩；记录
指导患者	1. 告知患者注射时勿紧张，肌肉放松，使药液顺利进入肌组织利于药液吸收 2. 告知患者所注射的药物及注意事项，注射后勿用手接触注射部位

续表

注意事项	1. 需要两种药物同时注射时，应注意配伍禁忌 2. 选择合适的注射部位，避免刺伤神经和血管，无回血时方可注射 3. 注射部位应当避开炎症、硬结、瘢痕等部位 4. 对经常注射的患者，应当更换注射部位 5. 注射时，切勿将针梗全部刺入，以防针梗从根部折断。若针头折断，应先稳定患者情绪，并嘱患者保持原位不动，固定局部组织，同时尽快用无菌血管钳夹住断针取出；如断针全部埋入肌肉，则应迅速请外科医生处理 6. 两岁以下的婴幼儿应选择臀中、小肌或股外侧肌进行注射，因臀大肌尚未发育好，注射时易损伤坐骨神经，故避免在臀大肌注射

三、药物过敏试验法

临床上使用的某些药物，常可引起不同程度的过敏反应，甚至发生过敏性休克，如不及时抢救，则会危及生命。药物过敏反应的基本原因在于抗原抗体的相互作用。药物作为一种抗原，进入机体后，某些个体体内会产生特异性抗体（IgE、IgG 及 IgM），使 T 淋巴细胞致敏，当再次应用同类药物时，抗原抗体在致敏淋巴细胞上相互作用，引起过敏反应。因此，在使用易致敏药物前，应询问过敏史、用药史、家族史，并必须做药物过敏试验。

（一）青霉素过敏试验

青霉素主要用于青霉素敏感的革兰氏阳性球菌、阴性球菌和螺旋体感染，它是一种杀菌力强、毒性低、临床应用非常广泛的抗生素。但是，青霉素族药物引起的过敏反应，是各类药物过敏反应发生率最高的药物，占 3%~6%，最严重者发生过敏性休克。

1. 青霉素过敏反应发生机制

青霉素本身不具有免疫原性，但其制剂中所含的高分子聚合物及其降解产物（如青霉烯酸、青霉噻唑酸等）作为半抗原进入人体后，可与蛋白质、多糖及多肽类结合而成为全抗原，刺激机体产生 IgE，IgE 黏附在皮肤、鼻、咽、支气管等处粘膜下微血管周围的肥大细胞和血液中嗜碱性粒细胞的表面，使机体呈致敏状态。当机体再次输入青霉素时，抗原抗体结合，细胞破裂，从而释放组胺、缓激肽等物质，从而产生荨麻疹、哮喘、喉头水肿；严重时可引起窒息、血压下降或过敏性休克等一系列过敏反应的临床表现。

2. 青霉素过敏试验

青霉素过敏试验通常以 0.1ml（含青霉素 20~50 单位）的试验液皮内注射，根据皮丘变化及患者全身情况来判断试验结果，过敏试验结果阴性方可使用青霉素治疗。

（1）目的：通过青霉素过敏试验，确定患者对青霉素是否过敏，以作为临床应用青霉素治疗的依据。

（2）试验液的配制：以每毫升含青霉素 200~500U 的皮内试验液为标准，注入剂量为 20~50U（0.1ml）。见表 16-7。

表 16-7　　　　　青霉素皮肤试验液的配置（以青霉素钠 $80×10^4U$ 为例）

青霉素钠	加 0.9%氯化钠溶液（ml）	每毫升药液青霉素钠含量（U/ml）	要点与说明
$80×10^4U$	4	$20×10^4$	用 5ml 注射器，6~7 号针头
0.1ml 上液	0.9	$2×10^4$	以下用 1ml 注射器，6~7 号针头
0.1ml 上液	0.9	2000	每次配制时均需将溶液摇匀
0.1ml 上液	0.9	200	配置完毕换接 $4\frac{1}{2}$ 号针头，妥善放置

（3）操作程序：见皮内注射小节。

3. 试验结果判断（表 16-8）

表 16-8　　　　　青霉素皮肤试验结果的判断

结果	局部皮丘反应	全身情况
阴性	大小无改变，周围无红肿，无红晕	无自觉症状，无不适表现
阳性	皮丘隆起增大，出现红晕，直径大于 1cm，周围有伪足伴局部痒感	可有头晕、心慌、恶心，甚至发生过敏性休克

4. 青霉素过敏性休克及其处理

（1）临床表现：青霉素过敏性休克多发生在注射后 5~20 分钟内，既可发生于皮内试验或注射药物过程中，也可发生于用药后数秒钟内；极少数患者发生于持续用药过程中。其临床表现主要包括：

①呼吸道阻塞症状：由喉头水肿、支气管痉挛、肺水肿引起，可表现为胸闷、气促、哮喘与呼吸困难，伴濒死感。

②循环衰竭症状：由于周围血管扩张导致有效循环量不足，可表现为面色苍白、出冷汗、发绀，脉搏细弱，血压下降。

③中枢神经系统症状：因脑组织缺氧，可表现为面部及四肢麻木，意识丧失，抽搐或大小便失禁等。

④其他过敏反应表现：可有荨麻疹，恶心、呕吐、腹痛与腹泻等。

（2）急救措施：由于青霉素过敏性休克发生迅猛，一旦发生，应立即采取以下措施进行抢救。

①立即停药，协助患者平卧，报告医生，就地抢救。

②立即皮下注射 0.1%盐酸肾上腺素 1ml，小儿剂量酌减。症状如不缓解，可每隔半小时皮下或静脉注射该药 0.5ml，直至脱离危险期。

③给予氧气吸入，改善缺氧症状。呼吸受抑制时，应立即进行口对口人工呼吸，并肌内注射尼可刹米、洛贝林等呼吸兴奋剂。有条件者可插入气管导管，借助人工呼吸机辅助或控制呼吸。喉头水肿导致窒息时，应尽快施行气管切开。

④根据医嘱静脉注射地塞米松 5~10mg 或将琥珀酸钠氢可的松 200~400mg 加入 5%~10%葡萄糖溶液 500ml 内静脉滴注；应用抗组胺类药物，如肌内注射盐酸异丙嗪 25~50mg 或苯海拉明 40mg。

⑤静脉滴注 10%葡萄糖溶液或平衡溶液扩充血容量。如血压仍不回升，可按医嘱加入多巴胺或去甲肾上腺素静脉滴注。

⑥若发生呼吸心搏骤停，立即进行复苏抢救，如施行体外心脏按压，气管内插管或人工呼吸等急救措施。

⑦密切观察病情，记录患者生命体征、神志和尿量等病情变化；持续评价治疗与护理的效果，为进一步处置提供依据。

(二)链霉素过敏试验

链霉素主要对革兰氏阴性细菌及结核分枝杆菌有较强的抗菌作用。链霉素可导致皮疹、发热、荨麻疹、血管性水肿等过敏反应，同时本身具有毒性作用，损害第八对脑神经。链霉素过敏性休克发生率虽较青霉素低，但死亡率很高，故使用时，应做皮肤过敏试验。

1. 链霉素过敏试验法

(1)试验液的配置：以每 1ml 试验液含链霉素 2500U 为标准配制(表 16-9)。

表 16-9 **链霉素皮肤试验液的配置**

链霉素	加 0.9%氯化钠溶液(ml)	每毫升药液链霉素含量(U/ml)	要点与说明
100×10^4U	3.5	25×10^4	用 5ml 注射器，6~7 号针头
0.1ml 上液	0.9	2.5×10^4	以下用 1ml 注射器，6~7 号针头
0.1ml 上液	0.9	2500	每次配制时均需将溶液摇匀，配置完毕换接 $4\frac{1}{2}$ 号针头，妥善放置

(2)试验方法：取上述皮试药液 0.1ml(含链霉素 250U)作皮内注射，注射后观察 20 分钟，20 分钟后判断皮试结果，其结果判断标准与青霉素相同。

2. 链霉素过敏反应的临床表现及处理

链霉素过敏反应的临床表现与青霉素过敏反应大致相同。轻者表现为发热、皮疹、荨麻疹，重者可致过敏性休克。一旦发生过敏性休克，其救治措施与青霉素过敏性休克基本相同。链霉素的毒性反应比过敏反应更常见、更严重，可出现全身麻木、抽搐、肌肉无力、眩晕、耳鸣、耳聋等症状。患者若有抽搐，可用 10%葡萄糖酸钙或 5%氯化钙静脉缓慢推注，小儿酌情减量；患者若有肌肉无力、呼吸困难，宜用新斯的明皮下注射或静脉注射。

四、吸入给药法

吸入给药法(inhalation)，是应用雾化装置将药液分散成细小的雾滴以气雾状喷出，使其悬浮在气体中经鼻或口由呼吸道吸入，以达到预防和治疗疾病目的的方法。具有起效快、药物用量较小、不良反应较轻等优点，临床应用广泛。

(一)超声波雾化吸入法

超声波雾化吸入法是应用超声波声能将药液变成细微的气雾，再由呼吸道吸入的方法。其特点是雾滴小而均匀，雾量大小可以调节，药液可随深而慢的吸气到达终末支气管和肺泡。常用药物：解除支气管痉挛的氨茶碱、沙丁胺醇等；稀释痰液的α-糜蛋白酶等；控制呼吸道感染的抗生素，如庆大霉素、卡那霉素等；减轻呼吸道黏膜水肿，如地塞米松。

1. 目的

(1)湿化气道：常用于呼吸道黏膜干燥、痰液黏稠、气道不畅者，也可作为气管切开术后常规治疗手段。

(2)控制呼吸道感染：常用于咽喉炎、支气管扩张、肺炎、肺脓肿、肺结核等患者，用以消除炎症，减轻呼吸道黏膜水肿，稀释痰液，帮助祛痰。

(3)改善通气功能：常用于支气管哮喘等患者，以解除支气管痉挛，保持呼吸道通畅。

(4)预防呼吸道感染：常用于胸部手术前后的患者。

2. 操作程序(表 16-10)

表 16-10

评估内容	1. 评估患者病情、意识、自理能力及治疗情况 2. 评估患者呼吸道状况 3. 向患者解释超声波雾化吸入法的目的、方法、注意事项，取得配合
实施要点	1. 仪表：符合要求 2. 操作用物：超声波雾化吸入器 1 套、药液、冷蒸馏水、生理盐水、弯盘、水温计、治疗巾 3. 操作步骤 (1)核对医嘱后，进病室核对患者床号、姓名、手腕带，评估患者 (2)洗手，戴口罩。准备用物：检查雾化器，连接雾化器主件与附件，加冷蒸馏水于水槽内 (3)加药：将药液用生理盐水稀释至 30~50ml 倒入雾化罐内，检查无漏水后，将雾化罐放入水槽，盖紧水槽盖 (4)携用物至患者床边，核对床号、姓名，协助患者取舒适体位 (5)接通电源，打开电源开关(指示灯亮)，预热 3~5 分钟 (6)调整定时开关至所需时间 (7)打开雾化开关，调节雾量。将口含嘴放入患者口中(也可用面罩)，指导患者做深呼吸 (8)治疗毕，取下口含嘴。关雾化开关，再关电源开关 (9)擦干患者面部，协助其取舒适卧位，整理床单位 (10)放掉水槽内的水，擦干水槽。将口含嘴、雾化罐、螺纹管浸泡于消毒液内 1 小时，再洗净晾干备用 (11)洗手，脱口罩。记录

续表

指导患者	1. 指导患者深呼吸的方法及用深呼吸配合雾化的方法
	2. 指导患者正确使用超声波雾化吸入器的方法
注意事项	1. 注意水槽内应保持足够的水量，水温不宜超过50℃
	2. 注意保护药杯及水槽底部晶体换能器，在操作及清洗过程中，动作要轻，防止损坏
	3. 观察患者痰液排出是否困难，可予以拍背以协助排痰，必要时吸痰

（二）氧气雾化吸入法

氧气雾化吸入法的基本原理是借助高速气流通过毛细管并在管口产生负压，将药液由接邻的小管吸出；所吸出的药液又被毛细管口高速的气流撞击成细小的雾滴，呈气雾喷出。其目的同超声雾化吸入法，操作程序见表16-11。

表16-11

评估内容	1. 评估患者病情、意识、自理能力及治疗情况
	2. 评估患者呼吸道状况
	3. 向患者解释氧气雾化吸入法的目的、方法、注意事项，取得配合
实施要点	1. 仪表：符合要求
	2. 操作用物：氧气雾化吸入器、氧气装置1套、药液、弯盘、治疗巾
	3. 操作步骤
	（1）核对医嘱后，进病室核对患者床号、姓名、手腕带，评估患者
	（2）洗手，戴口罩
	（3）准备用物。检查氧气雾化吸入法，遵医嘱将药液稀释至5ml，注入雾化器的药杯内
	（4）携用物至患者床边，核对床号、姓名，协助患者取舒适体位
	（5）连接雾化器的接气口与氧气装置的管口
	（6）调节氧气流量，一般为6~8 l/min
	（7）指导患者手持雾化器，将吸嘴放入口中紧闭嘴唇深吸气，用鼻呼气，如此反复，直至药液吸完为止
	（8）取出雾化器，关闭氧气开关
	（9）协助清洁口腔，取舒适卧位，整理床单位
	（10）清理用物。洗手，脱口罩。记录
指导患者	1. 指导患者深呼吸的方法及用深呼吸配合雾化的方法
	2. 指导患者正确使用氧气雾化吸入器的方法
注意事项	1. 注意用氧安全，室内应避免火源
	2. 氧气湿化瓶内勿盛水，以免液体进入雾化器内使药液稀释影响疗效
	3. 使用氧气雾化器时，应取下湿化瓶。防止湿化瓶老化，注意使用安全
	4. 观察患者痰液排出是否困难，可予以拍背以协助排痰，必要时吸痰

第三节 案例学习

产后乳腺炎

学习目标

1. 能正确为患者实施青霉素过敏性试验。

2. 能正确为患者进行青霉素过敏反应的抢救及护理。

课前准备

1. 复习青霉素过敏反应的发生机制。

2. 了解产后乳腺炎的发病机制及临床表现。

案例内容

王某，女，28 岁。产后 3 周，右乳房胀痛发热 2 天，门诊实验室检查 WBC15.6×10^9/L，收入院治疗。入院后自觉全身不适，头胀痛。体格检查：体温 38.8℃，右侧乳房外上象限红肿、胀痛、皮温高。触诊有约 6cm×5cm 的肿块，有压痛。主管医师检查后开出医嘱：青霉素 G 钠 640 万单位+5％葡萄糖 500ml 静脉滴注。责任护士小张接到此医嘱，在给病人用药前，她应做什么？病人在接受青霉素试验液注射 10 分钟后皮丘增大，局部出现瘙痒，发红，并自觉心慌、气紧，头晕，继而面色发白、呼吸急促。她马上按床头铃。护士小张立即赶来，看到此情景，她应该怎么办？

关键点

1. 正确实施青霉素过敏性试验。

2. 正确判断青霉素过敏性休克的临床表现和实施抢救。

小儿肺炎

学习目标

1. 能正确为患儿实施雾化吸入。

2. 能正确为患儿及家属进行雾化吸入健康教育。

课前准备

1. 复习呼吸系统的解剖生理知识。

2. 了解小儿支气管肺炎的发病机制及临床表现。

案例内容

患儿，李某，1 岁 2 个月，因咳嗽 3 天入院，诊断为支气管肺炎，入院时体温 37℃，脉搏 136 次/分，呼吸 36 次/分，入院后医生开出医嘱：普米克令舒 0.5mg+爱全乐 125mg，氧气雾化吸入，一天两次。

你是当班护士，请为该患儿实施护理。

关键点

1. 正确实施氧气雾化吸入操作。

2. 指导患儿取半坐卧位，并尽可能做到深吸气。

小 结

给药,是临床护理中非常重要的工作环节。护士要掌握药物的领取与保管方法,给药的途径和时间,影响药物作用的因素,并时刻严格遵守给药的原则,还要熟练掌握和实施给药的基本护理技术,从而使病人得到安全、有效、准确的药物治疗,以达到药物治疗的最佳效果。

给药的护理技术主要包括:口服给药法、注射给药法和吸入给药法等。

思考与练习

一、单项选择题

1. 剧毒药及麻醉药的最主要保管原则是:

    A. 与内服药分别放置

    B. 放阴凉处

    C. 装密封瓶中保存

    D. 应明显标记,加锁并专人保管,严格交班

2. 下列发挥药效最快的给药途径是:

    A. 口服   B. 外敷   C. 吸入   D. 皮下注射

3. 肌内注射时,选用联线法进行体表定位,其注射区域正确的是:

    A. 髂嵴和尾骨联线的外上 1/3 处

    B. 髂嵴和尾骨联线的中 1/3 处

    C. 髂前上棘和尾骨联线的外上 1/3 处

    D. 髂前上棘和尾骨联线的中 1/3 处

4. 肌肉小剂量注射选用上臂三角肌时,其注射区是:

    A. 三角肌下缘 2~3 横指处

    B. 三角肌上缘 2~3 横指处

    C. 上臂内侧,肩峰下 2~3 横指处

    D. 上臂外侧,肩峰下 2~3 横指处

5. 氧气雾化吸入时,氧流量应调至:

    A. 0.5l/min   B. 1~2l/min   C. 2~4l/min   D. 6~8l/min

6. 臀大肌注射时,应避免损伤:

    A. 臀部动脉   B. 臀部静脉   C. 坐骨神经   D. 臀部淋巴

7. 抢救青霉素过敏性休克的首选药物是:

    A. 盐酸异丙嗪   B. 去氧肾上腺素

C. 盐酸肾上腺素 D. 异丙肾上腺素

8. 链霉素皮内注射的剂量是每 0.1ml 含链霉素：

A. 0.25U B. 2.5U C. 25U D. 250U

二、多项选择题

1. 患者，李某，患急性肺炎，注射青霉素数秒后，出现胸闷气促、面色苍白、脉细弱、出冷汗，血压：65/45mmHg。此时应采取的急救措施包含：

A. 立即停药、平卧

B. 立即通知医生

C. 皮下注射 0.1% 盐酸肾上腺素

D. 给予氧气吸入

E. 即刻注射强心剂

2. 2 岁以下婴幼儿进行肌内注射时，其注射部位可选用：

A. 臀大肌 B. 臀中肌、臀小肌

C. 上臂三角肌 D. 前臂外侧肌

E. 股外侧肌

三、思考题

1. 简述给药的原则。

2. 简述注射原则的主要内容。

3. 简述雾化吸入的目的。

4. 简述青霉素过敏性休克的主要临床表现和急救措施。

（孔令磷　裴先波）

第十七章　静脉输液和输血

识记：1. 正确陈述静脉输液的目的、常用的静脉输液类型。

　　　2. 正确陈述常用溶液的种类及其作用。

　　　3. 正确陈述静脉输血的目的、适应证和禁忌证。

　　　4. 准确陈述输血前评估与准备、输血管理的内容。

理解：1. 用自己的语言正确解释下列概念：静脉输液、交叉配血试验、ABO 血型、Rh 阳性、成分输血、自体输血。

　　　2. 正确理解临床补液的基本原则。

　　　3. 理解一般静脉输液法与静脉留置针输液法的相同点和不同点。

　　　4. 正确理解临床输血的原则。

　　　5. 举例说明成分输血的特点与注意事项。

　　　6. 正确理解自体输血的方法、适应证和禁忌证。

应用：1. 独立完成密闭式周围静脉输液术的操作，做到态度认真、关爱患者、动作连贯、操作规范、过程完整、效果确实。

　　　2. 正确判断和处理输液中的常见故障。

　　　3. 运用公式计算输液速度和时间。

　　　4. 正确鉴别和处理常见的输液反应。

　　　5. 在指导下，正确实施静脉输血术的操作，做到严格查对、方法正确、步骤完整。

　　　6. 正确鉴别和处理常见的输血反应。

　　静脉输液和输血是临床上用于纠正人体水、电解质及酸碱平衡失调，恢复内环境稳定，并维持机体正常生理功能的重要治疗措施之一。护理人员应熟练掌握输液和输血的理论知识和操作技能，以便在治疗疾病、保证患者安全和挽救患者生命的过程中发挥积极、有效的作用。

第一节　静脉输液

一、科学知识基础

静脉输液(intravenous infusion)，是将无菌溶液或药物直接输入静脉的治疗方法。对于静脉输液，护士的主要职责是建立静脉通道、监测输液过程以及输液完毕的处理。同时，还要了解治疗的目的、输入药物的种类和作用、预期效果、可能发生的不良反应及处理方法。

(一)静脉输液的原理

静脉输液是利用大气压和液体静压形成的输液系统内压高于人体静脉压的物理原理，将一定量的无菌溶液或药液直接滴入静脉内的方法。

(二)常用溶液及作用

1. 晶体溶液

晶体溶液(crystalloid solution)的分子小，在血管内存留时间短，对维持细胞内外水分的相对平衡起重要作用，可有效纠正体内的水、电解质失调。常用的晶体溶液包括：

(1)葡萄糖溶液：用于补充水分和热能，减少人体自身蛋白质的消耗，防治酮体产生，促进钠或(和)钾离子在细胞内外的交换。临床上还常用作静脉给药的媒介或稀释剂。常用的有5%葡萄糖溶液和10%葡萄糖溶液。葡萄糖溶液进入人体后，迅速分解，一般不产生高渗作用，也不引起利尿作用。

(2)等渗电解质溶液：用于补充水分和电解质，维持体液和渗透压平衡。体液丢失时往往伴有电解质的紊乱，血浆容量与血液中钠离子水平密切相关，缺钠时，血容量往往也下降。常用的有0.9%氯化钠溶液、5%葡萄糖氯化钠溶液、复方氯化钠溶液等。

(3)碱性溶液：用于纠正酸中毒，调节酸碱平衡。常用的有5%碳酸氢钠溶液、11.2%乳酸钠溶液等。碳酸氢钠进入人体后，解离成钠离子和碳酸氢根离子，碳酸氢根离子和体内剩余的氢离子结合生成碳酸，最终以二氧化碳和水的形式排出体外。此外，碳酸氢钠还可以直接提升血液中的二氧化碳结合力。碳酸氢钠补碱迅速，且不易加重乳酸血症，休克、肝功能不全、缺氧、右心衰竭或新生儿等患者往往存在高乳酸血症或对乳酸的利用能力相对较差，纠正其酸中毒时宜使用碳酸氢钠。但需注意的是，碳酸氢钠中和体内的氢离子后，必须以二氧化碳的形式经肺排出体外，因此对呼吸功能不全的患者，此溶液的使用受到限制。

(4)高渗溶液：用于利尿脱水，可以在短时间内提高血浆渗透压，吸收组织水分进入血管，消除水肿，同时可以降低颅内压，改善中枢神经系统的功能。常用的有20%甘露醇、25%山梨醇、50%葡萄糖溶液等。

2. 胶体溶液

胶体溶液的分子大，在血管内存留时间长，对维持血浆胶体渗透压，增加血容量，改善微循环，提升血压效果显著。临床常用的胶体溶液包括：

（1）右旋糖酐：为水溶性多糖类高分子聚合物。常用的溶液有中分子右旋糖酐和低分子右旋糖酐。中分子右旋糖酐能提高血浆胶体渗透压，扩充血容量；低分子右旋糖酐可降低血液粘稠度，改善微循环和抗血栓形成。

（2）代血浆：常用溶液有羟乙基淀粉（706代血浆）、聚维酮、氧化聚明胶等。作用与低分子右旋糖酐相似，输入后可增加循环血量和心输出量，在体内停留时间较右旋糖酐长，且过敏反应少，急性大出血时可与全血共用。

（3）血液及血液制品：输入后能提高胶体渗透压，扩大和增加循环血容量，补充蛋白和抗体。血液及血液制品种类和作用详见输血章节。

3. 静脉高营养液

静脉高营养液能供给患者热能，维持正氮平衡，补充各种维生素和矿物质。其主要成分有氨基酸、脂肪乳、维生素、矿物质、高浓度葡萄糖和水分等。常用溶液有复方氨基酸、脂肪乳等。

（三）输液的基本原则

输入溶液的种类和量应根据患者体内水、电解质及酸碱平衡紊乱的程度来确定，通常遵循"先晶后胶""先盐后糖""宁酸勿碱"的原则。在给患者补钾过程中，应该遵循"四不宜"原则，即不宜过多（严格限制钾总量，依据血钾水平补钾，每日补氯化钾总量不宜超过6~8g），不宜过浓（浓度不超过40mmol/l，即3g/l），不宜过快（滴速不超过20~40mmol/h），不宜过早（一般以尿量超过40ml/d或500ml/d方可补钾）。

二、基本护理技术

（一）常用输液部位

输液时，应根据患者的年龄、神志、体位、病情状况、病程长短、溶液种类、输液时间、静脉情况或即将进行的手术部位等情况来选择穿刺的部位。常用的输液部位包括：

1. 周围浅静脉

周围静脉是指分布于皮下的肢体末端的静脉。上肢常用浅静脉有肘正中静脉、头静脉、贵要静脉、手背静脉网。手背静脉网是成人患者输液时的首选部位，因为下肢静脉有静脉瓣，输液容易形成血栓。肘正中静脉、头静脉、贵要静脉较粗常用来采集血标本、静脉推注药物或作为经外周静脉的中心静脉置管（peripherally inserted central catheter, PICC）的穿刺部位。

2. 头皮静脉

由于头皮静脉分布较多，互相沟通，交错成网，且表浅易见，不易滑动，便于固定，因此，常用作小儿的静脉输液。较粗的头皮静脉有颞浅静脉、额静脉、枕静脉和耳后静脉。

3. 中心静脉

锁骨下静脉、颈内静脉和颈外静脉常用于中心静脉插管，将导管从锁骨下静脉、颈内静脉或颈外静脉插入，远端留置在右心房或其上端的上腔静脉。需要长期持续大量输液或需要静脉营养的患者多选择中心静脉。临床上锁骨下静脉、颈内静脉和颈外静脉的穿刺多由医生完成，护士的主要职责是术中配合以及插管成功后的输液及护理。PICC 的穿刺操作和维护多由专科护士来完成。

护士在为患者进行静脉输液前，要认真选择合适的穿刺部位。在选择穿刺部位时，需要注意以下问题：(1)因为老年人和儿童的血管脆性大，应尽量避开易活动或凸起的静脉。(2)穿刺部位应避开皮肤表面有感染、渗液的部位，以免将皮肤表面的细菌带入血管。(3)禁止使用血管透析的端口或瘘管的端口进行输液。(4)如果患者需要长期输液，应有计划地更换输液部位，以保护静脉。通常静脉输液部位的选择应从远心端静脉开始，逐渐向近心端使用。

(二) 常用静脉输液法

按照输入的液体是否与大气相通，可以将静脉输液法分为密闭式静脉输液法和开放式静脉输液法；按照进入血管通道器材所到达的位置，又可将静脉输液法划分为周围静脉输液法和中心静脉输液法，锁骨下静脉、颈内静脉、颈外静脉和 PICC 均属于中心静脉输液；按照静脉穿刺针的材质，可分为头皮针输液法和静脉留置针输液法。

密闭式静脉输液法是利用原装密封瓶插管输液的方法。其操作简便、污染机会少，广泛应用于临床。目前国内常用的有全密闭式瓶装静脉输液和全封闭软袋输液两种。开放性静脉输液法是将溶液倒入开放式输液器吊瓶内进行输液的方法，此方法药液易被污染，故目前临床上基本不用。

静脉留置针输液法是指采用专门的静脉留置针输液的方法。静脉留置针又称为套管针，由不锈钢的针芯、软的外套管及塑料针座组成，可用于静脉输液、输血及动、静脉采血等。穿刺时，将外套管和针芯一起刺入血管中，当套管送入血管后，抽出针芯，仅将柔软的外套管留在血管内，外套管材料与血管的相融性好，柔软无刺激，能在血管内保存较长时间。外周静脉留置针一般保留 3~4 天，一般不超过 7 天。该法具有以下优点：①保护患者的静脉，避免反复穿刺，尤其适用于长期输液、年老体弱、血管穿刺困难的患者；②随时保持通畅的静脉通路，便于紧急情况时的抢救和给药。

(三) 输液速度的调整

1. 输液速度与输液时间的计算

每毫升溶液的滴数称为该输液器的点滴系数。目前，临床上所用静脉输液器的点滴系数有 10、15、20 三种型号，其中以点滴系数 15 多见，一次性输液器的包装袋上有点滴系数标注。当计算输液速度与时间时，可参考输液器外包装标定的点滴系数。输液滴注速度与时间可按下列公式计算：

(1)已知输入液体总量与计划所用输液时间，计算每分钟滴数：

$$每分钟滴数 = \frac{液体总量(ml) \times 点滴系数}{输液时间(分)}$$

例：某患者需输液体 1500ml，计划 10 小时输完，所用输液器点滴系数为 20，求每分钟滴数。

$$每分钟滴数 = \frac{1500 \times 20}{10 \times 60} = 50(滴)$$

（2）已知每分钟滴数与输液总量，计算输液所需用的时间：

$$输液时间(小时) = \frac{液体总量(ml) \times 点滴系数}{每分钟滴数 \times 60(分)}$$

例：某患者需输液体 1000ml，每分钟滴数为 50 滴，所用输液器点滴系数为 15，需用多长时间输完？

$$输液时间(小时) = \frac{1000 \times 15}{50 \times 60} = 5(小时)$$

2. 常见的控制输液速度的装置

（1）调节器：无特殊装置控制时，护士可以用手控调节器的松紧度来控制每分钟输液量，以保证医嘱要求的输液量在正确的时间范围内输入。用调节器控制时的输液速度依赖于输液瓶的高度、输液管的直径和液体的黏滞度。调节器结构简便容易操作，但与输液泵相比，控制速度不够准确。速度不准确会导致低血容量、高血容量或药物浓度改变等问题。

（2）输液泵：是一种可在一定时间内输注精确输液量的控制装置。通过在输液管上或输液瓶上加压以精确控制输液速度或（和）输液量，以保证在规定的时间内匀速输入一定容量的液体。常用于需要严格控制输液速度和输液量时，如输入升压或降压药物。输液泵上有一个滴速敏感器和一个报警器，如果发现滴速改变，则会报警，出现液体渗出时也会报警。

（四）输液目的

（1）补充水分及电解质，以调节或维持人体内水、电解质和酸碱平衡。常用于因各种原因造成的脱水、酸碱平衡失调，如剧烈呕吐、腹泻等患者。

（2）补充营养，供给能量，促进组织修复。常用于慢性消耗性疾病、胃肠道吸收障碍、大手术后、禁食或不能进食者，如昏迷、口腔疾患等患者。

（3）输入药物，治疗疾病。常用于各种感染、中毒、组织水肿等患者。

（4）增加循环血量，改善微循环，维持血压。常用于大面积烧伤、大出血、休克等患者。

（五）密闭式静脉输液操作程序（表 17-1）

表 17-1

评估内容	1. 评估患者全身状况及合作程度
	2. 评估患者穿刺部位的皮肤、血管状况
	3. 了解药物性质及患者过敏史

实施要点	1. 仪表：符合要求
	2. 操作用物：评估盘：止血带、巡回卡、弯盘；基础盘：一次性输液器、0.5%碘伏、干棉签、弯盘、医嘱单、巡回卡、不干胶药品瓶签输液卡、必要时备启瓶器、网套；输液盘：0.5%碘伏、干棉签、剪刀、胶布、弯盘、敷贴、一次性头皮针、止血带、一次性输液器、一次性治疗巾；遵医嘱准备药液；输液架或输液挂钩、抹布、利器盒
	3. 操作步骤
	(1) 双人核对医嘱，准备用物
	(2) 核对患者床号、姓名，评估患者并做好解释
	(3) 遵医嘱准备药液，擦净瓶上灰尘。核对药名、浓度、剂量及有效期；检查瓶口、瓶体、液体
	(4) 填写、并将输液卡倒贴在软袋(瓶装)液体的背面
	(5) 洗手，戴口罩
	(6) 开启瓶盖，常规消毒瓶塞。瓶贴上签名、时间
	(7) 检查输液器后关闭调节器，取出输液管针头端将针头插入瓶塞至针头根部。再次核对
	(8) 整理治疗台，再次洗手
	(9) 携用物至患者床旁，核对患者床号、姓名及药物，协助患者取舒适体位
	(10) 挂输液瓶，排尽空气，并关闭调节器，检查输液管内有无空气
	(11) 选择适合的穿刺部位，穿刺部位下铺一次性治疗巾，在穿刺点上方6cm处扎上止血带，常规消毒皮肤(直径不小于5cm)，待干。备输液敷贴或胶布
	(12) 再次核对无误后，取下针头帽并排尽空气，关闭调节器，嘱患者握拳，以15~30°角进针，见回血后平行再推进少许。固定针柄，松开止血带，嘱患者松开拳，放开调节器
	(13) 待液体滴入通畅，患者无不适后用输液敷贴或胶布将针固定
	(14) 再次核对患者及药物无误，根据病情、年龄及药物性质调节滴速。一般成人40~60滴/分、儿童20~40滴/分
	(15) 取出止血带和治疗巾，协助患者取舒适卧位，整理床单位。向患者交待输液的注意事项，将呼叫器置于易取处
	(16) 在巡回卡上记录输液的时间、操作者姓名、液体滴速
	(17) 整理用物。洗手，取口罩
	(18) 输液过程中，加强巡视、密切观察有无输液反应，输液是否通畅及局部情况
指导患者	1. 告知患者输注药物
	2. 告知患者输液中的注意事项
注意事项	1. 严格执行"三查七对"制度，防止发生差错
	2. 严格执行无菌技术操作，预防并发症
	3. 对长期输液的患者，应当注意保护和合理使用静脉
	4. 防止空气进入血管形成气栓，及时更换输液瓶，输液完毕后及时拔针
	5. 根据患者年龄、病情、药物性质调节滴速
	6. 患者发生输液反应时，应当及时处理

(六)输液故障及排除法

1. 液体不滴

(1)针头滑出血管外,液体滴入皮下组织,局部肿胀、疼痛。应更换针头,另选静脉重新穿刺。

(2)针头阻塞,穿刺局部无反应,轻轻挤压靠近针头的输液管,感觉有阻力,松手后又无回血,应更换针头,另选静脉重新穿刺。

(3)针头斜面紧贴血管壁,液体滴入不畅,穿刺局部无反应,应调整针头方向或适当变换肢体位置,直到滴入通畅为止。

(4)压力过低,由于患者周围循环不良、输液瓶位置过低或通气管不畅所致,局部无疼痛、无肿胀,可有回血。应适当抬高输液瓶位置或降低肢体位置。

(5)静脉痉挛,由于穿刺肢体在寒冷环境中暴露时间过长或输入液体温度过低所致,可在穿刺部位上方实施局部热敷。

(6)输液管扭曲受压,可因患者活动所致。排除扭曲受压因素,使输液管恢复通畅。

2. 茂菲氏滴管内液面过高

取下输液瓶,倾斜瓶身,使瓶内针头露出液面,待溶液缓缓流下,直至滴管露出液面,再将输液瓶挂上即可。

3. 茂菲氏滴管内液面过低

反折茂菲氏滴管下端输液管,用手挤压滴管,直至液面升至滴管约 1/2 处即可。

4. 茂菲氏滴管内液面自行下降

输液过程中,如果茂菲氏管内的液面自行下降,应检查滴管上端输液管与滴管的衔接是否松动、滴管有无漏气或裂缝,必要时更换输液器。

(七)输液反应及护理

1. 发热反应

(1)原因:因输入致热物质引起。多由于药液、输液器和注射器质量不合格,灭菌保存不良,操作过程中未能严格执行无菌技术操作等因素引起。

(2)症状:多出现于输液后数分钟至 1 小时。患者表现为发冷、寒颤继而发热。轻者体温常在 38℃ 左右,重者体温可高达 40℃ 以上,并有恶心、呕吐、头痛、脉速等全身症状。

(3)护理措施:轻者减慢输液滴速,重者立即停止输液,并及时通知医生;遵医嘱给予抗过敏药物或激素治疗;密切观察体温变化,患者寒冷时给予保暖,高热时进行物理降温;保留剩余药液和输液器进行检测,查找发热反应的原因。

(4)预防:输液前,认真检查药液的质量、输液器、注射器的包装及灭菌日期,严格执行无菌技术操作。

2. 急性肺水肿

(1)原因:由于输液速度过快,在短时间内输入大量液体,使循环血容量急剧增加,心脏负荷过重引起。患者原有心肺功能不良,如急性左心功能不全的患者。

（2）症状：输液过程中患者突然出现胸闷、气促、呼吸困难、咳嗽、咯粉红色泡沫样痰，严重时痰液可从口、鼻涌出，听诊肺部布满湿啰音，心率快且节律不齐。

（3）护理：立即停止输液，通知医生，进行紧急处理；病情许可时，协助患者取端坐位，两腿下垂，以减少静脉血液回流，减轻心脏负担；清除呼吸道分泌物，保持呼吸道通畅，指导患者进行有效呼吸；给予高流量吸氧，一般氧流量为 6～8L/min，以提高肺泡内氧分压，增加氧的弥散，改善低氧血症。同时在湿化瓶内置 20%～30% 乙醇湿化氧气，因为乙醇能降低肺泡内泡沫表面张力，使泡沫破裂消散，从而改善肺部气体交换，缓解缺氧症状；遵医嘱给予镇静剂、强心剂、利尿剂和扩血管药物；必要时进行四肢轮扎，用橡胶止血带或血压计袖带适当加压四肢，以阻断静脉血流，但动脉血仍可通过。每 5～10 分钟轮流放松一个肢体上的止血带，可有效减少静脉回心血量。待症状缓解后，逐渐解除止血带。安慰患者，解除患者的紧张情绪。

（4）预防：在输液过程中，要加强巡视病房；严格控制输液滴速和量，心肺功能不良者、老年人、儿童输液时更应谨慎。

3. 静脉炎

（1）原因：①长期输入浓度较高、刺激性较强的药物；②静脉内留置刺激性较强的输液导管时间过长；③输液时未严格执行无菌技术操作。

（2）症状：患者输液部位沿静脉走向出现条索状红线，局部组织发红、肿胀、灼热、疼痛，有时伴有畏寒、发热等全身症状。

（3）护理：①停止在此静脉处继续输液，抬高患肢并制动；②局部用 50% 硫酸镁或 95% 乙醇湿热敷，2 次/日，每次 20 分钟；也可用中药如意金黄散加醋调成糊状，局部外敷，每日 2 次；③超短波理疗，每日一次；④合并感染者，遵医嘱用抗生素治疗。

（4）预防：严格无菌操作；对刺激性强、浓度高的药物充分稀释后再输入；静脉内置管时间不宜过长；有计划地更换静脉穿刺部位。

4. 空气栓塞

（1）原因：与输液时输液管内空气未排尽、加压输液时无人守护、液体输完未及时更换药液有关。

由于气体进入静脉后，随血液循环经右心房到达右心室。如空气量少，则被右心室压入肺动脉，并分散到肺小动脉内，最后经毛细血管吸收，因而损害较小；如果空气量大，则在右心室内阻塞肺动脉的入口，使血液不能进入肺内，引起机体严重缺氧而危及生命。

（2）症状：患者感胸部异常不适，随即发生呼吸困难，严重紫绀，伴濒死感，听诊心前区，可闻及响亮的、持续的"水泡音"。

（3）护理：①立即安置患者取左侧头低足高位，使阻塞肺动脉入口的气泡向上飘移，气泡随心脏舒缩混成泡沫，分次少量地进入肺动脉内，弥散至肺泡逐渐被吸收；②给予高流量氧气吸入，可提高患者的血氧浓度，改善缺氧症状；③有条件者可通过中心静脉导管抽出空气；④严密观察病情变化，做好病情动态记录。

（4）预防：输液前，认真检查输液器的质量，排尽输液管内的空气；输液过程中加强巡视，及时更换输液瓶或及时添加药液；加压输液时要有专人守护。

（八）输液微粒污染

输液微粒（infusion particles），是指输入液体中的非代谢性颗粒杂质，其直径一般为 1~15μm，有的可达 50~300μm，微粒的数量决定着液体的透明度，可判断液体的质量。一旦输液微粒进入人体，会对人体造成严重危害。

1. 输液微粒的来源

（1）药物制作环节：制作过程中混入异物与微粒。如水、空气、原辅料及工艺过程中的污染。

（2）药液存放环节：盛装药液的容器不洁净；玻璃瓶内壁或橡胶塞受药液浸泡过长而侵蚀剥脱形成输液微粒。

（3）输液操作环节：配药过程中的污染。如切割安瓿的玻璃碎屑、反复穿刺溶液瓶胶塞的橡胶屑脱落于溶液中；输液环境空气中的微粒污染等。

（4）输液器具污染：输液器与注射器不洁净或老化脱屑等，都可使药液微粒污染。

2. 输液微粒对人体的影响

输液微粒污染对机体的危害主要取决于微粒的大小、形状、化学性质以及微粒堵塞血管的部位、血流阻断的程度及人体对微粒的反应等。肺、脑、肝及肾等是最容易被微粒损害的部位。微粒进入人体，其危害程度严重而持久，具体表现为：

（1）阻塞血管。较大的微粒可直接阻塞局部血管，引起局部组织缺血、缺氧而致炎症、水肿甚至坏死。

（2）形成血栓和静脉炎。微粒进入人体后，可随血液循环刺激血管内壁引起损伤，不光滑的血管壁引起血小板的黏着，形成血栓和静脉炎。

（3）形成肉芽肿。微粒进入肺、脑、肾等器官毛细血管时，可引起巨噬细胞增殖，包围微粒形成肉芽肿，影响这些脏器的功能。

（4）引起热原样及变态反应。有些微粒可使机体出现发热反应，而有些微粒可起到抗原作用而致过敏反应或血小板减少。

3. 防止输液微粒污染的措施

（1）药物生产环节的预防。药物生产车间要改善环境卫生条件、安装空气净化装置，防止空气中悬浮尘粒与细菌污染；工作人员要穿工作服、工作鞋，戴口罩，必要时戴手套；选用优质溶剂与注射用水；采用先进技术，提高检验技术，确保药液质量。

（2）输液操作环节的控制。

①认真检查输入液体质量、透明度，溶液瓶有无裂痕、瓶盖有无松动，瓶签字迹是否清晰及有效期等。

②空气洁净，净化操作时空气，可在超净工作台进行输液前准备；对监护病房、手术室、产房、婴儿室应定期进行空气消毒，或安装空气净化装置，有条件的医院在一般病室也应安装空气净化装置，以减少病原微生物和尘埃的数量。

③严格执行无菌技术操作原则，遵守操作规程；药液现用现配，避免污染；正确切割安瓿并对折断部位进行消毒，减少玻璃碎屑的污染。

④加药时避免使用粗针头及多次穿刺瓶塞。方法为：当液体中加入多种药物时，要避

免使用粗针头抽吸，可用一枚针头插入瓶塞，另一枚针头抽吸药液，以减少瓶塞同一部位反复穿刺次数，减少瓶塞微粒污染，液体中如发现有橡胶塞屑，应禁止输入。

⑤利用静脉输液过滤系统。认真检查密闭式一次性输液(血)器和一次性注射器的质量、有效期及在通气针头和输液管末端放置的滤膜，滤膜可对注入人体的药液进行净化处理，极大地减少药液的微粒污染。

(九)PICC 导管的维护

临床上由取得 PICC 穿刺技术资格证的护士进行置管操作。相对于锁骨下、颈内及颈外中心静脉穿刺来说，PICC 具有适应证广、创伤小、操作简单、保留时间长、并发证少的优点，常用于中、长期的静脉输液或化疗用药等，PICC 导管可在血管内保留 7 天至 1 年。对于 PICC，护士都需要掌握其应用和维护。

1. 输液前

用 20ml 生理盐水冲管确认导管通畅后再输液。注意不建议抽回血，避免血液残存、黏附在导管壁内，引起堵管及血栓形成。

2. 输液后

输液完毕后，用 20ml 生理盐水以连续脉冲方式注入，当剩余最后 0.5~1ml 盐水时，边直推注射器的活塞边分离注射器(即脉冲冲管加正压封管)。如果通过此导管输注比较黏滞的液体，如白蛋白、脂肪乳、肠外营养液等，必须用脉冲冲管加正压封管再接后一组输液。

3. PICC 导管留置过程中的观察

置管口有无红肿、疼痛或硬结、液体渗出；置管肢体有无红肿、疼痛；体温有无变化；液体输入情况；导管有无滑入体内或脱出；敷料情况；定期测量上臂臂围。

4. PICC 敷料更换

PICC 穿刺后第一个 24 小时更换敷料，以后每周更换敷料 1~2 次，每次进行导管维护前，先确认导管体外长度，并询问病人有无不适。注意揭敷贴时，应由下至上，防止导管脱出，观察并记录导管体内外刻度。消毒时以穿刺点为中心，消毒范围直径 8~10cm，先用 75%乙醇清洁脱脂消毒，待干后再用碘伏消毒 3 遍，再覆盖透明敷贴。

植入式静脉输液港①

植入式静脉输液港是一种可植入皮下长期留置体内的静脉输液装置，主要是由供穿刺的注射座和静脉导管组成，利用手术的方法将导管经皮下穿刺置于人体上腔静脉中，剩余导管及输液港座埋藏在皮下组织，只在患者体表可触摸到一圆形凸起，治疗时从此处定位，将无损伤针经皮垂直穿刺到注射座的储液槽，可用于各种高浓度化疗药物、完全胃肠外营养液的输注及输血、血样的采集，其优点减少反复静脉穿刺的痛

---

① 资料来源：孙玉巧，周涛，李云涛，等．完全植入式静脉输液港的临床应用[J]．中华外科杂志，2014，52(8)：608-6111.

苦和难度，防止刺激性药物对外周静脉的损伤，并且患者日常生活不受限制，不需要换药、可以沐浴，保留较长时间(8~10年)，注射区大约可穿刺2000次，大大提高了其生活质量。

第二节　输　血

输血是将全血或成分血，如血浆、红细胞、白细胞或血小板等，通过静脉输入体内的方法。输血是急救和治疗疾病的重要措施。输血要求护士严格遵循输血流程，以确保准确配血、正确核对，并在输血过程中监测患者有无输血反应。护士有责任在输血前、输血过程中和输血后对患者进行评估，并及时调整。

一、科学知识基础

(一)血液生理

血型是指血液成分(包括红细胞、白细胞、血小板)表面的抗原类型。通常所说的血型，是指红细胞表面的特异性抗原的类型，而与临床关系最密切，人们所熟知的是红细胞ABO血型系统及Rh血型系统。由于此类抗原能促成红细胞凝集，又称为凝集原。临床根据红细胞表面是否存在A、B和Rh抗原来鉴定血型。

1. ABO血型

ABO血型是根据红细胞膜上是否存在抗原A与抗原B而将血液分成4种血型。红细胞上仅有抗原A为A型，只有抗原B为B型，若同时存在A和B抗为AB型，这两种抗原俱无的为O型。不同血型的人血清中含有不同的抗体(凝集素)，即抗A抗体和抗B抗体，它们属于天然抗体，天然性抗体多以IgM型为主，不能通过胎盘，而免疫性抗体多以IgG型为主，能通过胎盘。但不含有对抗自身红细胞抗原的抗体，如在A型血血清中只含有抗B抗体。我国各族人民中A型、B型及O型血各占约30%，AB型仅占10%左右。见表17-2。

表17-2　　　　　　　　　　　　　　**ABO血型系统**

血型	红细胞膜上抗原(凝集原)	血清中抗体(凝集素)
A	A	抗B
B	B	抗A
AB	A和B	—
O	—	抗A和抗B

2. Rh 血型

Rh 血型能识别的抗原共 43 种，常见的抗原有五种，分别是 D、C、E、c、e。以 D 抗原的抗原性最强，故常以其存在与否定为 Rh 阳性或阴性，即凡含 D 抗原者为 Rh 阳性，不含 D 抗原者为 Rh 阴性。Rh 血型系统与 ABO 系统不同的是很少含有天然抗体，大部分是因受免疫刺激后而产生免疫抗体。在我国汉族和大部分少数民族的人中，Rh 阳性血型约占 99%，Rh 阴性的人仅占 1% 左右。

(二) 血型鉴定和交叉配血试验

当含有凝集原 A 的红细胞与含有 A 凝集素的血清相混合时，或含有凝集原 B 的红细胞和含有 B 凝集素的血清相混合时，红细胞即可凝集成团，即凝集反应。通常在输血时，主要考虑供血者的红细胞不被受血者的血浆所凝集。从理论上讲，O 型血者的血细胞不含 A、B 凝集原，曾被认为是可供任何型的受血者；而 AB 血型则可接受任何血型者的供血。通过深入研究发现，各类血型还存在亚型，情况较复杂。所以，现在输血除要求同型外，在输血前，受血者和供血者的血清和红细胞之间还必需进行交叉配血试验，两方面均不发生凝集反应时，方可输血。

1. 直接交叉配血试验

用受血者血清和供血者红细胞进行配合试验，检查受血者血清中有无破坏供血者红细胞的抗体，也称交叉配血实验主侧。

2. 间接交叉配血试验

把供血者的血清与受血者的血细胞进行配合试验，检查供血者血清中有无破坏受血者红细胞的抗体，也称交叉配血实验次侧。

同型配血主侧、次侧均无凝集、溶血反应，表示配血相合，可以输血；异型配血(即 O 型血输给其他型或 AB 型接受少量其他型血)主侧、次侧均无凝集、溶血反应，次侧有凝集、无溶血反应，表示可少量输血(一般小于 200ml)。

(三) 血液的种类

1. 全血

全血，是指血液采集到采血袋内所形成的混合物，即包括血细胞和血浆的所有成分。国际上一般以 450ml 全血为 1 单位，我国则以 200ml 为 1 单位，也分有 300ml 和 400ml 包装。全血由液态血浆和血细胞组成。由于所有的保存液都是针对红细胞设计的，因此全血保存一般指红细胞保存。不同的保存液，其保存期限有所不同，目前一般常用的枸橼酸盐保存液在 2~6℃ 环境下可保存全血 35 天。但全血中其他成分，如粒细胞、血小板、V 因子、Ⅷ因子基本上丧失了活性，比较稳定的只有白蛋白、免疫球蛋白和纤维蛋白原，因此库存全血的有效成分主要是红细胞，其次是白蛋白和球蛋白。

(1)鲜血：指在 2~6℃ 环境下保存不超过一周的全血，它保留了血液的所有成分，可补充血容量和所有血液成分，如各种血细胞、血浆、血小板和凝血因子等。多用于血液病患者。

(2)库存血：在 2~6℃ 环境下可保存 2~3 周。含有血液的各种成分，但白细胞、血小板和凝血酶原等成分破坏较多，钾离子含量增多，酸性增强。大量输注库存血可导致高钾血症和酸中毒。多用于各种原因导致的大出血或手术。

2. 成分血

成分血是将血液中的各种成分，进行分离、加工、提纯后制成各类成分，根据患者的不同需要，有针对性输注有关血液成分，以达到治疗目的。由于患者很少需要输入血液的所有成分，只输入其自身身体状况或疾病所需要的血液成分十分有意义，能起到一血多用、减少输血反应的作用。这是当前输血技术发展的总趋势，也是输血现代化的重要标志之一。

(1) 红细胞：增加血液的携氧能力，用于贫血、失血少的手术或疾病。一般以 100ml 为 1 个单位，每个单位红细胞可增加血球容积约 4%。

(2) 血浆：是全血分离后所得到的液体部分。主要成分是血浆蛋白，不含血细胞和凝集原。无需血型鉴定和交叉配血，可用于补充血容量、蛋白质和凝血因子。新鲜血浆含所有凝血因子，用于凝血因子缺乏者。保存血浆用于血容量和血浆蛋白较低的患者。冰冻血浆在 -30℃ 保存，有效期 1 年。使用前，需在 37℃ 温水中融化，并在 6 小时内输入。干燥血浆是冰冻血浆在真空装置下加以干燥制成的，有效期 5 年，使用时需用生理盐水溶解。

(3) 白细胞浓缩液：新鲜全血经离心后所取的白膜层白细胞。要求保存于 4℃ 环境，48 小时内有效。适用于粒细胞缺乏合并严重感染的患者，一般以 25ml 为 1 个单位。

(4) 白蛋白：从血浆中提取制成，临床上常用的是 5% 的白蛋白，可提高血浆胶体渗透压，增加血浆蛋白，用于低蛋白血症患者。

(5) 血小板浓缩液：全血离心所得，22℃ 保存，24 小时有效。主要用于血小板减少或血小板功能障碍所致的出血患者，一般以 25ml 为 1 个单位。

(6) 凝血制剂：用于各种凝血因子缺乏的患者，包括凝血因子和冷凝蛋白。冷凝蛋白中含 VIII 因子，是血友病患者所缺乏的，从冰冻血浆中提炼而成，一般以 50ml 为 1 个单位。

(四) 输血分类

1. 异体输血

当患者需要时，安全输入与患者血型相同的他人(多数为献血员)提供的血液或血液成分，称为异体输血。这是临床上应用最早、最多的一类输血，即通常泛指的"输血"。异体输血是传统常用输血模式，然而可能出现输血差错、传播传染病、免疫反应等同种异体输血并发证。

2. 自体输血

自体输血，就是当患者需要输血时，输入患者自己预先储存的血液或失血回收的血液。

(1) 回收式自体输血方式。自体失血常采用自体输血装置，抗凝和过滤后再回输给患者。可分为外伤时回收式自体输血、术中回收式自体输血和术后回收式自体输血。自体失血如脾破裂、异位妊娠破裂，血液流入腹腔 16 小时内，无污染和凝血时；估计出血量在1000ml 以上的大手术，如大血管手术、体外循环下心内直视手术、肝叶切除术等；手术后引流血液回输，是近几年开展的新技术，回输时必须严格无菌操作，一般仅能回输术后6小时内的引流血液。

（2）稀释式自体输血。临手术前自体采血，用血浆增量剂去交换失血，因而患者的血容量保持不变，而血液处于稀释状态。所采取的血，可在手术中或手术后补给患者。适量的血液稀释不会影响组织供氧和凝血机制，而有利于降低血液粘稠度，改善微循环等作用。

（3）保存式自体输血。也叫预存式自体库血。选择符合条件的择期手术患者，于手术前若干日内，定期反复采血贮存，然后在手术时或急需时输还给患者。

（五）输血的管理

1. 输血原则

（1）严格遵守无菌操作原则和技术规程。

（2）严格查对制度，采血和输血时，必须注意有两名专业人员逐项查对血袋上的各项标签和信息。

（3）输血过程中密切观察输血部位有无异常，保持输血的通畅。

（4）输血过程中随时可能出现输血反应，尤其是输血开始的15分钟，护士应监测患者的生命体征和皮肤变化，密切观察有无先兆输血反应的症状和体征，并及时处理。若出现严重的输血反应，立即停止输血，输入生理盐水，余血和输血器送血库，分析原因，并及时通知医生。

（5）密切观察与患者病理和病因有关的特殊体征，如贫血患者，注意观察血红蛋白和血细胞容积水平。

（6）在任何情况下，输入血中不可加入高渗性或低渗性溶液、各种药物或其他添加物。

2. 输血管理的原则

（1）血液必须保存在指定的血库冰箱内，温度应保持在4℃，保存温度不当，可能导致血细胞破坏或细菌感染。若输血延迟，必须将血液归还血库保存。

（2）根据医嘱进行输血，护士向患者解释输血的过程，要求患者及时报告不良反应。

（3）输血前，先建立静脉通路，选用带滤网的无菌输血器，禁用输液器进行输血，滴入生理盐水（若使用其他溶液可能导致溶血），双人核对无误后方可输血。

（4）开始输血速度易慢，密切观察不良反应，并做好记录。

（5）通常成人输完一个单位的血需1.5~2小时，持续输血12小时后需跟换输血器，以避免细菌生长。

（6）输血完毕，应先用生理盐水冲洗主导管，没有其他输液时，可拔针，撤离导管；若仍需输液，应使用新的导管，并调节至所需的滴速。

3. 成分输血的管理

成分输血应在护士密切监护下进行，以确保输血安全。成分输血的管理原则如下：

（1）成分输血时，由于一次输入多个供血者的成分血，故输血前根据医嘱给予抗过敏药物，以免发生过敏反应。

（2）在输入红细胞前，有必要进行血型和交叉配血试验。

（3）成分血，如白细胞、血小板浓缩液等，存活期短，必须使用专用输血器，在有效期内输完。

（4）对于需输入全血和成分血的患者，应先输成分血，后输全血，以保证成分血的新鲜输入。

4. 献血者的选择

为确保献血者不因献血而发病，受血者不因输血而感染血液传播性疾病，献血者的选择必须十分严格。以下人员禁忌献血：①有过敏史、肝炎病史、疟疾史、HIV 感染患者；②心脏病患者、癌症患者、贫血患者、出血性疾病患者、惊厥者、血压过低或过高者；③手术患者、孕妇、特殊服药患者；④有高危行为者如不安全的性行为、静脉药物依赖等。献血者的血球计数、体温、脉搏、呼吸和血压均为正常时，才可进行献血。

世界献血者日

世界献血者日（World Blood Donor Day）是每年的 6 月 14 日。为了鼓励更多的人无偿献血，宣传和促进全球血液安全规划的实施，世界卫生组织、红十字会与红新月会国际联合会、国际献血组织联合会、国际输血协会将 2004 年 6 月 14 日定为第一个世界献血者日。世界献血者日之所以选中这一天，是因为 6 月 14 日是发现 ABO 血型系统的诺贝尔奖获得者卡尔·兰德斯坦纳的生日。世界献血者日的宗旨在于，通过这一特殊的日子感谢那些拯救数百万人生命的自愿无偿献血者，特别是多次定期捐献血液的个人，颂扬他们无偿捐助血液的无私奉献之举；同时希望全社会对自愿无偿献血的重要性引起更广泛的认识，鼓励更多的人尤其是青年，成为合格的经常献血者，在需要拯救生命时提供可使用的最安全血液。目前，192 个世界卫生组织成员国通过决议，决定认可"世界献血者日"为国际性纪念日。

二、基本护理技术

近年来，输血理论与技术发展迅速，无论是在血液的保存与管理、血液成分的分离，还是在献血员的检测以及输血器材的改进等方面，都取得了明显的进步，为临床安全、有效、节约用血提供了保障。

（一）目的及适应证

（1）补充血容量，改善血液循环。用于失血、失液引起的血容量减少或休克患者。

（2）补充红细胞，维持血红蛋白含量和红细胞携氧能力。用于血液系统疾病引起的严重贫血和某些慢性消耗性疾病的患者。

（3）补充各种凝血因子、血小板，改善凝血功能。用于凝血功能障碍（如血友病患者）及大出血的患者。

(4)补充抗体及白细胞,增强机体抵抗力。用于严重感染患者。

(5)补充血浆蛋白,维持胶体渗透压。用于低蛋白血症以及大出血、大手术的患者。

(6)排除有害物质,改善组织器官的缺氧状况。用于一氧化碳、苯酚等化学物质中毒。因为上述物质中毒时,血红蛋白失去了携氧能力或不能释放氧气以供机体组织利用。此外,溶血性输血反应及重症新生儿溶血病时,可采用换血法;也可采用换血浆法以达到排除血浆中的自身抗体的目的。

(二)禁忌证

静脉输血的禁忌证包括:急性肺水肿、充血性心力衰竭、肺栓塞、恶性高血压、真性红细胞增多症、肾功能极度衰竭及对输血有变态反应者。

(三)输血前准备

(1)知情同意。输血前,应先取得患者的理解并同意,签署知情同意书。

(2)备血。根据医嘱认真填写输血申请单,并抽取患者静脉血标本 2ml,将血标本和输血申请单一起送血库做血型鉴定、交叉配血试验及感染筛查(乙肝五项、HIV、HCV、梅毒抗体等)。

(3)取血。根据输血医嘱,护士凭提血单到血库取血,并和血库人员共同认真做好"三查八对"。三查:查血液的有效期、血液的质量以及血液的包装是否完好无损。八对:对姓名、床号、住院号、血袋号、血型、交叉配血试验的结果、血液种类、血量。核对无误,确认血液没有过期,血袋完整无破漏或裂隙,库存血一般可分为两层(上层为淡黄色的血浆,下层为暗红色的红细胞,两者边界清楚,无红细胞溶解),血液无变色、浑浊、无血凝块、气泡或其他异常物质,护士在交叉配血单上签字后方可提血。

(4)取血后注意事项。血液自血库取出后,勿剧烈震荡,以免红细胞破坏而引起溶血。库存血不能加温,以免血浆蛋白凝固变性而导致输血反应;取回的血制品在室温下放置 15~20 分钟后再输入,一般应在 4 小时内输完。

(5)输血前核对。血制品取回病区后,在输血前应与另一护士再次核对,无误后方可输入。

(四)常见输血反应及护理

输血是有一定危险性的治疗措施,会引起输血反应,严重者可以危及患者的生命。因此,为了保证患者的安全,在输血过程中,护士必须严密观察患者,及时发现输血反应的特征,并积极采取有效的措施处理各种输血反应。

1. 发热反应

发热反应是输血中最常见的反应。

原因:①由致热源引起,如血液、保养液、输血用具被致热源污染;②多次输血后,受血者血液中产生白细胞抗体和血小板抗体,当再次输血时,受血者体内产生的抗体与供血者的白细胞和血小板发生免疫反应,引起发热;③违反操作原则,造成污染。

临床表现:可在输血中或输血后 1~2 小时内发生,有畏寒或寒战、发热,体温可达

38~41℃，伴有皮肤潮红、头痛、恶心、呕吐等，一般不伴血压下降，症状持续1~2小时后缓解，缓解后体温逐渐恢复正常。

护理：

①预防：严格管理血库保养液和输血用具，有效预防致热源，严格执行无菌操作。

②处理：反应轻者，减慢滴数即可使症状减轻；严重者停止输血，密切观察生命体征，给予对症处理，并通知医生。必要时按医嘱给予解热镇痛药和抗过敏药，如异丙嗪或肾上腺皮质激素等。

2. 过敏反应

原因：①患者是过敏体质，输入血中的异体蛋白同过敏机体的蛋白质结合，形成完全抗原而致敏；②献血员在献血前用过可致敏的药物或食物，使输入血液中含致敏物质。

临床表现：大多数患者发生在输血后期或将结束时。表现轻重不一，轻者出现皮肤瘙痒、荨麻疹、轻度血管性水肿(表现为眼睑、口唇水肿)；重者因喉头水肿出现呼吸困难，两肺闻及哮鸣音，甚至发生过敏性休克。

护理：

①预防：勿选用有过敏史的献血员；献血员在采血前4小时内不吃高蛋白和高脂肪食物，宜用少量清淡饮食或糖水。

②处理：过敏反应时，轻者减慢输血速度，继续观察，重者立即停止输血；呼吸困难者给予吸氧，严重喉头水肿者行气管切开，循环衰竭者应给予抗休克治疗；根据医嘱给予0.1%肾上腺素0.5~1ml皮下注射，或用抗过敏药物和激素如异丙嗪、氢化可的松或地塞米松等。

3. 溶血反应

溶血反应，是指输入的红细胞或受血者的红细胞发生异常破坏，而引起的一系列临床症状。为输血中最严重的反应，可分为血管内溶血和血管外溶血。

(1)血管内溶血反应。原因：①输入异型血，多由于ABO血型不相容引起，献血者和受血者血型不符而造成；②输入变质血，输血前红细胞已变质溶解，如血液储存过久、血温过高，输血前将血加热或震荡过剧，血液受细菌污染均可造成溶血；③血中加入高渗或低渗溶液或能影响血液pH值变化的药物，致使红细胞大量破坏所致。

临床表现：第一阶段，由于红细胞凝集成团，阻塞部分小血管，可引起头胀痛、四肢麻木、腰背部剧烈疼痛和胸闷等症状。第二阶段，由于凝集的红细胞发生溶解，大量血红蛋白散布到血浆中，可出现黄疸和血红蛋白尿。同时伴有寒战、高热、呼吸急促和血压下降等症状。第三阶段，由于大量血红蛋白从血浆中进入肾小管，遇酸性物质变成结晶体，致使肾小管阻塞；又因为血红蛋白的分解产物使肾小管内皮细胞缺血、缺氧而坏死脱落，也可导致肾小管阻塞。患者出现少尿、无尿等急性肾功能衰竭症状，严重者可导致死亡。

护理：

预防：认真做好血型鉴定和交叉配血试验，输血前仔细查对，杜绝差错。严格执行血液保存规则，不可使用变质血液。

处理：①停止输血并通知医生，保留余血，采集患者血标本重做血型鉴定和交叉配血试验；②维持静脉输液通道，供给升压药和其他药物；③静脉注射碳酸氢钠碱化尿液，防止血红蛋白结晶阻塞肾小管；④双侧腰部封闭，并用热水袋敷双侧肾区，解除肾血管痉挛，保护肾脏；⑤严密观察生命体征和尿量，并做好记录，对少尿、尿闭者，按急性肾功能衰竭处理；⑥出现休克症状，即配合抗休克治疗。

（2）血管外溶血反应。多由 Rh 系统内的抗体抗-D、抗-C 和抗-E 所造成。临床常见 Rh 系统血型反应中，绝大多数是由 D 抗原与其相应抗体所致，释放出游离血红蛋白转化为胆红素，循环至肝脏后迅速分解，通过消化道排出体外。Rh 阴性患者首次输入 Rh 阳性血液时不发生溶血反应，但输入 2～3 周后体内即产生抗 Rh 因子的抗体。如再次接受 Rh 阳性的血液，即可发生溶血反应。Rh 因子不合所引起的溶血反应较少见，其发生缓慢，可在输血后几小时至几天后才发生，症状较轻，有轻度发热伴乏力、血胆红素提高。对此种患者应查明原因，确诊后，尽量避免再次输血。

4. 与大量输血有关的反应

大量输血一般指在 24 小时内紧急输血量大于或相当于患者总血量。常见的反应有循环负荷过重、出血倾向、枸橼酸钠中毒等。

（1）循环负荷过重。其原因、症状及护理同静脉输液反应。

（2）出血倾向。原因：长期反复输血或超过患者原血液总量的大量输血，由于库血中的血小板破坏较多，使凝血因子减少而引起出血。

症状：表现为皮肤、粘膜瘀斑，穿刺部位大块淤血，或手术后伤口渗血。

护理：短时间内输入大量库血时，应密切观察患者意识、血压、脉搏等变化，注意皮肤、黏膜或手术伤口有无出血。可根据医嘱间断输入新鲜血或血小板悬液，以补充足够的血小板和凝血因子。

（3）枸橼酸钠中毒反应。原因：大量输血随之输入大量枸橼酸钠，如肝功能不全，枸橼酸钠尚未氧化即和血中游离钙结合而使血钙下降，以致凝血功能障碍、毛细血管张力减低、血管收缩不良和心肌收缩无力等。

症状：表现为手足抽搐、出血倾向、血压下降、心率缓慢、心室纤维颤动，甚至发生心跳停止。

护理：严密观察患者的反应。输入库血 1000ml 以上时，须按医嘱静脉注射 10% 葡萄糖酸钙或氯化钙 10ml，以补充钙离子。

5. 其他

如空气栓塞、细菌污染反应，远期观察还可有因输血传染的疾病，如病毒性肝炎、疟疾、艾滋病等。严格把握采血、贮血和输血操作的各个环节，是预防输血反应的关键。

（五）操作程序（表 17-3）

表 17-3

评估患者	1. 询问、了解患者的身体状况，了解患者有无输血史及不良反应，必要时遵医嘱给与抗组胺或类固醇药物
	2. 评估患者血管情况，选择适宜的输注部位

实施要点	操作要点: 1. 仪表:符合要求 2. 操作用物:一次性输血器及头皮针 1 套、输液架、生理盐水、瓶套、血液制品(保存在储血袋中)、血型检验单、交叉配血单、血型牌、手套 1 双、输液盘(同密闭式输液盘) 3. 操作步骤 (1)根据输血医嘱,凭提血单到血库取血 (2)准备用物,由 2 人核对:床号、姓名、病区、住院号、血瓶(袋)号、血型、交叉配血结果、血量及采血日期,检查血液的质量和输血装置是否完好,确定无误后在配血单上签名。擦净生理盐水药瓶,核对药名,浓度,剂量和有效期,检查瓶口、瓶体、瓶内液体,套上瓶套 (3)洗手、戴口罩、备好敷贴 (4)启开瓶铝盖中心部位,常规消毒瓶塞 (5)检查输血器后关闭调节器,将输血器和通气管针头取出同时插入瓶塞至针头根部。携用物至患者床旁,核对患者床号、姓名、药物 (6)挂输液瓶于输液架上,检查头皮针并与输血器连接,排净空气,关闭调节器,检查输血器内有无空气 (7)选择合适静脉,扎紧止血带,常规消毒皮肤 (8)再次核对及排气。关闭调节器,对光检查确无气泡。取下针套。再次排尽空气。一手绷紧穿刺静脉下端皮肤,一手持头皮针柄,针头斜面向上,与皮肤呈约 20°角沿静脉上方或侧方刺入皮下再沿静脉走向刺入静脉。见回血后,将针头再平行送入少许 (9)一手固定针柄,一手松开止血带,嘱患者松拳,松调节器,待液体滴入通畅,患者无不适后,用敷贴固定针头 (10)取下止血带,根据病情,年龄调节输液速度 (11)取储血袋再次核对无误后,以手腕旋转动作轻轻将血液摇匀,戴手套,打开储血袋封口,常规消毒开口处塑料管,将输血器针头插入塑料管内,缓慢将储血袋倒挂于输液架上 (12)调节速度,开始输注速度小于 30 滴/分,观察 15 分钟,如无不良反应,则根据病情调节速度 (13)脱手套,再次核对。记录输血时间、滴数,签全名,挂血型牌 (14)向患者和家属交待输血中注意事项,将床旁呼叫器置于患者易取处。整理用物床单位,询问需要 (15)处理用物。洗手,取口罩 (16)输血过程中要经常巡视患者有无输血反应 (17)输血完毕,继续输注生理盐水,使输血器内的血液全部输入体内,拔针 (18)询问需要,整理用物床单位 (19)清理用物,做好输血记录
指导患者	1. 向患者解释输血的目的及所输入血液制品的种类 2. 告知患者常见输血反应的临床表现,出现不适时,及时告诉医护人员
注意事项	1. 输血前,必须经两人核对无误方可输入 2. 血液取回后勿振荡、加温,避免血液成分破坏引起不良反应 3. 输入两个以上供血者的血液时,在两份血液之间输入 0.9 % 生理盐水,防止发生反应 4. 开始输血时速度宜慢,观察 15 分钟,无不良反应后,将流速调节至要求速度 5. 输血袋用后需低温保存 24 小时

第三节　案例学习

急性胃肠炎

学习目标

1. 正确实施静脉输液操作并能陈述相关注意事项。
2. 做好患者输液健康指导。
3. 确保患者安全。

课前准备

1. 复习腹泻的相关理论知识。
2. 复习水、电解质及酸碱平衡的相关知识。

案例内容

李某，女，43岁，4天前无明显诱因出现腹泻，每天解蛋花汤样便4~5次，量中，带少许黏液，脓血，无明显腥臭味。无腹痛、腹胀、黑便。进食后时有呕吐，非喷射性。呕吐物为胃内容物。在家自行服药，一天前腹泻加剧，每天解蛋花汤样便10余次，并出现小便减少，口渴多饮，无四肢冰凉。发病以来精神、食欲差，睡眠尚可，体重略减轻。

医生看过患者开出补液治疗，作为责任护士，请遵医嘱对患者进行护理。

关键点

1. 能够评估患者脱水的严重程度及基本身体状况。
2. 理解该患者静脉输液的目的。
3. 依据评估结果，进行输液及护理(输液速度、体位、呕吐的处理)。

急性肺水肿

学习目标

1. 能识别静脉输液并发证，并正确分析其原因。
2. 能对静脉输液并发证做好正确处理。
3. 确保患者安全。

课前准备

复习体循环和肺循环相关知识。

案例内容

张某，男，72岁，因肺部感染在社区医院实施输液治疗，在40分钟内输入1000ml液体后，突然出现心慌、气促、咳嗽、咳粉红色泡沫痰等症状。作为护士应如何处理？

关键点

1. 能够快速识别患者症状(急性肺水肿症状)。
2. 结合患者年龄、身体状况及输液史，分析出现上述症状的原因。

3. 采取正确的方法护理患者。

失血性休克

学习目标

1. 正确实施静脉输血操作，并能陈述相关注意事项。

2. 做好患者输血健康指导。

3. 确保患者安全(做好输血前评估、准备及输血管理)。

课前准备

1. 复习失血性休克的相关理论知识。

2. 复习静脉输血的相关知识。

案例内容

患者，李某，男，40岁，因工伤急诊入院，初步诊断为"两下肢开放性骨折、出血性休克"。体检：血压70/50mmHg，心率120次/分钟，神志清楚，表情淡漠，出冷汗，躁动。医嘱：立即输血200ml。

作为值班护士，请遵医嘱进行输血前准备及输血操作。

关键点

1. 能判断失血患者循环灌注不足的严重程度。

2. 能够做好输血前的准备工作，包括交叉配血、取血、输血前核对等准备工作。

3. 能够正确执行静脉输血操作，做好输血观察。

小 结

静脉输液是将无菌溶液或药物直接输入静脉的治疗方法。输液基础知识包括输液的原理、常用溶液种类、输液的基本原则及输液速度的计算等。输液通道的建立途径有中心静脉和周围静脉。输液过程监测包括输液故障排除、输液反应及输液微粒污染的预防及处理。

输血是将全血或成分血如血浆、红细胞、白细胞或血小板等通过静脉输入体内的方法。血液生理知识包括血型、血型鉴定及交叉配血实验。输血管理至关重要，包括输血原则、输血管理的原则、成分输血的管理及献血者的选择。输血中严格遵循输血流程，以确保准确配血、正确核对，并在输血过程中监测患者有无输血反应，并及时调整。

护理技术主要包括：密闭式周围静脉输液法及密闭式周围静脉输血法。本章对静脉留置针输液法和PICC导管维护进行了比较性介绍。

思考与练习

一、单项选择题

1. 属于等渗电解质溶液的是：

　　A. 5%葡萄糖　　B. 11.2%乳酸钠　　C. 10%葡萄糖　　D. 复方氯化钠

2. 患者，34岁，急性胃肠炎补液中，护士发现患者注射处局部肿胀，挤压无回血，主诉有疼痛感。患者发生了什么情况：

　　A. 静脉痉挛　　　　　　　　　B. 针头阻塞

　　C. 针头紧贴血管壁　　　　　　D. 针头滑出血管外

3. 患者，34岁，急性胃肠炎补液中，护士发现患者注射处局部肿胀，挤压无回血，主诉有疼痛感。应该如何处理：

　　A. 重新穿刺　　B. 热敷局部血管　　C. 提高输液瓶　　D. 调整针头方向

4. 患者，女性，56岁，自觉头晕、恶心到社区医院就诊，医嘱给予20%的甘露醇125ml脱水治疗。在输液的过程中因静脉痉挛导致输液滴速不畅。护士的处理方法正确的是：

　　A. 加快滴速　　B. 降低输液瓶　　C. 调整肢体位置　　D. 热敷局部血管

5. 患者，男性，20岁，休克。测中心静脉压0.196($2cmH_2O$)，血压80/60mmHg，心率110次/分，尿量10ml/h。为增加胶体渗透压及循环血量可选用的溶液是：

　　A. 低分子右旋糖酐　　　　　　B. 复方氯化钠溶液

　　C. 5%葡萄糖盐水　　　　　　　D. 中分子右旋糖酐

6. 输液速度过快，短时间内输入过多液体可能引起什么症状：

　　A. 突然胸闷、呼吸困难、咳大量泡沫痰

　　B. 频繁早搏

　　C. 穿刺部位红肿热痛、条索状红线

　　D. 血压升高

7. 静脉输液发生空气栓塞应立即让患者采取什么卧位：

　　A. 直立位　　B. 垂头仰卧位　　C. 左侧卧位　　D. 右侧卧位

8. 2000毫升液体要求10小时匀速输完，输液器的点滴系数是15滴/毫升，每分钟的滴速应是：

　　A. 30滴/分　　B. 40滴/分　　C. 50滴/分　　D. 55滴/分

9. 静脉输液发生空气栓塞时，造成患者死亡的原因是空气阻塞了：

　　A. 腔静脉入口　　B. 下腔静脉入口　　C. 肺动脉入口　　D. 肺静脉入口

10. 大量输入库存血后容易出现：

　　A. 碱中毒和低血钾　　　　　　B. 碱中毒和高血钾

　　C. 酸中毒和低血钾　　　　　　D. 酸中毒和高血钾

11. 输入下列哪种溶液时速度宜慢：

　　A. 低分子右旋糖酐　　　　　　B. 5%葡萄糖溶液

　　C. 升压药　　　　　　　　　　D. 抗生素

12. 发生溶血反应时，护士首先应：

　　A. 停止输血，保留余血

　　B. 通知医生和家属，安慰患者

　　C. 热敷腰部，静脉注射碳酸氢钠

　　D. 控制感染，纠正水电质紊乱

13. 白血病患者最适宜输：

　　A. 血细胞　　　B. 新鲜血　　　C. 库存血　　　D. 血浆

14. 从静脉注射部位沿静脉走向出现条索状红线、肿痛等症状时宜：

　　A. 适当活动患肢　　　　　　　B. 降低患肢并用硫酸镁湿敷

　　C. 抬高患肢并用硫酸镁湿敷　　D. 生理盐水热敷

15. 输血时发生溶血反应的最主要原因是：

　　A. 血液加热　　B. 细菌污染　　C. 血液储存过久　D. 输入异型血

16. 输血前后及两袋血之间应加入的药物是：

　　A. 5%葡萄糖　　B. 5%葡萄糖盐水　C. 0.9%氯化钠　　D. 复方氯化钠

17. 输血前准备工作错误的是：

　　A. 做好血型鉴定和交叉配血实验

　　B. 需要两人核对

　　C. 取血禁止剧烈震荡

　　D. 冬季库存血应先加温

18. 在输血过程中错误的是：

　　A. 可以在血液中加入抗生素

　　B. 输血前仔细两人核对

　　C. 输血前后用生理盐水冲洗输血管道

　　D. 输血后血袋保留 2 小时

19. 输血引起过敏反应，不包括：

　　A. 局部或全身荨麻疹　　　　　B. 支气管痉挛

　　C. 过敏性休克　　　　　　　　D. 发热

20. 患者，男，65 岁。因胃出血输血时出现发热反应，下列不正确的护理措施是：

　　A. 密切观察病情变化　　　　　B. 症状严重，即停输血

　　C. 畏寒时注意保暖　　　　　　D. 症状严重，可继续输血，密切观察

二、多项选择题

1. 与输液发热反应有关的症状是：

　　A. 寒战　　　　B. 呕吐、头痛　　C. 高热　　　　D. 咳嗽、呼吸困难

　　E. 眩晕、血压低

2. 下列哪些属于输液反应：

  A. 发热反应 B. 过敏反应   C. 心脏负荷过重 D. 出血倾向

  E. 静脉炎

3. 关于静脉炎正确的是：

  A. 沿静脉走向出现条索状红线

  B. 局部红、肿、热、痛

  C. 由于长期输注高浓度、刺激性药物引起

  D. 可输液过程中无菌技术不严格引起

  E. 有时伴畏寒、发热等全身症状

4. 下列哪种液体属于胶体溶液：

  A. 5%碳酸氢钠 B. 白蛋白   C. 20%甘露醇 D. 右旋糖酐

  E. 水解蛋白

5. 哪些患者输液速度宜慢：

  A. 老人   B. 心脏患者   C. 烧伤患者   D. 脾破裂休克患者

  E. 小儿

三、思考题

1. 输液的目的是什么？

2. 临床补液的基本原则是什么？

3. 出现输液反应，护理措施有哪些？

4. 输血的目的及适应证是什么？

（裴先波）

第十八章 标本采集

学习目标

识记： 1. 陈述标本采集的基本原则。

2. 描述血液标本、尿标本、粪便标本、痰标本和咽拭子标本采集的注意事项。

3. 说出留取 24 小时尿标本常用防腐剂的名称、作用及用法。

理解： 1. 理解标本采集的意义。

2. 比较动脉采血和静脉采血的目的、方法和标本容器选择的不同之处。

应用： 熟练为病人进行各种标本的采集，方法正确、操作规范。

第一节 科学知识基础

标本采集（specimens collection）是指采集患者少许的血液、排泄物、分泌物、呕吐物、体液和脱落细胞等样本，通过物理、化学或生物学的实验室技术和方法进行检验，作为判断患者有无异常存在的依据。标本对协助临床明确疾病的诊断、病情观察和预后的判断等均有一定的价值。而正确的检验结果与正确地采集标本关系密切，护士应掌握标本采集的正确方法，并将标本及时送检和妥善保管，这是保证标本检验质量的一个重要环节。

一、标本采集的意义

在临床护理工作中，经常要采集病人的排泄物、分泌物、呕吐物、血液、体液等标本送验，以获得能够反映机体功能状态、病理变化或病因等的客观资料，再结合其他临床资料进行综合分析。随着现代医学科学技术的不断发展，越来越多的诊断方法运用到临床实践，但是各种标本的检验仍是基本的诊断方法之一。标本采集的意义有：①协助疾病诊断；②推测疾病进展；③制定防治措施；④观察病情变化。因此，护士掌握标本采集的基本知识和技能，掌握正确的标本采集方法极为重要。

二、标本采集的原则

(一)遵照医嘱

严格按照医嘱采集各种标本。护士应认真查对医生填写的申请单,如对申请单有疑问,应及时核实,核实无误方可执行。

(二)充分准备

(1)明确标本收集的相关事宜。采集标本前,护士应明确检验项目、检验目的、采集标本量、采集方法及注意事项。

(2)病人的准备。采集标本前,应向病人说明检验项目的有关事宜,以消除病人顾虑,取得病人配合。

(3)物品准备。根据采集标本的种类及容量选择适当的标本容器,在容器外面贴上标签,标明科别、床号、姓名、性别、住院号、检验目的及送验日期等。

(4)护士自身准备。护士操作前,应修剪指甲、洗手,戴口罩、帽子和手套,必要时穿隔离衣。

(三)严格查对

查对是保证标本无误的重要环节之一。采集标本前、后及送验前均应仔细逐项核对检验单,以防发生差错。

(四)正确采集

必须掌握正确的采集方法,如做妊娠试验要留晨尿。因晨尿内绒毛膜促性腺激素的含量高,容易获得阳性结果。采集细菌培养标本,须放入无菌容器内,事先检查容器有无裂缝,瓶塞是否干燥,培养基是否足够,有无混浊、变质等。采集时,应严格执行无菌操作,不可混入防腐剂、消毒剂及其他药物,以免影响检验结果。培养标本应在病人使用抗菌药物之前采集,如已用药,则应在检验单上注明。

(五)及时送检

采集标本均应按照规定做到:及时采集,标本要新鲜,量要准确,按时送验。不应放置过久,以免影响检验结果,特殊标本要注明采集时间。

第二节　基本护理技术

一、血液标本的采集

(一)毛细血管采血法

常用于血常规检查,成人常用手指或耳垂采血。

(二)静脉血标本采集法

静脉血标本采集(intravenous blood sampling)是自静脉抽取静脉血标本的方法。常用的静脉包括四肢浅静脉、颈外静脉和股静脉。

1. 目的

(1)全血标本：测定血沉、血常规及血液中某些物质的含量等。

(2)血清标本：测定肝功能、血清酶、脂类、电解质等。

(3)血培养标本：培养检测血液中的病原菌。

2. 操作程序(表18-1)

表18-1

评估患者	1. 评估患者的病情、治疗情况、意识、肢体活动能力等 2. 了解患者是否按照要求进行采血前准备，是否空腹、有无运动饮酒、茶或咖啡等 3. 评估患者有无情绪变化如检验前焦虑、紧张等 4. 静脉充盈度及管壁弹性，穿刺部位皮肤情况等
实施要点	1. 仪表：着装整洁，修剪指甲 2. 操作用物：评估盘：采血单、止血带；采血盘：0.5%碘伏、棉签、止血带、胶布、一次性手套、一次性治疗巾、弯盘、采血单、真空采血试管、采血针头 3. 操作步骤 (1)核对医嘱，准备用物 (2)核对患者床号、姓名，解释并评估患者 (3)洗手，戴口罩，备胶布 (4)携用物至患者床旁，核对患者床号，姓名及采血单、采血试管，检查采血针头有效期等，协助患者取舒适体位 (5)铺一次性治疗巾，选择合适的穿刺部位(上肢常用贵要静脉、肘正中静脉、头静脉、腕部及手背静脉；下肢常用大隐静脉、小隐静脉及足背静脉；婴幼儿多选用颈外静脉和位于股三角区，在股神经和股动脉内测的股静脉) (6)在穿刺点上方6cm处扎止血带，常规消毒皮肤，直径在5cm以上，待干 (7)戴手套，再次核对后嘱病人握拳，行静脉穿刺。成功后胶布固定，采集适量血液后松止血带、松拳，拔针按压止血，并按要求正确处理血标本 (8)取回止血带，撤去治疗巾，脱下手套。再次核对，在采血单上注明采血时间并签名 (9)协助患者取舒适卧位，询问需要并将呼叫器置于患者可及的位置 (10)随时观察病情变化 (11)处理用物 (12)洗手，取下口罩，记录 (13)及时送血标本
指导患者	1. 按照检验的要求，指导患者采血前做好准备 2. 采血后，指导患者采取正确按压方法
注意事项	1. 严格执行查对制度和无菌操作制度 2. 采集标本的方法、采血量和时间要准确 3. 肘部采血时不要拍打患者前臂，止血带结扎的时间以1分钟为宜 4. 严禁在输液、输血的针头处抽取血标本 5. 真空管采血时，不可先将真空采血管与采血针头相连 6. 需要抗凝的血标本，应将血液与抗凝剂混匀

(三) 动脉血标本采集法

动脉血标本采集(arterial blood sampling)是自动脉抽取动脉血标本的方法。常用动脉有股动脉和桡动脉。

(1)目的：采集动脉血标本，作血液气体分析。

(2)操作程序，见表18-2。

表18-2

评估患者	1. 评估患者的病情、治疗情况、意识、肢体活动能力等 2. 了解患者对动脉血标本采集的认识和合作程度 3. 评估患者局部皮肤及血管情况 4. 用氧或呼吸机使用情况
实施要点	1. 仪表：着装整洁，修剪指甲 2. 操作用物：治疗盘 (1)小盘：治疗巾一块、肝素稀释液(1ml 内含 1mg 肝素钠)、肝素冲洗过 2ml 或 5ml 注射器 1 付；另备 2ml 或 5ml 注射器 1 副或动脉血气针 (2)大盘：0.5%碘伏消毒液 1 瓶、棉签 1 包、橡皮塞子 1 只、无菌手套 1 双、静脉敷贴 2 张、注射用小垫枕 3. 操作步骤 (1)核对医嘱及患者姓名、床号、住院号、检验项目 (2)向病人解释，评估患者情况，选择适宜血管及穿刺部位 (3)洗手，戴口罩，准备用物 (4)携用物至患者床前，再次核对患者姓名、床号，向患者解释采血目的及配合事宜 (5)选定合适穿刺部位，首选桡动脉，其次可选股动脉。选桡动脉穿刺，应先做 Allen 试验。必要时在穿刺部位下放置小垫枕 (6)消毒 ①皮肤消毒，穿刺点周围直径 5cm 以上，作圆形由内至外消毒 ②操作者左手食指及中指消毒 (7)消毒后左手食、中指在动脉搏动最明显处定位，并轻轻按压 (8)再次消毒穿刺点 (9)右手持针，进针点离左手食指 0.5cm 处 (10)以 45°~90°角进行穿刺，缓慢进针，注意回血并判断是否动脉血(色较鲜红，并可自动回退针芯) (11)见动脉血后取 1ml 血量，以干棉签按压穿刺点上方，迅速拔出针头后，请人压迫穿刺部位，操作者即刻封住针孔，并摇动针管(确定针筒内无气泡，若有气泡即刻排出) (12)穿刺部位压迫止血 3~5 分钟后，贴上敷贴，继续观察。必要时沙袋局部加压 (13)在化验单上注明采血时病人的体温及是否吸氧，采血时间，随同标本送检 (14)安置病人，向患者说明注意事项，整理用物
指导患者	1. 按照检验的要求，指导患者采血前做好准备 2. 采血后，指导患者采取正确按压方法
注意事项	1. 严格执行查对制度和无菌操作原则 2. 穿刺点定位要准确，避免伤及静脉血管和神经 3. 穿刺部位压迫时间要足够。观察穿刺点，确认无出血方可离开 4. 血气分析标本必须与空气隔绝，立即送检 5. 有出血倾向者慎用动脉穿刺法采集动脉血标本 6. 送检单上要注明当时吸氧状况、体温、采血时间

二、痰标本的采集

1. 目的

（1）常规痰标本：检查痰液中的细菌、虫卵或癌细胞等。

（2）痰培养标本：检查痰液中的致病菌，为选择抗生素提供依据。

（3）24 小时痰标本：检查 24 小时的痰量，并观察痰液的性状，协助诊断或作浓集结核杆菌检查。

2. 操作程序（表 18-3）

表 18-3

评估患者	1. 询问、了解患者身体状况、心理状态及合作程度，评估病人能否自行咳嗽咳痰 2. 观察患者口腔黏膜有无异常和咽部情况，向病人解释，取得病人合作
实施要点	1. 仪表：着装整洁，修剪指甲 2. 操作用物：治疗盘、痰液收集器（常规标本：痰盒；痰培养标本：无菌痰盒、漱口液；24 小时痰标本：广口大容量痰盒）、化验单、一次性无菌手套、温开水、纱布、手电筒、治疗巾、胶水或胶布、弯盘 3. 操作步骤 （1）核对医嘱，准备用物 （2）核对患者床号、姓名，评估患者 （3）洗手、戴口罩 （4）携用物至病人床旁，再次核对 （5）协助患者清洁口腔，取合适体位 （6）取治疗巾置于患者颌下 （7）采集痰标本 ①能自行留痰者：戴手套。嘱病人用温开水漱口，观察有无食物残渣，帮助患者拍背，嘱患者深呼吸数次后用力咳出气管深处的痰液于痰液收集器内，盖好瓶盖 ②人工辅助呼吸者：戴无菌手套，将痰液收集器连接在负压吸引器上，打开吸引器开关，将导管插入咽喉深部，留取痰液标本 5～10ml 后加盖 ③24 小时痰液标本：时间为晨起漱口后第一口痰起至次晨漱口后第一口痰 （8）再次核对，将化验单副联贴于痰液收集器上，注明留取时间 （9）用纱布擦净患者口唇，脱手套 （10）整理床单位，协助患者取舒适体位，询问患者需要 （11）洗手，取口罩 （12）记录 （13）按要求将痰标本送检
指导患者	1. 告知患者检查目的、采集方法、采集时间 2. 指导患者正确留取痰标本，告知患者留取痰液前要先漱口，然后深吸气，用力咳出第一口痰，留于容器中 3. 告知患者不可将唾液、漱口水、鼻涕等混入痰中

注意事项	1. 采集过程中要注意根据检查目的选择正确的容器
	2. 收集痰液时间宜选择在清晨，不可将唾液、漱口水、鼻涕等混入痰液中
	3. 患者做痰培养及痰找瘤细胞检查时，应及时送检。查癌细胞，应用10%甲醛溶液或95%乙醇溶液固定痰液后立即送验
	4. 留取24小时痰液时，要注明起止时间。作24小时痰量和分层检查时，应嘱患者将痰吐在无色广口瓶内，需要时可加少许石炭酸以防腐

三、咽拭子标本采集

（1）目的：取咽部及扁桃体分泌物做细菌培养或病毒分离，以协助诊断。

（2）操作程序，见表18-4。

表18-4

评估患者	1. 了解患者病情、口腔黏膜和咽部感染情况
	2. 向患者解释，取得配合
实施要点	1. 仪表：着装整洁，修剪指甲
	2. 操作用物：治疗盘、无菌试管、酒精灯、打火机、化验单、无菌手套1双、温开水、手电筒、治疗巾、胶水、弯盘
	3. 操作步骤
	(1)核对医嘱，准备用物
	(2)核对患者床号、姓名，评估患者
	(3)洗手，戴口罩
	(4)携用物至病人床旁，再次核对
	(5)协助患者清洁口腔，取合适体位
	(6)取治疗巾置于患者颌下
	(7)然后让患者张口发"啊"音，必要时使用压舌板
	(8)戴无菌手套，用无菌棉签沾取适量无菌生理盐水轻柔、迅速地擦拭腭弓、咽及扁桃体两侧
	(9)无菌试管口在酒精灯火焰外焰上消毒
	(10)将沾有标本的棉签迅速插入无菌试管中，将手接触到的棉签部分折断，用酒精灯火焰外焰消毒管口，塞紧瓶塞
	(11)再次核对，将化验单副联贴于无菌试管上，注明标本留取时间
	(12)脱手套，整理床单位，询问患者需要
	(13)洗手，取口罩
	(14)在护理记录单上记录
	(15)及时送检
指导患者	1. 告知患者检查目的、采集方法、采集时间
	2. 指导患者正确留取咽拭子标本，告知患者留取咽拭子标本前用温水漱口

续表

注意事项	1. 操作过程中，应注意瓶口消毒，保持容器无菌，避免交叉感染 2. 做真菌培养时，须在口腔溃疡面上采集分泌物 3. 注意棉签不要触及其他部位，防止污染标本，影响检验结果 4. 避免在进食后 2 小时内留取标本，以防呕吐

四、尿液标本的采集

(一)尿常规标本

(1)目的：检查尿液的色泽、透明度、比重、尿量、尿蛋白、尿糖定性、细胞和管型等。

(2)注意事项：

①嘱病人留取翌日晨第一次尿液约 100ml 于标本瓶内。由于晨尿浓度较高，且不受饮食的影响，检验结果更具参考意义。

②留取尿标本时，不可将粪便混于尿液中，以防粪便中的微生物使尿液变质。

③昏迷或尿潴留病人可导尿留取标本，男病人也可用塑料袋固定接尿。女病人在月经期不宜留取尿标本。

(二)尿培养标本

(1)目的：取未被污染的尿液作细菌培养或细菌敏感实验，以了解病情，明确诊断。

(2)注意事项：

①严格无菌操作以免污染尿液。采集中段尿时，应在膀胱充盈的情况下进行。

②尿内勿混入消毒液，以免产生抑菌作用而影响检验结果。

(三)留 12 小时或 24 小时尿标本

(1)目的：用于各种尿生化检查和尿浓缩查结核杆菌等。

(2)注意事项：

①留取 12 小时或 24 小时尿标本，集尿瓶应放在阴凉处，根据检验项目要求在瓶内加防腐剂，防腐剂应在患者留尿后加入。常用防腐剂的用法见表 18-5。

②按照医嘱在规定时间内留取，不可多余或少于 12 小时或 24 小时，以得到正确的检验结果。

表 18-5　　　　　常用防腐剂的用法

名称	作用	临床应用
40%甲醛	防腐和固定尿中有机成分，抑制细菌生长	艾迪氏计数 100ml 尿中加 0.5ml

名称	作用	临床应用
甲苯	保持尿液的化学成分不变，形成一薄膜覆盖尿液表面，防止细菌污染	尿蛋白定量、尿糖定性加入数滴，测定尿中钾、钠、氯、肌、酐、肌酸等须加入 10ml
浓盐酸	使尿液在酸性环境中，防止尿中激素被氧化	内分泌系统的检查，如 17-羟类固醇与 17-酮类固醇等，检查 24 小时尿中加 5~10ml

五、粪便标本采集法

(一)粪便常规标本

(1)目的：检查粪便颜色、性状、有无脓血、寄生虫卵等。

(2)注意事项：

①交代病人清晨留取标本，用竹签取 5g 大便(似蚕豆大小)，放入蜡纸盒中送验。

②重病人由护士协助留取，如为腹泻病人，应取脓、血、黏液等异常部分；如为水样便，可盛于大口玻璃瓶中送验。

(二)粪便培养标本

(1)目的：取粪便标本作细菌培养。

(2)注意事项：

①用消毒棉签采取粪便的异常部分放入无菌培养瓶内，盖好送验。

②尽量多处取标本，以提高检验的阳性率。

(三)寄生虫及虫卵标本

(1)目的：检查寄生虫数、浓缩集卵。

(2)注意事项：

①检查寄生虫卵的粪便标本：应从粪便几个不同带血及黏液部分采集 5~10g 送验；查蛲虫卵，应在午夜或清晨用无菌棉签蘸生理盐水，自肛门周围皱襞处拭取，然后插入试管内，塞好管口送验。

②检查阿米巴原虫的粪便标本：收集标本前，应先将便器加温后再排便，便后连同便盆立即送验(因阿米巴原虫排出体外后因温度突然改变失去活力，不易查到)。

③查寄生虫体：病人服驱虫药后，应将大便排于清洁便盆中留取整份粪便，检查蛔虫、钩虫、蛲虫的数目。

(四)隐血标本

(1)目的：检查粪便内肉眼不能察见的微量血液。

(2)注意事项：

①嘱病人在检查前三天内禁食肉类、肝类、血类、叶绿素类饮食及含铁剂药物，避免出现假阳性；

②检查前，请患者排空膀胱，避免排便时尿液排出，以免大小便混合，影响检查结果。

第三节　案例学习

慢性支气管炎急性发作

学习目标

1. 能正确为患者进行标本的采集，操作规范。
2. 能正确对患者及家属进行健康教育。

课前准备

1. 复习呼吸系统解剖生理知识和氧和的基本理论知识。
2. 了解慢性支气管炎急性发作的原因及临床表现。

案例内容

张某，男，70 岁，因"反复咳嗽、咳痰 20 年，活动后气短 5 年，加重一周"入院。患者每年冬季发作，多为白色黏痰，每年持续 3 个月，近 1 周感冒后再次出现咳嗽、咳痰，痰色黄，痰量较前增多，伴有低热和活动后呼吸困难。吸烟史 1~2 包/月。查体：两肺呼吸音粗，两肺可闻及散在的干、湿罗音，心率 114 次/分，心律齐，呼吸 28 次/分，血压 150/90mmHg。

作为他的责任护士，请问应为该患者留取何种标本以协助检查，明确诊断？

关键点

1. 正确实施血常规、血气分析、痰培养标本的采集。
2. 正确指导患者进行排痰，使患者感觉舒适。

小　结

标本对协助临床明确疾病的诊断、病情观察和预后的判断等均有重要的意义。掌握标本采集的基本原则和方法，将标本及时送检和妥善保管，并熟练掌握血液标本、尿标本、粪便标本、痰标本和咽拭子标本的采集目的及注意事项，以保证检验结果不受影响是护理工作的重要责任。

思考与练习

一、单项选择题

1. 张某，白血病患者，化疗过程中因口腔溃烂需做咽拭子培养，采集标本部位不应选择：

    A. 口腔溃疡面　B. 左侧腭弓　　　C. 右侧腭弓　　　D. 咽部

2. 为病人进行咽拭子标本采集时，护士准备的用物中哪项是必要时用：

    A. 咽拭子培养管B. 压舌板　　　C. 酒精灯　　　　D. 检验单

3. 咽拭子标本采集中，取完分泌物的棉签应如何放置：

    A. 放置 1~2 天后送检　　　　　B. 放置 1~2 小时后送检

    C. 立即放入试管，塞紧，送检　D. 放入指定溶液内送检

4. 采集血清标本时，下列哪项操作不正确：

    A. 容器中应有抗凝剂　　　　　B. 放入清洁干燥的容器

    C. 避免过度振动　　　　　　　D. 应用干燥注射器抽血

5. 常规痰标本采集，不包括下列哪项：

    A. 晨起漱口后采集　　　　　　B. 用力咳出气管深处痰液

    C. 盛于清洁容器内　　　　　　D. 留置 24 小时送检

6. 陈某，女，50 岁，外伤后，昏迷伴尿路感染，医嘱尿培养+药敏试验，留取尿标本的方法是：

    A. 导尿术　　　B. 留取中段尿　　C. 嘱患者留晨尿　D. 收集 24 小时尿

7. 测定尿蛋白定量应加入的防腐剂是：

    A. 浓硫酸　　　　B. 甲醛　　　　　C. 甲苯　　　　　D. 浓盐酸

8. 做尿妊娠试验时，需留何时的尿可获得阳性结果：

    A. 晨尿　　　　　B. 12 小时尿　　　C. 24 小时尿　　　D. 48 小时尿

9. 留取 24 小时尿检验 17-酮类固醇，需加防腐剂为：

    A. 浓盐酸　　　　B. 甲醛　　　　　C. 甲苯　　　　　D. 福尔马林

10. 留取粪便标本用于寄生虫检查时，下列哪项不正确：

    A. 请病人排空膀胱　　　　　　B. 将便盆加温

    C. 立即送检　　　　　　　　　D. 留取不同部位带血或黏液部分 5~10 克

二、复习思考题

1. 采集标本的原则是什么？

2. 陈述采集全血、血清、血培养标时应注意的事项。

3. 如何采集尿常规、12 小时、24 小时的尿标本？

（张　青）

第十九章　冷、热疗法

学习目标

识记：1. 描述冷、热疗法的生理效应和继发效应。
　　　2. 陈述影响冷、热疗效果的因素。
理解：1. 理解冷疗法和热疗法的禁忌。
　　　2. 比较各种冷疗法、热疗法的目的和方法。
应用：运用所学知识，正确选择并实施冷、热疗法，操作规范、正确，关心病人。

　　冷、热疗法是通过用冷或热作用于人体的局部或全身，以达到止血、镇痛、消炎、降温和增进舒适的作用，是临床上常用的物理治疗方法。护士应了解冷、热疗法的效应，掌握正确的使用方法，给患者进行健康教育，观察患者的反应，并对治疗效果进行及时的评价，以达到促进疗效、减少损伤发生并确保冷热疗法的安全性。

第一节　科学知识基础

一、冷、热疗法的概念

　　人体皮肤分布着多种感受器，能产生各种感觉，如冷觉感受器、温觉感受器和痛觉感受器等。冷觉感受器位于真皮上层，温觉感受器位于真皮下层。冷觉感受器比较集中于躯干上部和四肢，数量较温觉感受器多4～10倍，因此，机体对冷刺激的反应比热刺激敏感。当温觉感受器及冷觉感受器受到强烈刺激时，痛觉感受器也会兴奋，使机体产生疼痛。当皮肤感受器感受温度或疼痛刺激后，神经末梢发出冲动，经过传入神经纤维传到大脑皮层感觉中枢，感觉中枢对冲动进行识别，再通过传出神经纤维发出指令，机体产生运动。当刺激强烈时，神经冲动可不经过大脑，只通过脊髓反射使整个反射过程更迅速，以免机体受损。

　　冷疗法和热疗法是利用低于或高于人体温度的物质作用于体表皮肤，通过神经传导引起皮肤和内脏器官血管的收缩或舒张，从而改变机体各系统体液循环和新陈代谢，达到治疗目的的方法。

二、冷、热疗法的效应

冷、热疗法虽然是作用于皮肤表面，但会使机体产生局部或全身的反应，包括生理效应、感受器的适应及继发效应。

(一)生理效应

冷、热疗法的应用使机体产生不同的生理效应(表 19-1)。

表 19-1 机体对冷热的生理效应

热疗法	冷疗法
血管舒张	血管收缩
增加局部组织的血流，增加氧气、营养物质的供给，促进代谢物质的清除	减少局部血流，减少氧气、营养物质的供给，减少代谢物质的清除
提高毛细血管渗透性	降低毛细血管渗透性
促进细胞代谢	减缓细胞代谢
升高机体和组织温度	降低机体和组织温度
促进炎症和化脓	减缓细菌的生长，减轻炎症反应
增加淋巴回流	减少淋巴回流
增加白细胞的数量和活力	降低白细胞的数量和活力
降低血液黏滞性	增加血液黏滞性
缓解肌肉痉挛	缓解肌肉痉挛
促进神经冲动的传导	减缓神经冲动的传导
降低关节腔滑液的黏滞性	

(二)感受器的适应

当冷热感受器受到外界温度的突然变化时，起初会发生很强烈的刺激反应，但在几秒钟内反应很快减弱，并在半小时或更长一些时间内反应逐步消失并适应新的温度，这种现象称为感受器的适应。有时感受器的适应会导致严重的后果，例如，若患者对冷热刺激不太敏感，那么，用热时增加温度或用冷时降低温度就可能造成组织损伤。

(三)继发效应

用冷或用热超过一定时间、产生与生理效应相反的作用，这种现象称为继发效应。如热疗可使血管扩张，但持续用热30~45分钟后，则血管收缩；同样，持续用冷30~60分钟后，则血管扩张，这是机体避免长时间用冷或用热造成对组织的损伤而引起的防御反应。因此，冷、热治疗一般以 20~30 分钟为宜，如需反复使用，中间需间隔 1 小时的时间。

三、冷、热疗法效果的影响因素

(一)部位

皮肤的不同层次对冷、热反应不同，皮肤浅层，冷觉感受器较温觉感受器浅表且数量也多，故浅层皮肤对冷较敏感。不同厚度的皮肤对冷、热反应的效果也不同，皮肤较厚的区域，如脚、手，对冷、热的耐受性大，冷、热疗法效果比较差；而皮肤较薄的区域，如前臂内侧、颈部，对冷、热的敏感性强，冷、热疗法效果比较好。

(二)面积及个体耐受性

冷、热应用面积越大，冷、热疗法的效果就越强，反之则越弱。使用面积越大，患者的耐受性越差，且会引起全身反应，如大面积热疗法，导致广泛性周围血管扩张，血压下降，若血压急剧下降，患者容易发生晕厥；而大面积冷疗法，导致血管收缩，并且周围皮肤的血液分流至内脏血管，使患者血压升高。因此，使用冷、热疗法时需注意严密观察机体的反应。

(三)使用冷、热的时间

在一定时间内冷、热效应随着时间的增加而增强，以达到最大的治疗效果。如果时间过长，会产生继发效应而抵消治疗效应，甚至还可引起不良反应，如疼痛、皮肤苍白、冻伤、烫伤等。

(四)机体及环境温度

冷、热疗法的温度与机体治疗前体表的温度相差越大，机体对冷、热刺激的反应越强，反之则越小。环境温度高于或等于身体温度时用热，传导散热被抑制，热效应会增强；而在干燥的冷环境中用冷，散热会增加，冷效应会增强。

(五)给予冷、热方式

冷、热疗法分为干法和湿法。以热疗为例，将湿法和干法进行比较，湿热法具有穿透力强(因为水是一种良好的导体，其传导能力及渗透力比空气强)，不易使患者皮肤干燥，体液丢失较少且患者的主观感觉较好等特点，而干热法则具有保温时间较长，不会浸软皮肤，烫伤危险性较小及患者更易耐受等特点。

(六)个体差异

年龄、性别、身体状况等影响冷、热治疗的效果。婴幼儿由于神经系统发育尚未成熟，对冷、热刺激的耐受性较低；老年人由于感觉功能减退，对冷、热刺激的敏感性降低，反应比较迟钝。女性比男性对冷、热刺激更为敏感。昏迷、血液循环障碍、血管硬化、感觉迟钝等患者，其对冷、热的敏感性降低，尤要注意防止烫伤与冻伤。

第二节　基本护理技术

一、冷疗法

(一)概述

局部冷疗法包括冰袋、冰囊、冰帽、冰槽、冷湿敷法和化学致冷袋等；全身冷疗法包括温水擦浴、乙醇拭浴。

(二)作用

1. 减轻疼痛

冷疗可抑制细胞的活动，减慢神经冲动的传导，降低神经末梢的敏感性而减轻疼痛；同时，冷疗使血管收缩，毛细血管的通透性降低，渗出减少，从而减轻由于组织肿胀压迫神经末梢所引起的疼痛。适用于急性损伤初期、牙痛、烫伤等。

2. 降低体温

冷直接与皮肤接触，通过传导与蒸发的物理作用，使体温降低。适用于高热、中暑。

3. 减轻局部充血或出血

冷疗可使局部血管收缩，毛细血管通透性降低，减轻局部充血；同时，冷疗还可使血流减慢，血液的黏稠度增加，有利于血液凝固而控制出血。适用于局部软组织损伤的初期、扁桃体摘除术后、鼻出血等。

4. 控制炎症扩散

冷疗可使局部血管收缩，血流减少，细胞的新陈代谢和细菌的活力降低，从而限制炎症的扩散。适用于炎症早期。

(三)禁忌

(1)组织损伤、破裂或有开放性伤口处。因冷疗可降低血液循环，增加组织损伤，且影响伤口愈合，尤其是大范围组织损伤，应禁止用冷。

(2)局部血液循环不良。冷疗会进一步减少局部组织的血供，造成组织变性、坏死。

(3)慢性炎症或深部化脓病灶。冷疗使局部血流减少，妨碍炎症的吸收。

(4)慎用冷疗法的情况。如昏迷、感觉异常、年老体弱者、婴幼儿、关节疼痛，心脏病、哺乳期产妇胀奶等应慎用冷疗法。

(5)冷疗的禁忌部位：①枕后、耳廓、阴囊：易冻伤；②心前区：用冷可导致反射性心率减慢和心律失常；③腹部：易引起腹痛、腹泻；④足底：用冷可导致反射性或一过性冠状动脉收缩。

(四)操作程序

冰袋、冰帽的使用操作程序见表19-2。

表 19-2   **冰袋、冰帽的使用**

评估内容	患者意识、年龄、病情、体温、局部皮肤情况、活动能力、合作状况
实施要点	1. 仪表：着装整洁规范，修剪指甲，洗手、戴口罩 2. 用物准备：冰袋、布袋（或冰帽布套）、保护套、手消毒液 3. 操作步骤 （1）将冰袋装入布套（或冰帽布套） （2）洗手、戴口罩；携用物至患者床旁，核对患者床号、姓名 （3）放置位置：高热降温置冰袋于前额、头顶部和体表大血管流经处（颈部两侧、腋窝、腹股沟等）；扁桃体摘除术后将冰袋置于颈前颌下；头部降温使用冰帽后颈部、双耳廓保护套；止血、镇痛、消炎时将冰袋放于可实施冷疗的部位。放置时间不超过30分钟 （4）观察效果与反应 （5）操作后处理撤去治疗用物，协助患者取舒适体位，整理床单位，对用物进行处理 （6）洗手、记录用冷的部位、时间、效果、反应
指导患者	1. 向患者及家属解释使用冰袋、冰帽的目的、作用、方法 2. 向患者及家属说明使用冰袋、冰帽的注意事项及治疗效果
注意事项	1. 随时观察是否夹紧，保持布袋干燥 2. 观察用冷部位局部情况及皮肤色泽，防止冻伤。倾听患者主诉，有异常立即停止用冷 3. 如为了降温，冰袋使用后30分钟需测体温，当体温降至39℃以下时，应取下冰袋，并在体温单上做好记录 4. 冰袋使用不超过30分钟，及时观察效果与反应，局部皮肤发紫，麻木感立即停止用冷；使用冰帽维持肛温在33℃左右，不低于30℃，具体使用时间遵医嘱

二、其他冷疗法

1. 冰毯机

医用冰毯全身降温仪，简称冰毯机，可分为单纯降温法和亚低温治疗法两种。前者用于高热患者降温，后者用于重型颅脑损伤患者。冰毯机是利用半导体制冷原理，将水箱内蒸馏水冷却后通过主机与冰毯内的水进行循环交换，促进与毯面接触的皮肤进行散热，达到降温目的。冰毯机使用过程中应注意监测肛温、传感器是否固定在肛门内、水槽内水量是否足够等。

2. 化学致冷袋

化学致冷袋可代替冰袋，维持时间 2 小时，具有方便、实用的特点。化学致冷袋有两种：一种是一次性的，在使用过程中，需观察有无破损、漏液现象，如有异常，需立即更换，以防损伤皮肤。另一种可反复使用，又称超级冷袋。它是内装凝胶或其他冰冻介质的冷袋，将其放人冰箱内 4 小时，其内容物由凝胶状态变为固态，使用时取出，在常温下吸热，又由固态变为凝胶状态（可逆过程），使用后，冷袋外壁用消毒液擦拭，置冰箱内，可再次使用。

三、热疗法

(一)概述

局部热疗法包括热水袋、烤灯、热湿敷及热水坐浴等。

(二)作用

1. 减轻疼痛

热疗可降低痛觉神经兴奋性，又可改善血液循环，加速致痛物质排出和炎性渗出物吸收，解除对神经末梢的刺激和压迫，因而可减轻疼痛。热疗还可使肌肉松弛，增强结缔组织伸展性，增加关节的活动范围，减轻肌肉痉挛、僵硬，关节强直所致的疼痛。适用于肾绞痛、腰肌劳损、胃肠痉挛等患者。

2. 促进炎症的消散和局限

热疗使局部血管扩张，血液循环速度加快，促进组织中毒素、废物的排出；同时，血量增多，白细胞数量增多，吞噬能力增强和新陈代谢增加，使机体局部或全身的抵抗力和修复力增强。一般炎症早期用热，可促进炎性渗出物吸收与消散；炎症后期用热，可促进白细胞释放蛋白溶解酶，使炎症局限。适用于眼睑炎、乳腺炎等患者。

3. 减轻深部组织的充血

热疗使皮肤血管扩张，使平时大量呈闭锁状态的动静脉吻合支开放，皮肤血流量增多。由于全身循环血量的重新分布，减轻深部组织的充血。

4. 保暖与舒适

热疗可使局部血管扩张，促进血液循环，将热带至全身，使体温升高，并使患者感到舒适。适用于年老体弱、早产儿、危重、末梢循环不良患者。

(三)禁忌

(1)面部危险三角区的感染。此部位血管丰富，面部静脉无静脉瓣，并与颅内海绵窦相通，热疗可使血管扩张，血流增多，导致细菌和毒素进入血液循环，促进炎症扩散，造成颅内感染和败血症。

(2)脏器出血、出血性疾病。热疗可使局部血管扩张，增加脏器的血流量和血管通透性而加重出血。血液凝固障碍的患者，用热会增加出血的倾向。

(3)未明确诊断的急腹症。热疗虽能减轻疼痛，但易掩盖病情真相，延误病情。

(4)软组织损伤或扭伤48小时内。热疗可促进血液循环，加重皮下出血、肿胀、疼痛。

(5)细菌性结膜炎、中耳炎及牙龈炎。用热有助于细菌繁殖和分泌物增多，加重病情。

(6)感觉障碍及意识不清的患者、婴幼儿和老年人。用热会增加此类患者组织损伤的潜在危险性。

（四）操作程序

热水坐浴操作程序见表 19-3。红外线灯或烤灯操作程序见表 19-4。

表 19-3　　　　　　　　　　　　　　　　　　热水坐浴

评估内容	1. 评估：患者的年龄、病情、意识、治疗情况，局部皮肤、伤口状况，活动能力、心理状态及合作程度 2. 解释：向患者及家属解释热水坐浴的目的、方法、注意事项及配合要点 3. 患者准备：了解热水坐浴的目的、方法、注意事项及配合要点；排尿、排便，并清洗局部皮肤
实施要点	1. 仪表：着装整洁规范，修剪指甲，洗手、戴口罩 2. 用物准备：坐浴椅、消毒坐浴盆、热水瓶、水温计、药液（遵医嘱配制）、毛巾、无菌纱布、手消毒液、医疗垃圾桶、治疗车。必要时备屏风、换药用物 3. 操作步骤 （1）核对医嘱，准备用物 （2）核对患者床号、姓名、床头卡及手腕带；解释操作目的和方法，告知患者及家属热水坐浴的有关知识；评估患者，询问患者是否需要大小便；调节室温，酌情关闭门窗，必要时屏风或窗帘遮挡 （3）回治疗室，洗手、戴口罩 （4）备齐用物并携至患者床边，再次核对患者 （5）配药、调温：遵医嘱配制药液置于浴盆内 1/2 满，调节水温（水温 40~45℃，避免烫伤）。置浴盆于坐浴椅上。用窗帘或屏风遮挡，暴露患处 （6）坐浴 ①协助患者裤子脱至膝盖部后取坐姿 ②嘱患者用纱布蘸药液清洗外阴部皮肤 ③待适应水温后，坐入浴盆中，持续 15~20 分钟。臀部完全泡入水中；随时调节水温，尤其冬季注意室温与保暖，防止患者着凉 （7）观察：出现面色苍白、脉搏加快、晕眩、软弱无力，应停止坐浴 （8）操作后处理 ①坐浴毕，用纱布擦干臀部，协助穿裤，卧床休息 ②开窗、拉开床帘或撤去屏风、整理床单位，用物消毒后备用 （9）洗手；记录：湿热敷部位、时间、效果及患者反应
指导患者	1. 向患者及家属解释使用热水坐浴的目的、作用、方法 2. 向患者及家属说明使用热水坐浴的注意事项及治疗效果
注意事项	1. 热水坐浴前，先排尿、排便，因热水可刺激肛门、会阴部易引起排尿反射 2. 坐浴部位若有伤口，坐浴盆、溶液及用物必须无菌；坐浴后应用无菌技术处理伤口 3. 女性患者经期、妊娠后期、产后 2 周内、阴道出血和盆腔急性炎症不宜坐浴，以免引起感染 4. 坐浴过程中，注意观察患者面色、脉搏、呼吸，倾听患者主诉，有异常时应停止坐浴，扶患者上床休息

表 19-4　　　　　　　　　　　　　　　红外线灯或烤灯

评估内容	1. 评估：患者的年龄、病情、意识、治疗情况，局部皮肤状况，活动能力、心理状态及合作程度
	2. 解释：向患者及家属解释使用烤灯的目的、方法、注意事项及配合要点
	3. 患者准备：了解使用烤灯的目的、方法、注意事项及配合要点；体位舒适，愿意合作
实施要点	1. 仪表：着装整洁规范，修剪指甲，洗手、戴口罩
	2. 用物准备：红外线灯或鹅颈灯、手消毒液，必要时备有色眼镜、屏风
	3. 操作步骤
	(1)核对医嘱，准备用物
	(2)携用物至患者床旁；核对患者床号、姓名、床头卡及手腕带；解释操作目的和方法，告知患者及家属烤灯的有关知识；评估患者，询问患者是否需要大小便；调节室温，酌情关闭门窗，必要时用屏风或床帘遮挡
	(3)回治疗室，洗手、戴口罩
	(4)备齐用物并携至患者床边，再次核对患者
	(5)暴露：暴露患处，体位舒适，清洁局部治疗部位，必要时用屏风或床帘遮挡
	(6)调节：调节灯距、温度，一般灯距为 30~50cm，温热为宜
	(7)照射 20~30 分钟，注意保护(前胸、面颈部照射时应戴有色眼镜或用纱布遮盖，以保护眼睛；防止产生继发效应)
	(8)观察：每 5 分钟观察治疗效果与反应(观察有无过热、心慌、头昏感觉及皮肤有无发红、疼痛等，如果出现则停止使用，报告医生；皮肤出现红斑为合适)
	(9)用物处理：将烤灯及红外线灯擦拭整理后备用
	(10)洗手，记录、记录湿热敷部位、时间、效果及患者反应
指导患者	1. 向患者及家属解释使用烤灯的目的、作用、方法
	2. 向患者及家属说明使用烤灯的注意事项及治疗效果
注意事项	1. 根据治疗部位选择不同功率灯泡：胸、腹、腰、背 500~1000W，手、足部 250W(鹅颈灯 40~60W)
	2. 由于眼内含有较多的液体，对红外线吸收较强，一定强度的红外线直接照射可引发白内障，因此前胸、面颈部照射时，应戴有色眼镜或用纱布遮盖
	3. 意识不清、局部感觉障碍、血液循环障碍、瘢痕者，治疗时应加大灯距，防止烫伤
	4. 红外线多次治疗后，治疗部位可出现网状红斑、色素沉着
	5. 使用时应避免触摸灯泡，或用布覆盖烤灯，以免发生烫伤或火灾

(五)其他热疗法

1. 化学加热袋

化学加热袋是密封的塑料袋，内盛两种化学物质，使用时，将化学物质充分混合，使袋内的两种化学物质发生反应而产热。化学加热袋使用方法与热水袋相同，一定要加布套或包裹后使用。必要时可加双层布包裹使用。

2. 透热法

透热法是利用高频电流来提供组织深部的强热，主要应用于类风湿性关节炎、变形性关节疾病、创伤、肌肉痉挛、筋膜炎等的物理治疗。应用时注意身体不可有金属物，尤其是金属移植物等，以免烫伤。

第三节　案例学习

冷　疗　法

学习目标

    1. 能正确为患者实施冷疗法。

    2. 能正确为患者及家属进行冷疗法健康教育。

课前准备

    1. 复习冷疗法的目的、禁忌证与注意事项。

    2. 了解冷疗法方式及其的效果与影响因素。

案例内容

    许某，男，50 岁，因发热、伴咳痰 3 天入院。既往有冠心病十余年。查体：神志清楚，精神差，双肺呼吸音粗，可闻及湿罗音，心率 106 次/分，心律齐，呼吸 30 次/分，血压 120/75mmHg，体温 41.3℃。

    作为当班护士，请问如何为该患者实施降温措施？

关键点

    1. 冷疗的目的及方法的选择(降温，冰袋)。

    2. 冷疗的禁忌部位及注意事项(禁忌足底、枕后、胸前区降温)。

    3. 使用冷疗时间与效果评估反馈(使用冰袋时间不能超过 30 分钟，注意观察心率)。

热　疗　法

学习目标

    1. 能正确为患者实施热疗法。

    2. 能正确为患者及家属进行热疗法健康教育。

课前准备

    1. 复习热疗法的适应证、禁忌证与注意事项。

    2. 了解热疗法方式及其的效果与影响因素。

案例内容

    马某，男，30 岁。阑尾切除术后第三天，诉伤口疼痛，查看伤口周围发红、肿胀、潮湿可见少许分泌物。

    作为当班护士，请问可以采取什么热疗法处理伤口？

关键点

    1. 热疗的目的及方法的选择(消炎止痛，但腹部不能用冷疗，可以使用烤灯)。

    2. 热疗的注意事项(灯距为 30~50cm，温热为宜)。

3. 热疗效果与并发证的观察(防止烫伤，观察伤口红肿热痛是否缓解)。

小 结

　　冷疗法和热疗法是利用低于或高于人体温度的物质作用于体表皮肤，达到局部或全身效果的一种治疗方法。冷、热疗法的应用会使机体产生生理效应和继发效应。冷、热应用的方式、面积、时间、温度和部位及年龄、性别等因素可以影响冷、热疗法的效果。根据应用的面积及方式，冷、热疗法可分为局部用冷、热疗法和全身冷、热疗法。因此，在临床护理工作中熟悉冷热疗法的目的、方法和禁忌证，能确保安全有效的使用冷热疗法。

思考与练习

一、单项选择题

1. 影响冷疗的因素中，错误的是：
   A. 冷疗的方法不同，效果也不同
   B. 冷疗效果与面积成正比
   C. 冷疗时间与效果成正比
   D. 不同个体对冷的反应不同

2. 炎症后期用热疗的主要目的是：
   A. 缓解疼痛　　B. 使血管扩张　　C. 消除水肿　　D. 使炎症局限

3. 鼻周围三角区感染时禁忌用热疗，其原因是：
   A. 加重患者的疼痛　　　　　　B. 易导致颅内感染
   C. 易掩盖病情　　　　　　　　D. 易造成面部烫伤

4. 冷疗法的生理效应是：
   A. 毛细血管通透性增加　　　　B. 细胞代谢减少
   C. 需氧量增加　　　　　　　　D. 血管扩张

5. 腹部禁用冷是为了防止：
   A. 体温骤降　　B. 心律失常　　　C. 腹泻　　　　D. 掩盖病情

6. 使用冰帽进行头部降温，预防脑水肿，宜维持肛温在：
   A. 36℃　　　　B. 35℃　　　　　C. 34℃　　　　D. 33℃

7. 张女士，52岁，腹痛难忍，面色苍白，大汗淋漓，下列措施错误的是：
   A. 询问病史　　　　　　　　　B. 使用热水袋减轻疼痛
   C. 测量生命体征　　　　　　　D. 通知医生

8. 李先生，25岁，不慎左侧踝关节扭伤，为防止皮下出血与肿胀，48小时内应：

A. 冷热交替敷　B. 局部按摩　　　C. 冷湿敷　　　　D. 热湿敷

二、多项选择题

1. 下列哪些疼痛可以用冷疗法：
   A. 烫伤
   B. 急性损伤初期
   C. 牙痛
   D. 急性阑尾炎
   E. 腰肌劳损
2. 热疗禁用于下列哪些情况：
   A. 恶性肿瘤
   B. 慢性炎症
   C. 未经确诊的急腹症
   D. 末梢循环不良
   E. 出血性疾病

三、思考题

1. 简述冷疗法的作用和禁忌。
2. 为什么鼻周围三角区感染时禁忌用热疗？
3. 使用热水袋时应如何防止烫伤？

（卢　吉　顾耀华）

第二十章 心肺脑复苏

学习目标

识记: 1. 描述心搏骤停、心肺脑复苏的概念。
2. 陈述呼吸、心跳骤停的原因及临床表现。
3. 列出简易呼吸器的操作要点。
理解: 1. 理解心肺脑复苏基础科学知识。
2. 理解心搏骤停的临床表现。
4. 列出胸外按压有效的指标。
5. 理解心肺脑复苏终止的条件。
6. 比较成人(和青少年)、儿童、婴儿实施心肺复苏的差异。
应用: 1. 正确展示心搏骤停的评估技能。
2. 高质量实施单人徒手心肺脑复苏操作方法。
3. 正确使用简易呼吸器和实施电除颤操作。

第一节 科学基础知识

1958 年，美国医生 Peter Safar 教授通过研究助产士怎样用口对口呼吸来复苏新生儿，提出口对口的人工呼吸有确实可靠的效果。1960 年，Kouwenhoven 等详细报道了用力胸外按压可以维持血液循环。从此，开创了口对口的人工呼吸法和胸外心脏按压术为基础的现代心肺复苏术(cardiopulmonary resuscitation，CPR)，即针对呼吸和循环骤停所采取的急救措施，以人工呼吸替代患者的自主呼吸，以心脏按压形成暂时的人工循环并诱发心脏的自主搏动。心肺复苏成功的关键不仅是自主呼吸和心跳的恢复，更重要的是中枢神经系统功能的恢复。因为仅有心跳、呼吸而无脑功能的人，对社会及家庭都是十分沉重的负担。所以，维持脑组织的灌流是心肺复苏的重点，在心肺复苏的同时，应积极防治脑细胞的损伤，力争脑功能的恢复。因此，从 20 世纪 70 年代开始，又把"心肺复苏"发展为"心肺脑复苏"(cardiopulmonary cerebral resuscitation，CPCR)。

心肺脑复苏是医护人员必须掌握的基本技能，是病情发展最危重期对患者实施的紧急救治手段。救治成功的关键在于时间，在于抢救技能的熟练和准确，在于对重要脏器功能保护的强烈意识。

一、心搏骤停

心搏骤停（cardiac arrest，CA）也称心脏骤停，是指患者的心脏在正常或无重大病变的情况下，受到严重打击引起的心脏有效收缩和泵血功能突然停止。心搏骤停导致循环中断，引起机体严重缺血缺氧。心搏骤停与慢性疾病终结期的心脏停搏有质的不同。心脏骤停时自主呼吸和循环刚停止，大脑活动暂时中断，在细胞尚未达到不可逆损伤的阶段，及时正确地施行心肺脑复苏，脏器功能可望恢复。因此，对心搏骤停患者的抢救应争分夺秒，尽全力复苏救治，越早实施训练有素的抢救，复苏的可能越大，故必须强调现场急救。

(一)心搏骤停的主要原因

（1）急性心脏疾病：心室纤颤、不稳定性心绞痛、急性心肌梗死、急性左心衰、肥厚性心肌病、二尖瓣脱垂。

（2）突发意外事件：电击伤、溺水、自缢、药物过敏、手术麻醉及诊疗操作中意外、严重颅脑及心脏大血管创伤。

（3）严重哮喘、肺动脉栓塞、急性坏死性胰腺炎、急性中毒、急性大量脑出血。

（4）急性内环境障碍，如严重酸中毒、严重电解质紊乱等各种原因引起急性血流动力学改变。

(二)心搏骤停的临床表现

心搏骤停后，血液循环停止，由于脑组织对缺氧最为敏感，临床上以神经系统和循环系统的症状最为明显，具体表现是：

（1）突然面色死灰、意识丧失：轻摇或轻拍并大声呼叫，观察是否有反应，如确无反应，说明患者意识丧失。

（2）大动脉搏动消失：因颈动脉表浅，且颈部易于暴露，一般作为判断的首选部位。颈动脉位于气管与胸锁乳突肌之间，可用食指和中指指端先触及患者气管正中部（男性相当于喉结的部位），旁开两指，至胸锁乳突肌前缘凹陷处。判断时间不超过 10 秒，如无颈动脉搏动，即可确定心跳停止。

（3）呼吸停止：应在保持气道开放的情况下进行判断。通过看、听、感觉（看：胸部有无起伏，听：有无呼吸音，感觉：有无气流逸出）三步来完成，判断时间为 10 秒，无反应表示呼吸停止。

（4）瞳孔散大：注意：循环完全停止后超过 1 分钟才会出现瞳孔散大，且有些患者可始终无瞳孔散大现象，同时药物对瞳孔的改变有一定的影响。

（5）皮肤苍白兼有紫绀：一般以口唇和指甲等末梢处最明显。

（6）心尖搏动及心音消失：听诊无心音，心电图表现为心室颤动或心室停顿，偶尔呈缓慢而无效的心室自主节律（心电-机械分离）。

（7）心脏骤停的心电图表现：分为以下 3 种类型：

①心室颤动：最常见，占绝大多数；表现为 QRS 波消失，代之以规则或不规则的心室扑动或颤动波。

②心室停顿：占极少数，因心室电活动停止，心电图呈一直线或尚有心房波。

③心电-机械分离：占少部分，表现为缓慢、宽大、低幅的 QRS 波，但不产生有效的心室机械性收缩，一般认为，心室停顿和心电-机械分离复苏成功率较低。

心搏骤停时虽可出现上述多种临床表现，但其中以意识丧失、大动脉搏动消失和呼吸停止最为重要，紧急情况下常依据意识丧失和大动脉搏动丧失这两项即可做出心搏骤停的判断，并立即实施心肺复苏术。

二、心肺脑复苏

一般认为，心脏停搏 5~10 秒可出现眩晕或晕厥，超过 15 秒可出现晕厥和抽搐，超过 20 秒可出现昏迷；超过 60 秒自主呼吸会逐渐停止；心搏停止超过 4~6 分钟常可造成大脑严重损伤或死亡，即使心脏恢复心跳，也往往会有不同程度的后遗症。心肺复苏成功率与开始复苏的时间密切相关。据报道，心搏骤停 1 分钟内实施有效心肺复苏，抢救成功率大于 90%；心搏骤停 4 分钟内实施有效心肺复苏，抢救成功率约 60%；心搏骤停 6 分钟内实施有效心肺复苏，抢救成功率约 40%；心搏骤停 8 分钟内实施有效心肺复苏，抢救成功率约 20%，且侥幸存活者大脑往往发生了不可逆的严重损伤；心搏骤停 10 分钟后才实施心肺复苏，抢救成功率几乎为零。因此，心搏骤停是临床上最危重的急症，必须争分夺秒积极抢救。

心肺脑复苏是指对使心跳、呼吸骤停的患者迅速恢复循环、呼吸，并保护其脑功能所采取的抢救措施。其过程可概括为 3 个阶段：初期复苏（基本的生命支持）、二期复苏（进一步的生命支持）和后期复苏（延续生命支持）。无论何种原因引起的心博骤停，其处理原则大致相同，首要任务是尽快建立有效循环，保持呼吸道通畅，增加心输出量，给予有效的生命支持。

第二节　基本护理技术

一、心肺复苏技术

（一）概述

基础生命支持（basic life support，BLS）又称现场急救或徒手心肺复苏，是心跳骤停后采取的初期的复苏处理，其目标是向心脑及全身重要器官供氧，延长机体耐受缺血缺氧的时间。基础生命支持可针对任何原因引起的心搏骤停和呼吸停止的患者。BLS 技术主要包括：开放气道（airway，A）、人工呼吸（breathing，B）、胸外心脏按压（circulation，C）。心脏位于胸腔中部偏左下方，横膈之上，两肺间而偏左。根据心脏泵学机制，心肺复苏在对胸腔挤压时，位于胸骨与脊柱之间的心脏受到挤压，并推动血液向前流动。而当胸腔挤压解除时，心室恢复舒张状态，产生吸引作用，使血液回流充盈心脏。

（二）目的

尽快识别心脏骤停并迅速启动紧急医疗服务体系（emergency medical service system，EMSS），尽快实施基础生命支持技术，建立患者的循环、呼吸功能，保证重要脏器的血液供应，以促进心跳、呼吸恢复，最终实现拯救生命的目的。

（三）适应证

突然意识丧失，同时无正常呼吸或完全无呼吸，大动脉搏动消失者，即心搏骤停患者。

（四）禁忌证

以下情况不施行心肺复苏：①周围环境对实施者产生严重或致命损害且被抢救者无法移动；②被抢救者已经出现不可逆死亡；③被抢救者有有效的生前预嘱（指不实施 CPR 的生前预嘱）。

（五）操作程序

2015 年 10 月，美国心脏学会（American Heart Association，AHA）在 2010 版心肺复苏指南的基础上进行了更新，强调如何做到快速行动、合理培训、使用现代科技及团队协作来增加心脏骤停患者的生存概率。成人心肺复苏操作程序见表 20-1。表 20-2 列出了几类人群实施心肺复苏比较。

表 20-1 　　　　　　　　　　　　　成人心肺复苏基本生命支持术

评估内容	1. 判断患者意识：呼叫患者、轻拍患者肩部，观察确认患者意识丧失 2. 判断患者呼吸：通过看、听、感觉（看：胸部有无起伏；听：有无呼吸音；感觉：有无气逸出） 3. 判断患者颈动脉搏动：术者食指和中指指尖触及患者气管正中部（相当于喉结的部位），旁开两指，至胸锁乳突肌前缘凹陷处

	1. 仪表：符合要求
	2. 操作用物：治疗盘内放纱布、手电、弯盘等
	3. 操作步骤
	(1)评估现场环境
	(2)判断患者意识：大声呼叫患者，双手轻拍患者肩部，确认患者意识丧失
	(3)简单判断患者呼吸：判断患者有无呼吸或是否为喘息样呼吸
	(4)立即呼救，寻求他人帮助，记录时间
	(5)患者平卧，如果是软床，胸下应垫胸外按压板；如有枕头，去枕，解开紧身衣扣
	(6)判断患者颈动脉搏动：操作者食指和中指指尖触及患者气管正中部（相当于喉结的部位），向近侧方滑动2~3cm（旁开两指），至胸锁乳突肌前缘凹陷处
	(7)如无颈动脉搏动，立即行胸外按压30次
	①按压部位：两乳头连线的中点处
	②按压手法：抢救者站或跪于患者一侧，左手掌根部置于患者按压部位，右手掌压在左手背上，双肘关节伸直，借助身体重量垂直向下用力按压，注意手掌根离开患者胸部
	③按压深度：成人胸骨下陷至少5cm，不超过6cm
	④按压频率：按压频率为100~120次/分
实施要点	(8)必要时，在开放气道前清除口腔、气道内分泌物或异物，有义齿者取下义齿
	(9)开放气道
	①仰头抬颏法：操作者一手置于患者前额，手掌向后下方施力，使其头部后仰，另一手食指、中指置于患者的下颌骨下方，将颏部向前上抬起。注意手指不要压向颏下软组织深处，以免阻塞气道
	②托下颌法：对于怀疑颈椎有损伤患者，操作者将其肘部放在患者两侧，用双手同时将左右下颌角托起，使头后仰，同时将下颌骨前移
	(10)实施人工呼吸2次（两种方法选一个）
	①口对口人工呼吸：保持气道通畅，用压额之手的拇指、食指捏住患者鼻子。在患者口部盖一纱布，正常吸一口气，屏气，双唇包绕密封患者口部，用力吹气，看见胸廓上抬。吹气时间为1秒。吹毕，松开捏鼻翼的手，注意观察胸部起伏情况。重复吹气一次
	②口对鼻人工呼吸法：用抬颏的手将患者口唇闭紧，深吸一口气，双唇包住患者鼻部吹气，吹气方法同上
	(11)重复心外按压和人工呼吸5个循环，按压和通气比率是30∶2。检查复苏效果
	(12)若复苏有效，操作完成后将患者头偏向一侧，行进一步生命支持，记录时间。如未恢复，继续上述操作5个循环后再次判断，直至有条件进行高级生命支持

注意事项	1. 一旦发现患者没有反应，医护人员必须立即呼救，同时检查呼吸和脉搏，然后再启动应急反应系统或请求支援 2. 首次规定按压深度的上限，在胸外按压时，按压深度至少 5cm，但应避免超过 6cm。2010 版指南仅仅规定了按压深度不低于 5cm。新指南认为，按压深度不应超过 6cm，超过此深度可能会出现并发证，但指南也指出，大多数胸外按压不是过深，而是过浅 3. 按压频率规定为 100~120 次/分，2010 版指南仅仅规定了每分钟按压频率不少于 100 次/分，但一项大样本的注册研究发现，如果按压频率（超过 140 次/分）过快，按压幅度则不足。指南也指出，在心肺复苏过程中，施救者应该以适当的速率（100~120 次/分）和深度进行有效按压，同时尽可能减少胸部按压中断的次数和持续时间。新指南规定，胸部按压在整个心肺复苏中的目标比例至少要达到 60% 4. 为保证每次按压后使胸廓充分回弹，施救者在按压间隙，双手应离开患者胸壁，不能有任何力量施加在患者胸部。如果在两次按压之间，施救者倚靠在患者胸壁上，会妨碍患者的胸壁回弹 5. 无论是因心脏病还是非心脏病所导致的心脏骤停，医护人员都应进行胸外按压和人工呼吸 6. 人工呼吸和按压的次数过多和过少均会影响复苏的成败，吹气应在放松按压间歇进行，每次吹气量应保持在 700~1000ml，每次吹气时间在 1 秒以上，以胸廓抬起为有效，防止过度通气

表 20-2　　　　　　　**成人（和青少年）、儿童、婴儿实施心肺复苏比较**

内容	成人和青少年	儿童（1 岁至青春期）	婴儿 （不足 1 岁，除新生儿以外）
现场安全	确保现场对施救者和患者均是安全的		
识别心搏 骤停	检查患者有无反应 无呼吸或仅是喘息（即呼吸不正常） 不能在 10 秒内明确感觉到脉搏 （呼吸和脉搏在 10 秒内同时检查）		
启动应急 反应系统	如果您是独自一人且没有手机，则离开患者启动应急反应系统并取得 AED，然后开始心肺复苏或者请其他人去启动应急反应系统，自己则立即开始心肺复苏；在 AED 可用后尽快使用	有人目击的猝到：对于成人和青少年，遵照左侧的步骤 无人目击的猝到：给予 2 分钟的心肺复苏离开患者去启动应急反应系统并获得 AED 回到该儿童身边并继续心肺复苏；在 AED 可用后尽快使用	

续表

内容	成人和青少年	儿童(1岁至青春期)	婴儿 (不足1岁,除新生儿以外)
没有高级气道的按压—通气比	1或2名施救者 30:2		1名施救者 30:2 2名施救者 15:2
有高级气道的按压—通气比	以100~120次/分的速率持续按压每6秒给予1次呼吸(每分钟10次呼吸)		
按压速率	100~120次/分		
按压深度	至少2英寸(5cm)	至少为胸骨前后径的1/3,大约2英寸(5cm)	至少为胸骨前后径的1/3,大约1.5英寸(4cm)
手的位置	将双手放在胸骨的下半部	将双手或一只手(对于很小的婴儿可用)放在胸骨的下半部分	1名施救者:将2根手指放在婴儿胸部中央,乳线正下方 2名施救者:将双手拇指环绕放在婴儿胸部中央,乳线正下方
胸廓回弹	每次按压后使胸廓充分回弹;不可在每次按压后倚靠在胸廓上		
尽量减少中断时间	中断时间限制在10秒以内		

自动体外除颤器(automated external defibrillator,AED)是一种便携式的医疗设备,它可以自动诊断特定的心律失常,并且给予电击除颤,它有别于传统除颤器,可以经内置电脑分析和医务人员确定发病者是否需要予以电除颤,因此可被非专业人员使用,用于抢救心源性猝死患者。常用在公共场所,比如机场、车站、地铁站等地方。除颤过程中,AED的语音提示和屏幕显示使操作更为简便易行。

(六)按压有效的主要指标

(1)按压时能扪及大动脉(颈、股动脉)搏动,收缩压维持在8.0kPa(60mmHg)以上;

(2)患者面色、口唇、指甲及皮肤等色泽由发绀转为红润;

(3)扩大的瞳孔再度缩小;

(4)出现自主呼吸;

(5)昏迷变浅,可有眼球活动,有时可有睫毛反射与对光反射,甚至手脚抽动,肌张力增加。

(七)终止抢救的标准

现场心肺复苏应坚持不间断地进行,不可轻易做出停止复苏的决定,如符合下列条件者，现场抢救人员方可考虑终止复苏：

(1)患者呼吸和循环已有效恢复；

(2)心肺复苏进行 30 分钟以上，检查患者仍然无反应、无呼吸、无脉搏、瞳孔无回缩；

(3)环境有不安全的因素，危及到施救者；

(4)有合法医嘱或者家庭成员坚决拒绝抢救并签字为证。

(八)徒手心肺复苏并发证

通常心肺复苏并不会引起严重的并发证。对于没有外伤的患者，其可能造成的最常见的并发证是胸肋骨骨折，折断的肋骨可造成心脏和肺的进一步损伤，这常发生于有骨质疏松的老年人。而对于有外伤的患者，比如其可能存在颈部胸部的外伤，在行心肺复苏开放气道和胸外按压时有可能加重其损伤，因此，对有外伤的患者要加以注意。

二、简易呼吸器的应用

(一)概述

简易呼吸器又称人工呼吸器或加压给氧气囊，是一种便于携带的施行人工呼吸的简易装置。与口对口呼吸相比较，简易呼吸器具有供氧量高、操作简单等特点，适用于患者病情危急来不及插气管插管或者现场急救等情况。简易呼吸器由面罩、球体气囊、储氧袋、输氧管等几个主要部件组成。简易吸吸器是通过挤压球体气囊，将储氧袋和球体气囊中的氧气通过面罩来输送给患者的方式来完成人工呼吸的目的。

(二)目的

(1)维持和增加机体通气量；

(2)纠正威胁生命的低氧血量。

(三)适应证

(1)心肺复苏；

(2)各种中毒所致的呼吸抑制；

(3)神经、肌肉疾病所致的呼吸肌麻痹；

(4)各种电解质紊乱所致的呼吸抑制；

(5)运送病员，适用于机械通气患者作特殊检查，进出手术室等情况；

(6)临时过渡或替代机械呼吸机，如准备呼吸机过程中遇到呼吸机障碍、停电等特殊情况时，可临时应用简易呼吸器替代。

(四)应用简易呼吸器的并发证及预防

1. 胃胀气及反流

简易呼吸器在应用的过程中，可由于各种原因导致气体进入胃部而胃扩张。胃扩张可以导致呕吐和误吸，并使横膈上抬而影响肺通气。按压患者胃部区域（剑突下），可以减少气体进入胃内。对于昏迷患者，可采取环状软骨按压法，用拇指和食指轻轻向下压迫环状软骨，使位于气道下端的食管处于闭塞状态，从而防止气体进入食道及胃内容物反流入口咽部而误吸。

2. 误吸和吸入性肺炎

应用简易呼吸器致使胃胀气或患者胃内容物较多，导致误吸和吸入性肺炎。表现为神志清楚者表现为咳嗽、气急。神志不清者常无明显症状，但1～2小时后可出现呼吸困难、发绀、低血压、咳出浆液性或血性泡沫痰，严重者可发生呼吸窘迫综合症。未清除胃内容物时，要采取较慢的通气方式，避免过高的气道压力。发现患者有分泌物流出（胃内容物返流），应停止挤压呼吸球囊，立即吸净分泌物后再行辅助呼吸。

3. 其他并发证

气道压力过高，可导致气胸及其他气压伤；面罩与脸部没有密封，可导致低通气而缺氧；如面罩太大，压及眼部，可导致眼外伤。在使用简易呼吸器过程中要加以注意及预防。

（五）操作程序（表 20-3）

表 20-3

评估内容	1. 是否符合使用简易呼吸器的指征和适应证，无自主呼吸或自主呼吸微弱 2. 评估有无使用简易呼吸器的禁忌证，如中等程度以上的活动性咯血、心肌梗死、大量胸腔积液等
实施要点	1. 仪表：符合要求 2. 操作用物：简易呼吸器 3. 操作步骤 (1)连接面罩、呼吸囊及氧气，调节氧气流量 5～10 l/min (2)开放气道，清除上呼吸道分泌物和呕吐物，松解患者衣领，操作者站于患者头侧，使患者头后仰，托起下颌 (3)将面罩罩住患者口鼻，按紧不漏气 (4)单手挤压呼吸囊的方法：右手 EC 手法固定面罩，左手挤压球囊，右手臂相对固定球囊与左手一起挤压 (5)使用时注意潮气量、呼吸频率、吸呼比等 ①成人 10～12 次/分，儿童 14～20 次/分，婴儿 35～40 次/分，吸呼时间比正确（1：1.5～2），潮气量 8～12ml/kg(400～600ml) ②快速挤压气囊时，应注意气囊的频次和患者呼吸的协调性。在患者呼气与气囊膨胀复位之间应有足够的时间，以防在患者呼气时挤压气囊 (6)观察及评估患者。使用过程中，应密切观察患者对呼吸器的适应性、胸腹起伏、皮肤颜色、听诊呼吸音、生命体征、氧饱和度读数

续表

注意事项	1. 使用简易呼吸器容易发生的问题是由于活瓣漏气，使患者得不到有效通气，所以要定时检查、测试、维修和保养 2. 挤压呼吸囊时，压力不可过大，无氧源时挤压球囊的 2/3，有氧源时挤压 1/2 3. 发现患者有自主呼吸时，应按患者的呼吸动作加以辅助，以免影响患者的自主呼吸 4. 用后及时消毒，将简易呼吸器各配件依顺序拆开，置入 2%戊二醛碱性溶液中浸泡 4~8 小时，取出后使用清水冲洗所有配件，去除残留的消毒剂

三、电除颤技术

(一)概述

电除颤是将一定强度的电流通过心脏，使全部心肌细胞在瞬间除极，然后心脏自律性最高的起搏点(窦房结)重新主导心脏节律。2015 版心肺脑复苏指南建议，当可以立即取得体外自动除颤器时，应尽快使用除颤器；当不能立即取得除颤器时，应立即开始徒手心肺复苏，并同时让人获取除颤器，视情况尽快尝试进行除颤。

(二)目的

电除颤的目的是纠正患者心律失常。

(三)适应证

(1)心室颤动、心室扑动是最主要的适应证。

(2)无脉性室性心动过速。

(3)无法进行心电图或心电示波明确诊断，但不能排除心室颤动或室性心动过速的心脏骤停，可盲目电除颤。

心室颤动早期进行电除颤的理由：①室颤是引起心跳骤停最常见的致死性心律失常，在发生心跳骤停的患者中，约 80%为室颤引起；②室颤最有效的治疗是电除颤；③除颤成功的可能性随着时间的流逝而降低，除颤每延迟 1 分钟，成功率将下降 7%~10%；④室颤可能在数分钟内转为心脏停跳。因此，尽早快速除颤是心肺脑复苏中最关键的一环。对于心室停搏及无脉电活动(心电—机械分离)，电除颤是不适用的，这种情况适合先给予 5 组(或者约 2 分钟)心肺复苏，再视情况而定。

(四)禁忌证

(1)缓慢心律失常，包括病态窦房结综合症。

(2)洋地黄过量引起的心律失常(除室颤外)。

(3)伴有高度或完全性传导阻滞的房颤、房扑、房速。

(4)严重的低血钾。

(5)左房巨大，心房颤动持续一年以上，长期心室率不快者。

（五）操作流程（表20-4）

表20-4

评估患者	了解患者病情，评估患者意识、心电图状态以及是否有室颤波
实施要点	1. 仪表：符合要求 2. 操作用物：除颤器、导电糊或生理盐水纱布 3. 操作步骤： （1）根据医嘱准备用物 （2）核对患者床号姓名，评估患者 （3）监测患者心律 （4）迅速携用物至患者床旁 （5）立即将患者去枕平卧于硬板床上，检查并除去金属及导电物质，松开衣扣，暴露胸部 （6）接通电源 （7）将导电糊涂于电极板上或者用4层盐水纱布包裹电极板 （8）选择电能，充电至所需水平（双向波150J，单向波360J），选择"非同步"按钮 （9）电极板置于患者胸部正确部位（分别置于心尖部和心底部），紧贴皮肤并稍施以压力 （10）工作人员稍离开床缘，避免与患者和床接触 （11）充电至所需能量后再次观察心电示波，确实需要除颤，两手拇指同时按压电极板上"放电"按钮，迅速放电除颤 （12）用纱布擦净患者皮肤，帮患者穿好衣裤，擦干电极备用 （13）操作完毕，将能量开关回复至零位，并充电备用 （14）记录 （15）做好除颤器的清洁与维护
注意事项	1. 对心脏骤停者，当确认患者发生室颤或无脉室速时，急救者应该立即给予1次电除颤。除颤后先行胸外按压，在5组（或者约2分钟）心肺复苏后再进行心跳检查 2. 除颤前，确定患者除颤部位无潮湿、无敷料。如患者带有植入性起搏器，应注意避开起搏器部位至少10cm 3. 除颤前，确定周围人员无直接或间接与患者接触 4. 操作者身体不能与患者接触，不能与金属类物品接触 5. 动作迅速，准确。电除颤前后，中断胸部按压的时间要尽可能短，胸部按压和电击间隔时间越短，除颤成功的可能性越大

第三节 案例学习

院外心肺复苏

学习目标

1. 能够及时准确识别心搏骤停。
2. 能够迅速启动紧急医疗服务体系。
3. 能够高质量实施徒手心肺复苏。

课前准备

复习心肺复苏操作流程。

案例内容：

患者，男，55 岁，在长江游泳，突发抽搐溺水，周围其他游泳者发现后立即救起置于岸边，并发现患者昏迷，心跳、呼吸骤停，患者从溺水到被救上岸大约 2 分钟时间。

作为医务人员，请问你应如何施救？

关键点：

1. 准确评估(意识、颈动脉搏动、呼吸)。

2. 清理口腔异物。

3. 正确实施高质量心肺复苏术。

院内心肺复苏

教学目标：

1. 能够及时有效地评估患者(心脏评估、呼吸评估、心电监护)。

2. 能够根据评估结果及时有效处理(吸氧、非同步电除颤，心肺复苏)。

3. 正确的向医生汇报患者病情。

课前准备：

1. 复习心肺复苏操作流程。

2. 学习简易呼吸器及除颤仪的使用。

赵某，男，65 岁，患者自诉今日上午 8 点饱餐后出现胸骨后绞痛，呈持续性疼痛，放射至左侧肩部，伴大汗、腹胀、恶心、呕吐，含服硝酸甘油后无缓解。遂来我院急诊科就诊，在急诊科行心电图检查，提示：$V_2 \sim V_6$ 导联 ST 段上抬 $0.3 \sim 0.5\text{mv}$。5 分钟后，患者病情发生变化，突发意识丧失，双眼上翻凝视，四肢抽搐，颈动脉搏动不能触及，心率、血压均不能测出，心电监护示 P-QRS-T 波消失，出现不规则的心室颤动波。

作为接诊护士，请协助医生进行抢救。

关键点：

1. 及时准确评估(心脏评估、呼吸评估、心电监护)。

2. 吸氧、心电监护、简易呼吸器、除颤仪的正确使用。

3. 正确高质量实施心肺复苏术。

4. 密切监测患者的变化，与医生及时沟通汇报。

小　结

心搏骤停是指患者的心脏在正常或无重大病变的情况下，受到严重打击引起的心脏有效收缩和泵血功能突然停止。本章介绍了心搏骤停的原因、临床表现及判断标准。基本生命支持是心跳骤停后采取的早期复苏处理，其目标是向心脑及全身重要器官供氧，延长机体耐受缺血缺氧的时间。本章主要介绍了徒手心肺复苏的操作方法、复苏有效的主要指标及终止复苏的标准等。

护理技术主要包括：徒手心肺复苏术、简易呼吸器的使用、电除颤。

思考与练习

一、单项选择题

1. 现场心肺复苏包括 C、A、B 三个步骤，其中 A 是：
   A. 人工循环　　　B. 人工呼吸　　　C. 开放气道　　　D. 电除颤

2. 2015 心肺复苏指南中胸外按压的频率为：
   A. 至少 80~100 次/分　　　　　B. 至少 100 次/分
   C. 至少 120 次/分　　　　　　D. 100~120 次/分

3. 2015 心肺复苏指南中单或双人复苏时胸外按压与通气的比率为：
   A. 30：2　　　B. 15：2　　　C. 30：1　　　D. 15：1

4. 对成人进行口对口吹气时，吹气的频率为：
   A. 10~12 次/分钟　　　　　　B. 20~24 次/分钟
   C. 8~10 次/分钟　　　　　　 D. 12~20 分钟

5. 2015 心肺复苏指南中胸外按压的部位为：
   A. 双乳头之间胸骨正中部　　　B. 心尖部
   C. 胸骨中段　　　　　　　　　D. 胸骨左缘第五肋间

6. 成人心肺复苏时胸外按压的深度为：
   A. 5~6cm　　　B. 至少 3cm　　　C. 至少 5cm　　　D. 至少 6cm

7. 在成人心肺复苏中，潮气量大小为：
   A. 500~600ml　　B. 600~700ml　　C. 400~500ml　　D. 800~1000ml

8. 使用单向波除颤仪，电击能量选择为：
   A. 200J　　　B. 300J　　　C. 360J　　　D. 150J

9. 使用双向波除颤仪，电击能量选择为：
   A. 100J　　　B. 100~150J　　　C. 150~200J　　　D. 300J

10. 成人心肺复苏时打开气道的最常用方式为：
    A. 仰头举颏法　　　　　　　B. 双手推举下颌法
    C. 托颏法　　　　　　　　　D. 环状软骨压迫法

11. 院外现场救护的"生命链"中第二个环节是：
    A. 早期心肺复苏　　　　　　B. 早期高级心肺复苏
    C. 早期心脏电除颤　　　　　D. 早期高级生命支持

12. 现场进行徒手心肺复苏时，伤病员的正确体位是：
    A. 侧卧位　　　　　　　　　B. 仰卧在比较舒适的软床上
    C. 仰卧在坚硬的平面上　　　D. 俯卧位

13. 现场对成人进行口对口吹气前应将伤病员的气道打开多少为宜：
    A. 60 度　　　B. 120 度　　　C. 90 度　　　D. 75 度

14. 心室颤动/无脉性室性心动过速治疗时，推荐电击次数为：

A. 1 次   B. 3 次   C. 2 次   D. 4 次

15. 被目击的非创伤心跳骤停患者中最常见的心律为：

    A. 心脏停搏   B. 无脉性室颤   C. 室颤   D. 心电—机械分离

16. 在院内对被目击的短暂室颤患者的最佳处理措施为：

    A. 胸外按压   B. 静脉推注利多卡因

    C. 静脉推注胺碘酮   D. 立即除颤

17. 无脉性心脏骤停患者两次心跳检查之间应：

    A. 先给予约 5 组(或者约 2 分钟)心肺复苏

    B. 行 12 导心电图检查

    C. 建立深静脉通道

    D. 准备电除颤

18. 心肺复苏时急救者在电击除颤后应：

    A. 立即检查心跳或脉搏

    B. 先行胸外按压，在 5 组(或者约 2 分钟)心肺复苏后再进行心跳检查

    C. 立即进行心电图检查

    D. 调节好除颤仪，准备第二次除颤

19. 常温下心搏停止几秒后可出现昏厥症状：

    A. 3 秒   B. 5~8 秒   C. 10~20 秒   D. 20~30 秒

20. 常温下心脏停搏导致脑细胞不可逆损伤的脑细胞耐受缺血缺氧时间大约是：

    A. 8~10 分钟   B. 4~6 分钟   C. 10~20 分钟   D. 4~5 秒钟

二、思考题

1. 简述心搏骤停的临床表现。

2. 简述心肺复苏有效的指标。

3. 何时终止心肺复苏？

4. 电除颤的适应证有哪些？

（裴先波）

第二十一章　临终护理

学习目标

识记: 1. 正确陈述临终关怀的意义和理念。

2. 正确陈述临终患者的生理变化及护理要点。

3. 正确陈述尸体护理的目的。

理解: 1. 用自己的语言解释下列概念: 临终、临终关怀、死亡、脑死亡。

2. 比较分析死亡过程的三个阶段及其特征性表现。

3. 理解丧亲者的心理反应分期和护理要点。

应用: 1. 运用本章所学知识, 科学评价死亡的标准。

2. 根据临终患者的情绪、行为, 判断其心理反应分期, 并提供有效的护理措施。

3. 根据所提供的病例, 拟定一份临终期患者及家属的临终关怀计划。

4. 在模拟人身上正确完成尸体护理, 做到步骤正确、连贯, 态度严肃、认真, 体现人文关怀精神。

第一节　临终关怀的概述

人都要经历从生到死的过程。死亡作为一种不可避免的客观存在, 是每个人都无法抗拒的命运。临终是人生必然的发展阶段, 在人生的最后旅途中, 人最需要的是关爱和帮助。护理人员在临终关怀中发挥着重要作用, 应掌握临终相关的理论知识和护理技能, 帮助临终患者减轻痛苦, 以提高生存质量。引导患者树立正确的死亡观, 使其正确面对死亡, 并能安详、无痛苦、有尊严、平静地接受死亡; 同时, 护士也需要给临终患者的家属疏导和安慰, 以使其保持良好的身心健康状态。

一、临终关怀的概念

"临终关怀"（hospice care）一词源于中世纪，又称善终服务、安宁照顾、安息护理等。临终关怀主要是运用医学、护理学、社会学、心理学等多学科理论与实践知识为临终患者及其家属提供全面照顾，其目的是尊重临终患者生命，控制症状、提高生命质量，使其无痛苦、安宁、舒适地走完人生最后旅程，并使家属的身心健康得到维护和增强。

二、临终关怀的意义

临终关怀是一项符合人类社会利益的崇高事业，对人类社会的进步具有重要的意义：

（1）临终关怀符合人类追求高生命质量的客观要求。随着人类社会文明的进步，人们对生命的生存质量和死亡质量提出了更高的要求。让患者在死亡时获得安宁、平静、舒适，让家属在患者死亡后没有留下任何遗憾和阴影。

（2）临终关怀是社会文明的标志。每一个人都希望生得顺利、死得安详。临终关怀正是为让患者尊严、舒适地到达人生彼岸而开展的一项社会公共事业，它是社会文明的标志。

（3）临终关怀体现了医护职业道德的崇高。医护职业道德的核心内容就是尊重患者的价值，包括生命价值和人格尊严；临终关怀则通过对患者实施整体护理，用科学的心理关怀方法、专业的临床护理手段以及姑息、支持疗法，最大限度地帮助患者减轻躯体和精神上的痛苦，提高生命质量，平静地走完生命的最后阶段。医护人员作为具体实施者，充分体现了以提高生命价值和生命质量为服务宗旨的高尚医护职业道德。

三、临终关怀的发展

现代临终关怀始于20世纪60年代，创始人英国桑得斯博士（D. C. Saunder）1967年在英国伦敦创办了世界上第一所"圣克里斯多弗临终关怀院"，这是世界上第一家现代临终关怀院，被誉为"点燃了世界临终关怀运动的灯塔"，桑得斯博士为促进全世界临终关怀运动的发展做出了卓越贡献。在圣克里斯多弗临终关怀院的影响和带领下，临终关怀在英国得到迅速发展。此后，世界多国相继开办了临终关怀院，目前世界上有60多个国家和地区开展了临终关怀服务。我国第一所临终关怀中心于1988年7月在天津医学院成立。

四、临终关怀的理念

1. 以照料为中心

对临终患者来讲，治愈希望已变得十分渺茫，而最需要的是身体舒适、控制疼痛、生活护理和心理支持，因此，目标从以治愈（cure）为主的治疗转为以对症处理和护理为主的照顾（care）。

2. 维护人的尊严

患者尽管处于临终阶段，但个人尊严不应该因生命活力降低而递减，个人权利也不可因身体衰竭而被剥夺，医护人员应维护和支持其个人权利，如保留个人隐私和自己的生活方式，参与医疗护理方案的制定，选择死亡方式等。充分体现临终患者生命的价值、生存的意义和尊严。

3. 提高临终生活质量

临终关怀不以延长临终患者的生存时间为目的，而以提高临终阶段的生存质量为宗旨。对濒死患者生命质量的照料是临终关怀的重要环节，减轻痛苦以提高生命质量，给临终患者提供一个安适的、有意义的、有希望的生活，在可控制的病痛下与家人共度温暖时光，使患者在人生的最后阶段能够体验到人间的温情。

4. 加强死亡教育，使其接纳死亡

肯定生命的价值并承认死亡是人生的一部分。有生便有死，死亡和出生一样是客观世界的自然规律，是不可违背的，是每个人都要经历的事实。

5. 提供全面的照顾

也就是全方位、全程照顾。包括对临终患者的生理、心理、社会等方面给与关心和照护，为患者提供 24 小时护理，同时还要关心患者家属，既为患者提供生前照护，又为死者家属提供沮丧照顾。

五、临终关怀的组织机构

当前，世界范围内临终关怀的机构和服务形式呈现多样化、本土化的特点。英国的临终关怀服务以住院照料方式为主，即注重临终关怀院的发展。美国则以家庭临终关怀服务为主，开展社区服务。我国正在探索符合当前国情的临终关怀服务模式，从目前发展状况来看，以临终关怀病房的形式较为普遍。

(1)独立的临终关怀院：具有医疗、护理设备，一定的娱乐设施，家庭化的危重病房设置，提供适合临终关怀的陪护制度，并配置一定数量和质量的专业人员，为临终患者提供临终服务，如上海南汇护理院、香港的百普里宁养中心。

(2)附设临终关怀机构：这是在医院、养老院、护理院等机构中设置的"临终关怀病区""临终关怀病房"等。主要为临终患者提供医疗、护理及生活照料。如武汉大学中南医院宁养院。临终关怀病房分为综合病种的临终关怀病房和专为癌症患者设立的临终关怀病房。

(3)居家式临终关怀，也称居家照护(home care)：是临终关怀基本服务方式之一，指不愿意离开自己家的临终患者，也可以得到临终关怀服务。医护人员根据临终患者的病情每周或日进行数次访问，并提供临终照料。在医护人员指导下，由患者家属做基本的日常照料，在家里照顾患者，使患者能感受到亲人的关心和体贴，从而减轻生理和心理上的痛苦，最后安宁舒适地离开人间。

(4)癌症患者俱乐部：这是一个具有临终关怀性质的群众自发组织，而不是医疗机构。其宗旨是促进癌症患者互相关怀、互相帮助，愉快地度过生命的最后旅程。

六、临终关怀机构的基本服务项目

临终关怀机构必须有临终关怀的核心服务能力，且必须符合条件。主要服务项目包括：

(1)姑息性医疗照顾。临终关怀机构必须拥有一定数量的专业技术人员和设备，能够

有效地控制和缓解临终患者的疼痛、吞咽困难及便秘等不适症状，能够为临终患者提供常规的姑息性医疗照护，以满足患者的不同需要。

（2）临终护理。采用姑息护理、心理护理以及社会支持等理论和技术为临终患者及家属提供全面的照护，从而达到让临终患者和家属接纳死亡，并提高患者临终阶段生命质量的最终目标。

（3）咨询和辅导。包括对临终患者和家属提供临终心理咨询和辅导，对其进行心理和精神上的关怀。

（4）临终关怀社会服务。这是临终关怀机构的基本职能之一。它既包括对临终患者的社会支持，也包括对晚期患者家属的社会支持；既包括在临终患者接受照护过程中所提供的各种社会支持，也包括患者去世后一年内向其家属提供的沮丧照护。

第二节　濒死和死亡

一、濒死和死亡的概念

濒死（dying）又称临终，一般由于疾病末期或意外事故造成人体的主要器官的生理功能趋于衰竭，生命活动走向完结，死亡不可避免的将要发生的时候（通常诊断生命只有 6 个月或不足 6 个月的患者），可称为临终，是人生命活动的最后阶段。目前，世界上不同的国家对临终的时限尚未有统一的标准。日本对预计只能存活 2~6 个月的患者，称为临终患者；美国对估计只能存活 6 个月以内的患者，称为临终患者；英国对预计能存活 1 年以内的患者，称为临终患者；我国则将预计能存活 2~3 个月的患者视为临终患者。濒死阶段和整个生命相比是很短暂的，这个阶段又称为"死程"，在死亡学中占有重要地位。濒死生理、心理及体验等一直是医务工作者、临终关怀学家和死亡学家所关注和研究的对象。

传统死亡（death）的概念是指心肺功能的停止。美国布拉克法律词典将死亡定义为："血液循环全部停止及由此导致的呼吸、心跳等身体重要生命活动的终止。"即死亡是个体的生命功能永久终止。

1959 年，两名法国医学家在对 23 名深度昏迷者的临床观察中发现，这些患者因脑外伤、脑血管疾病等呈现出全脑器质性损伤、无自主呼吸、脑干反应消失、脑电波长时间呈平直线，但在呼吸机的帮助下，其心跳可以维持，但是这些患者大脑功能没有复苏的可能。根据这项研究，1966 年，国际医学界正式提出了"脑死亡"的概念。1968 年，在世界第 22 次医学大会上，美国哈佛大学死亡定义审查特别委员会明确界定了脑死亡概念，并制定了人类第一个脑死亡标准，即：脑死亡（brain death），又称全脑死亡，包括大脑、中脑、小脑和脑干的不可逆死亡。即"脑功能不可逆性丧失"作为新的死亡标准，其诊断标准有以下四点：

（1）无感受性和反应性（unreceptivity and unresponsiticity）：对刺激完全无反应，即使剧痛刺激也不能引出反应。

（2）无运动、无呼吸（no movements or breathing）：观察 1 小时后撤去人工呼吸机 3 分钟仍无自主呼吸。

（3）无反射（no reflexes）：瞳孔散大、固定，对光反射消失；无吞咽反射；无角膜反射；无咽反射和跟腱反射。

（4）脑电波平坦（EEG flat）。

上述四个标准 24 小时内多次复查后结果无变化，并应当排除两种情况，即体温过低（<32.2℃）和刚服用过巴比妥类药物等中枢神经系统抑制剂的影响，其结果才有意义，即可宣告死亡。

目前，联合国的成员国中已有 90 多个国家和地区承认脑死亡的标准，但至今世界上尚无统一标准。2009 年 10 月，我国卫生部脑死亡法起草小组披露了中国脑死亡标准（第三稿）对脑死亡的判定。该标准比国际标准更严格，其原因是为了更符合中国的国情，因为我们对传统的心脏死亡标准有相传儿千年的严重心理依赖，要真正接受一个新的观念需要一个过程。

二、死亡过程的分期

大量医学科学和临床资料表明，死亡不是生命的骤然结束，而是一个从量表到质变的过程。医学上一般将死亡分为下列三期：

（一）濒死期（agonal stage）

濒死期又称临终状态，是死亡过程的开始阶段，各系统功能严重紊乱，中枢神经系统脑干以上部位的功能处于深度的抑制状态或丧失状态，而脑干功能依然还存在。表现为意识模糊或丧失，各种反射减弱或逐渐消失，肌张力减退或消失。循环系统功能减退，心跳减弱，血压下降，患者表现为四肢发绀，皮肤湿冷。呼吸系统功能进行性减退，表现为呼吸微弱，出现潮式呼吸或间断呼吸，代谢障碍，肠蠕动组件停止，感觉消失，视力下降。各种迹象表明生命即将终结，是死亡过程的开始阶段。但某些猝死患者可不经过此期而直接进入临床死亡期。

（二）临床死亡期（clinical death stage）

这是临床上判断死亡的标准，此期中枢神经系统的抑制过程已由大脑皮层扩散到皮层以下部位，延髓处于极度抑制状态。表现为心跳、呼吸停止，瞳孔散大，各种反射消失，但各种组织细胞仍有微弱而短暂的代谢活动。此期一般持续 5~6 分钟，在此期内如及时采取有效的急救措施，部分患者有复苏的可能。

（三）生物学死亡期（biological death stage）

此期是指全身器官、组织、细胞生命活动停止，也称细胞死亡（cellular death）。此期从大脑皮层开始，整个中枢神经系统及各器官新陈代谢完全停止，并出现不可逆变化，整个机体无任何复苏的可能。随着生物学死亡期的进展，相继出现尸冷、尸斑、尸僵及尸体腐败等现象。

（1）尸冷：是死后最先发生的尸体现象。死亡后因体内产热停止，散热继续，故尸体温度逐渐下降，称尸冷。死亡后尸体温度的下降有一定的规律，一般情况下死亡后 10 小时内尸温下降速度约为每小时 1℃，10 小时后为每小时 0.5℃。死亡 24 小时后尸体温度与环境温度相同。

（2）尸斑：死亡后由于血液循环停止及地心引力的作用，血液向身体最低的部位坠积，皮肤颜色呈现暗红色斑块或条纹，称尸斑。死亡 2~4 小时后出现在尸体最低部位，暗红色斑块或条纹。如果患者死亡时是侧卧位，则应将其转为仰卧位，以防面部颜色改变。

（3）尸僵：尸体肌肉僵硬和关节固定称为尸僵。尸僵首先从小块肌肉开始，表现为先从咬肌、颈肌开始，向下至躯干、上肢和下肢。死亡后 1~3 小时出现尸体僵硬，12~16 小时发展至高峰，24 小时后开始缓解。

（4）尸体腐败：死亡后机体组织的蛋白质、脂肪和碳水化合物因腐败细菌作用而分解的过程称为尸体腐败。死亡 24 小时后出现，表现为尸臭、尸绿。

第三节　临终患者和家属的护理

对临终患者及家属的护理以尊重生命、尊重患者的尊严及权利为宗旨，了解和满足患者与家属的需求，对他们表示理解和关爱，营造安详、和谐的环境，使临终患者及家属获得帮助和支持。

一、临终患者的生理变化及护理

（一）临终患者的生理变化

（1）循环功能衰竭：表现为皮肤苍白、湿冷、四肢发绀、脉搏细弱或不规则及血压下降或测不到。

（2）呼吸功能减退：表现为呼吸浅慢、费力、鼻翼煽动、张口呼吸及潮式呼吸等呼吸困难症状。由于分泌物无法或无力咳出，分泌物潴留，出现痰鸣音、鼾声呼吸。

（3）肌肉张力丧失：表现为肌肉软弱无力、无法维持舒适体位、大小便失禁、吞咽困难，面部外观呈现希氏面容，即面部消瘦、呈铅灰色、眼眶凹陷、双眼半睁半闭、下颌下垂、嘴微张。

（4）胃肠道功能减弱：表现为恶心、呕吐、口干、食欲不振、腹胀、便秘，严重者脱水、体重减轻。

（5）感知觉、意识改变：眼睑干燥、分泌物增多，视觉逐渐减退甚至丧失，听觉最后消失。有疼痛，表现为烦躁不安、疼痛面容。

（6）意识改变：若病变未侵犯中枢神经系统，患者可始终保持神志清醒；若病变累及脑部，则很快出现嗜睡、意识模糊、昏睡或昏迷等，有的患者表现为谵妄及定向障碍。

（二）临终患者的身体护理

1. 改善循环与呼吸功能

（1）密切观察生命体征的变化，四肢皮肤颜色与温度，注意保暖。

（2）保持室内空气新鲜，定时通风。

（3）神志清醒者采用半坐卧位，昏迷者采用仰卧位，头偏向一侧。

（4）根据呼吸困难程度给予氧气吸入，纠正缺氧状态，改善呼吸功能。

（5）保持呼吸道通畅，翻身拍背协助排痰，应用雾化吸入，必要时及时吸痰。

2. 减轻疼痛

（1）观察疼痛性质、部位、程度、持续时间与发作规律。

（2）药物止痛：WHO 推荐三阶梯疗法（非麻醉性镇痛药—弱麻醉性镇痛药—强麻醉性镇痛药）控制疼痛。注意观察用药后的反应，把握好用药的阶段，选择好合适的剂量和给药方式，达到控制疼痛的目的。

（3）非药物止痛：与患者沟通交谈、稳定情绪、转移注意力、松弛术、音乐疗法、催眠疗法、针灸疗法等。

3. 促进患者舒适

维持良好、舒适体位，加强口腔、会阴、皮肤护理，保持床单位清洁干燥，预防并发证。

4. 改善营养

了解饮食习惯，适量喂食喂水，采用鼻饲法或完全胃肠外高营养，监测电解质指标及营养状况。

5. 减轻感、知觉改变的影响

（1）提供安静、整洁、舒适环境。定时开窗通风，保持室内空气新鲜，注意保暖，适当照明避免恐惧增加安全感。

（2）保护角膜。湿纱布拭去眼部分泌物，眼睑不能闭合者涂红霉素眼膏或盖凡士林纱条。

（3）避免不良刺激。用语言和触摸方法与患者保持沟通，勿在床前谈论病情、安慰家属。

6. 病情观察

密切观察患者的生命体征、疼痛、瞳孔、意识状态等；检测心、肺、肝、肾等重要器官的功能；观察治疗反应及效果。

二、临终患者的心理变化及护理

美国医学博士布勒·罗斯认为，临终患者的心理活动有五个发展阶段，即否认期、愤怒期、协议期、忧郁期及接受期。根据不同阶段的心理变化给予相应的心理护理是临终患者护理的重点。

1. 否认期（denial）

当患者间接或直接听自己可能会死亡时，他第一个反应就是否认——"不可能""他们一定是搞错了"，否认病情恶化的事实，希望出现奇迹。有的患者到临终前一刻仍乐观地谈论未来的计划及病愈后的设想。

对此期患者，不可将病情全部揭穿。与患者交谈时，要认真倾听，表示热心、支持和理解，经常出现在患者的身边，让他感到没有被抛弃，而是时刻受到人们的关怀。同时也要防备少数患者心理失衡，以扭曲方式对抗此期的负重感。

2. 愤怒期(anger)

当患者经过短暂的否认而确定无望时，一种愤怒、妒忌、怨恨的情绪油然而起——"为什么是我？这太不公平了"，于是把不满情绪发泄在接近他的医护人员及亲属身上。

对临终患者的这种"愤怒"，应该看成是正常的适应性反应，是一种求生无望的表现。作为医护人员要谅解、宽容、安抚、疏导患者，让其倾诉内心的忧虑和恐惧，这样对患者有益的，切不可以"愤怒"回击"愤怒"。

3. 协议期(bargaining)

承认死亡的来临，为了延长生命，患者会提出种种"协议性"的要求，希望能缓解症状。有些患者认为许愿或做善事能扭转死亡的命运；有些患者则对所做过的错事表示悔恨。

护士应看到这种情绪对患者是有益的，他能提供合作，延缓死亡的日期。因此，要尽可能满足患者的需要，即使难以实现，也要做出积极努力的姿态。

4. 忧郁期(depression)

尽管采取多方努力，但病情日益恶化，患者已充分认识到自己接近死亡，心情极度伤感，抑郁寡欢。此时，患者可能很关心死后家人的生活，同时急于交代后事。

对这期患者，允许其哀伤、痛苦和诉说他的哀情，并耐心倾听。同时，还应鼓励与支持患者增加和疾病作斗争的信心和勇气。

5. 接受期(acceptance)

经历一段忧郁后，患者的心情得到了抒发，面临死亡已有准备，极度疲劳衰弱，常处于嗜睡状态，表情淡漠，却很平静。

护士应尊重患者的信仰，延长护理时间，让患者在平和、安逸的心境中走完人生之旅。

布勒·罗斯认为，临终患者心理发展过程的五个阶段并非完全按顺序发生和发展，这个心理发展过程有着较大的个体差异性。有的阶段可以提前，有的阶段可以推后，甚至有的阶段可以重叠出现或者缺失，各阶段持续的时间长短也不尽相同。因此，在实际工作中，应该根据个体的情况进行具体分析及处理。

三、临终患者家属的心理反应及护理

在临终关怀中，患者家属不仅承担着照顾者的角色，而且也是医护人员的服务对象。医护人员在做好临终患者护理的同时，也要做好对临终患者家属的关怀照顾。

(一)临终患者家属的心理反应

一般情况下，临终患者家属很难接受亲人濒临死亡的事实，家属也要经历震惊、否认、愤怒、悲伤和接受五个阶段，而这几个阶段并非都必然发生，其发生的次序也可能有所改变。常会出现以下心理及行为方面的改变：

(1)个人需求的推迟或放弃。家属面对亲人临终，承受多方面的压力，会对自我角色和承担的责任进行调整，如面临的升学、就业等。

（2）家庭中角色与职务的调整与再适应。家庭重新调整有关成员的角色，如长姐如母、长兄如父等，以保持家庭的稳定。

（3）压力增加，社会性互动减少。照料临终患者期间，家属因精神的哀伤，体力、财力的消耗，而感到心力交瘁，可能对患者产生欲其生又欲其死的矛盾心理，这也常引起家属的内疚与罪恶感。长期照料患者的家属减少了与其他亲人或朋友间的交往。

（二）临终患者家属的护理

护理的目的是与家属建立信任关系，提供抒发哀伤情绪的机会，提供有关患者病情及照顾的信息与建议，提供支持与关怀。

（1）满足家属照顾患者的需要。1986年，费尔斯特和霍克提出临终患者家属有7大需求：①了解患者病情、照顾等相关问题的发展；②了解临终关怀医疗小组中哪些人会照顾患者；③参与患者的日常照顾；④知道患者受到临终关怀医疗小组良好照顾；⑤被关怀与支持；⑥了解患者死亡后相关事宜；⑦了解有关资源，如经济补助、社会资源、义工团体等。

（2）鼓励家属表达感情。护理人员要与家属积极沟通，建立良好的关系，取得家属的信任。在交谈时，鼓励家属说出内心感受。

（3）指导家属对患者的生活照料。指导、解释、示范有关的护理技术，使家属在照料亲人的过程中获得心理慰藉，同时也减轻患者的孤独情绪。

（4）协助维持家庭的完整性。协助家属在医院环境中安排日常的家庭活动，以增进患者的心理调适，保持家庭完整性。如共进晚餐、看电视、下棋等。

（5）满足家属本身的生理需求。对家属多关心体贴，尽量解决实际困难。

植物人和脑死亡的区别①

脑死亡即脑干死亡，临床上主要呈现为多因性不可逆性昏迷，脑部有不可逆的结构性病变，体检时无脑干反射，亦无自主呼吸，但患者可能维持短时间的循环功能，脊髓反射可存在，脑电图呈平坦直线。脑死亡意味着生命的终止，一旦发生，继续抢救无实际意义。

植物人即去皮层状态，是一种特殊形式的意识障碍。常见于重症中风（如内囊出血、丘脑出血）的昏迷后期，也见于脑外伤或一氧化碳中毒等。其病理是双侧大脑皮层的广泛性不可逆损害，导致大脑皮层机能丧失，患者无意识活动，对外界任何刺激毫无反应，不言不语，不知饥饱，两便失禁。但脑干功能尚存，患者可睁眼，睡眠，瞳孔对光反射、角膜反射、咳嗽反射、吞咽反射存在。因此，植物人的生存潜力很大，在良好的医护条件下，可存活数年，罕见恢复。

---

① 资料来源：国家卫生和计划生育委员会脑损伤质控评价中心. 脑死亡判定标准与技术规范（成人质控版）。

第四节 护理基本技术

一、尸体护理的目的

使尸体清洁、姿势良好，以维持良好的外观；使尸体易于辨认；使家属得到安慰，减轻哀痛。

二、尸体护理的操作程序

详见表 21-1。

表 21-1

评估内容	1. 接到医生开出的死亡通知后，进行再次核实，并填写尸体识别卡 2. 通知死者家属，并向丧亲者解释尸体护理的目的、方法、注意事项及配合要点
实施要点	1. 仪表：符合要求 2. 操作用物：大单、衣裤、尸单或尸袋、尸体识别卡 3 张、弯钳、不脱脂棉球适量、剪刀、梳子、绷带、松节油、大头针。有伤口者备清洁敷料、胶布。按需要备擦洗用具，必要时备隔离衣和手套等。酌情备屏风 3. 操作步骤 (1) 备齐用物携至床旁，与家属当面清点死者物品并交给家属 (2) 向家属解释并劝其离开，必要时用屏风遮挡 (3) 移开床旁桌、椅。撤去一切治疗用物，如输液管、氧气管、导尿管等 (4) 放平床架，使尸体仰卧，头下垫枕，双臂放于身体两侧。留被套或大单遮盖尸体 (5) 清洁面部，整理仪容。推闭眼睑，洗脸，嘴不能闭紧者，轻揉下颌。如有义齿代为装上。用弯钳夹棉球填塞口、鼻、耳、肛门、阴道，棉球不能外露 (6) 清洁全身，脱去衣裤，擦净全身，更衣梳发。如有胶布痕迹，用松节油擦净；有伤口者更换敷料；有引流管应拔出后再缝合伤口，并用蝶形胶布封闭并包扎 (7) 包裹尸体，将一张尸体识别卡系在死者手腕部。把尸体放进尸袋拉锁拉好，也可以用尸单来包裹尸体，需用绷带在胸部、腰部、踝部固定牢固。将第二张尸体识别卡缚在尸体的腰前尸袋(或尸单)上 (8) 移尸体于平车上，用大单盖好尸体。将尸体及第 3 张尸体识别卡交太平间工作人员 (9) 整理用物
终末处理	1. 用消毒液擦拭床单位和地面，用紫外线灯照射 2 小时或用消毒液熏蒸消毒后铺好备用床 2. 若死者为传染病，床单位及所有用物按传染病患者终末消毒处理
注意事项	1. 患者经抢救无效，需经医生鉴别，确已死亡方能进行尸体护理 2. 若无家属在场，应由两人清点死者遗物，将贵重物品列出清单交护士长保存 3. 在向家属解释过程中，护士应具有同情心和爱心，沟通的语言要体现对死者家属的关心 4. 患者死亡后，应及时进行尸体护理，以防尸体僵硬 5. 护士应该护理尸体时，维护死者隐私，减少对同病室其他患者情绪的影响；要尊重死者，严肃、认真地做好尸体护理

第五节 案例学习

肺癌骨转移

学习目标

1. 正确评估临终患者的心理反应阶段。

2. 能正确为患者提供生理、心理护理。

课前准备

1. 复习肺癌骨转移的症状、治疗及预后。

2. 熟悉临终患者生理、心理变化及护理。

案例内容

刘某，女，68岁，肺癌骨转移第二次入院，疗效不佳，呼吸困难显著。患者感到剧烈疼痛、悲哀，并试图自杀。

作为护理人员，对该患者实施护理，请判断刘女士的心理反应处于哪一个心理反应阶段。应对刘女士采取哪些护理措施？

关键点

1. 准确评估患者存在的不适，如呼吸困难程度及疼痛严重程度。

2. 准确评估患者心理反应阶段。

3. 给患者适当的对症处理及心理护理。

多器官功能衰竭

学习目标

1. 能深刻理解临终关怀护理的理念。

2. 能正确应用临终关怀护理理念为该患者及家属进行临终护理。

课前准备

1. 复习糖尿病酮症中毒、呼吸衰竭、心力衰竭的相关知识。

2. 了解心肺功能衰竭的病理生理机制。

案例内容

马某，女，88岁，身患糖尿病38年，高血压病33年，脑血栓致偏瘫10年。发热、咳嗽、端坐呼吸困难3天医治效果欠佳，今日出现酮症酸中毒，呼吸衰竭、心力衰竭，患者意识较差，偶尔清楚，清醒时自己坚决要求放弃治疗。但她的儿女们对是否继续抢救有严重分歧。

作为护理人员，应该做什么？

关键点

1. 准确评估患者及家属的心理状况。

2. 合理应用临终关怀理念对患者及家属进行教育。

3. 指导患者和家属接受临终状态及治疗护理意见达成一致。

小　结

　　围绕死亡，提出临终、临终关怀、死亡、脑死亡的概念及死亡过程的分期。介绍临终关怀的意义、理念、发展史、组织结构及服务项目。从临终者的角度阐述临终者的生理、心理变化特点及护理要点，引导患者树立正确的死亡观，使其正确地面对死亡，并能安详、无痛苦、有尊严、平静地接受死亡；从丧亲者的角度阐述丧亲者的心理反应分期和护理要点，使其保持良好的身心健康。

　　护理技术主要包括：尸体护理术。

思考与练习

一、单项选择题

1. 被誉为"点燃了临终关怀运动灯塔"的临终关怀机构是：

　　A. 美国新港临终关怀病院

　　B. 西欧修道院

　　C. 英国圣·克里斯多弗临终关怀院

　　D. 加拿大姑息护理协会

2. 下列哪项不是脑死亡的标准：

　　A. 不可逆的深昏迷　　　　　　B. 自发呼吸停止

　　C. 脑干反射消失　　　　　　　D. 心跳停止

3. 下列哪项不是生物学死亡期的特征：

　　A. 反射消失　　　B. 尸冷　　　　C. 尸僵　　　　D. 尸斑

4. 临终病人最后消失的感知觉是：

　　A. 味觉　　　　　B. 嗅觉　　　　C. 视觉　　　　D. 听觉

5. 尸僵发生最高峰时间为：

　　A. 2~4 小时　　B. 4~6 小时　　C. 12~16 小时　　D. 24~48 小时

6. 尸僵开始缓解的时间为：

　　A. 12~16 小时　　B. 24~48 小时　　C. 48~72 小时　　D. 3~7 小时

二、多项选择题

1. 临床死亡的分期为：

　　A. 临终期　　　B. 濒死期　　　　C. 临床死亡期　　　D. 脑死亡期

　　E. 生物学死亡期

2. 临终患者心理反应的分期包括：

A. 否认期　　　　B. 愤怒期　　　　C. 协议期　　　　D. 忧郁期
E. 接受期

3. 脑死亡的判断标准为：

A. 不可逆的深昏迷，对各种内外刺激均无反应

B. 自发呼吸停止　　　　　　　　C. 自发心跳停止

D. 脑干反射消失　　　　　　　　E. 脑电波消失

三、思考题

1. 临终护理的过程中应该贯彻的理念是什么？
2. 临终患者有哪些生理反应？护理要点是什么？
3. 尸体护理的目的及注意事项。

（裴先波）

第二十二章 护理文件

学习目标

识记：1. 正确描述护理文件的记录意义及原则。
　　　2. 正确陈述医嘱处理的注意事项。
　　　3. 正确叙述病区交班报告书写顺序及要求。
理解：1. 正确说明护理文件记录的重要性。
　　　2. 正确区分医嘱的种类。
应用：1. 根据收集的临床资料，正确绘制体温单和处理各种医嘱。
　　　2. 运用本章知识结合临床实践，准确书写特别护理记录单、出入液量记录单和病区交班报告。

护理文件是医院和患者重要的档案资料，也是教学、科研、管理及法律上的重要资料。护理记录是护士对患者进行病情观察和实施护理措施的原始文字记载，是临床护理工作的重要组成部分。因此，护理文件必须书写规范、妥善保管，保证其原始性、完整性和正确性。目前，虽然全国各家医院护理文件记录的方式不尽一致，但遵循的原则是相同的。

第一节　护理文件的记录与管理

护理文件的记录包括书写病历、处理医嘱、填写体温单和护理记录单、书写特别记录单和病区交班报告等内容。要求护士必须明确准确记录的重要意义，认真、细致、负责地记录和管理护理文件，遵守专业技术规范。

一、护理文件记录的意义

(一)提供信息

护理文件是对于患者病情变化、诊疗护理与疾病转归全过程的客观、及时、全面、动态的记录，是医护人员进行正确诊疗和有效护理措施的依据。护理记录内容常是医生了解患者病情进展的科学依据，如患者体温、脉搏、呼吸、血压、出入量、危重患者观察记录等，也在一定程度上为明确患者诊断、制定和调整治疗方案提供了重要参考依据。

(二)提供教学和科研资料

标准、完整的护理文件是医护教学的最好资料，体现出理论在实践中的具体应用。某些特殊病例亦是个案教学分析与讨论的良好素材。完整的护理文件也是进行流行病学研究、传染病管理、防病调查和开展科学研究的原始材料，同时也为卫生管理机构政策制定和调整提供依据。

(三)提供评价依据

各种护理文件既反映医疗护理服务质量、医院管理和业务技术水平，又是医院进行等级评定、医院工作绩效及护理人员考核的重要依据。

(四)提供法律依据

护理文件是具有法律效应的文件，为法律认可的证据。其内容反映了患者住院期间接受治疗、护理的具体情形，在法律上可作为医疗纠纷、人身伤害、保险索赔、刑事案件和医嘱检查的证明。因此，及时、完整、准确地记录护理文件，能为法律提供有效证据并维护医护人员自身合法利益。

二、护理文件记录的原则

(一)及时

护理文件必须及时记录，不得提早或拖延，更不能错记、漏记。如因抢救危重症患者未能及时记录的，相关医护人员应在抢救结束后6小时内据实补记，并注明抢救完成时间和补记时间。

(二)准确

护理文件记录的内容应是患者病情进展客观、真实、详细的科学记录。记录者必须是执行者，记录时间应是实际治疗、护理、给药的时间，而不是事先安排的时间。有书写错误时，应用正在书写的钢笔在错误字词上画双横线删除或修改，并在上面签全名。

(三)完整

护理文件应按要求逐项填写，避免疏漏。眉栏、页码须填写完整。记录连续，不留空白。每项记录后签全名，以明确职责。如患者拒绝接受治疗及护理，出现病情恶化或有自杀倾向，发生意外，外出，或有并发证先兆等特殊情况，应详细记录、及时汇报并严格交接班等。

(四)简要

护理文件记录应突出重点，语言简洁、流畅。应用医学术语和公认的缩写，避免笼统、过多或含糊不清的修辞，方便医护人员快速获取所需信息。

(五)清晰

分别使用红、蓝(黑)钢笔书写。常规白班用蓝(黑)钢笔,夜班用红钢笔记录。要求字体端正,字迹清楚,不得涂改、剪贴和滥用简化字,保持表格整洁。

三、护理文件的管理

(一)管理要求

(1)各种护理文件按规定定点放置,记录和使用后须放还原处。

(2)必须保持护理文件完整、整洁,防止污染、破损、拆散、丢失。

(3)患者和家属不得随意翻阅护理文件,不得擅自将护理文件带出病区。

(4)护理文件应妥善保存。各种记录保存期限为:

①病区交班报告由本病区保存 1 年。

②门急诊病历档案保存时间为自患者最后一次就诊之日起不少于 15 年。

③体温单、医嘱单、特别护理记录单作为病历一部分随病历放置,患者出院后送病案室长期保存。

(5)患者本人或其代理人、死亡患者近亲属或其代理人有权复印或复制患者的门急诊病历、体温单、医嘱单、化验单、医学影像资料、手术同意书、手术及麻醉记录单、病理报告、住院志、护理记录、出院记录以及国家卫生行政部门规定的其他病历资料。

(6)当发生医疗事故纠纷时,应在医患双方同时在场的情况下封存或启封各种病历资料。封存的资料可以是复印件,封存后的病历由医疗机构负责医疗服务质量监控部门或专(兼)职人员保管。

(二)病历排列顺序

1. 住院期间病历排列顺序

体温单和医嘱单按日期先后倒排,依次为入院记录、病史及体格检查、病程记录、会诊记录(按日期先后顺排)、各种检查和化验报告、护理记录单、长期医嘱记录单、住院病历首页和门急诊病历。

2. 出院/转院/死亡后病历排列顺序

依次为住院病历首页、出院或死亡记录、入院记录、病史及体格检查、病程记录、各种检查和化验报告、护理记录单、医嘱单(按日期先后顺排)、长期医嘱执行单和体温单(按日期先后顺排)。

第二节　护理文件的书写

一、体温单

体温单内容包括患者的体温、脉搏、呼吸、血压、大便次数、出入量、身高、体重以及出入院、手术、分娩、转科或死亡时间，主要用于记录患者生命体征和其他情况。住院期间体温单排列在病历最前面，以便查阅。

（一）眉栏

（1）用蓝（黑）钢笔填写患者姓名、年龄、性别、科室、床号、入院日期、住院病历号。

（2）"日期"栏每页第一天应填写年、月、日，其余六天只写日。如在6天中跨年度或月份，应填写年、月、日或月、日。

（3）"住院天数"栏自患者入院当日开始计数，直至出院。

（4）"手术（分娩）后天数"栏用红钢笔填写，以手术（分娩）次日为第1日，依次填写全第14天为止。若在第14天内进行第2次手术，将第1次手术日数作为分母，第2次手术日数作为分子进行填写。

（二）40~42℃横线之间

用红钢笔将入院、转入、手术、分娩、出院、死亡的具体时间纵行在40~42℃横线之间对应的时间格内填写，时间应用24小时制，一律用中文书写。转入时间由转入病区填写，如转入"二十时三十分"。

（三）生命体征绘制栏

1. 体温曲线的绘制

（1）体温符号：口温用蓝点"●"表示，肛温用蓝圈"○"表示，腋温用蓝叉"×"表示。

（2）每小格为0.2℃，按实际测量度数，用蓝色笔绘制于体温单35~42℃之间，相邻温度用蓝线相连。

（3）物理降温30分钟后测量的体温以红圈"○"表示，画在物理降温前温度的同一纵格内，以红虚线与降温前温度相连，下次测得的温度用蓝线仍与降温前温度相连。

（4）体温不升时，可将"不升"二字写在35℃线以下，不再与相邻温度相连。

（5）患者因拒测、外出、请假等原因未能测量体温，则在体温单40~42℃之间用红钢笔纵行填写"拒测""外出"或"请假"，前后两次体温断开不连接。

（6）当患者体温与上次温度差异较大或病情不符时，应予以重测，若重测符合，在原体温符号上方用蓝笔以小写英文字母"v"（verified）表示核实。

2. 脉搏、心率曲线绘制

脉搏用红点"●"表示，心率用红"○"表示，每小格为4次/分，相邻两次脉搏或心率以红线相连。脉搏与体温重叠时，先画体温符号，再用红笔在体温符号外划"○"。使用心脏起搏器的病人，心率应以红"H"表示，相邻两次心率用红线相连。脉搏短绌时，相邻脉率或心率用红线相连，在脉率与心率间用红笔画线填满。

3. 呼吸曲线绘制

（1）用红色笔以阿拉伯数字表示每分钟呼吸次数。如每日记录呼吸2次以上，应当在相应的栏目内上下交错记录，第1次呼吸应当记录在上方。

（2）使用呼吸机患者的呼吸以Ⓡ表示，在体温单相应时间内顶格用黑笔画Ⓡ。

（四）底栏

1. 血压

（1）记录频次：新入院患者当日应当测量并记录血压，根据患者病情及医嘱测量并记录，如为下肢血压应当标注说明。

（2）小儿3岁及以上应测P、R，7岁以上应测P、R、BP（特殊情况除外）。

（3）记录方式：收缩压/舒张压。

（4）单位：毫米汞柱（mmHg）。

2. 入量、出量

总出入量：用阿拉伯数字表示，遵医嘱或护理常规记录，总出入量应当记录24小时出入量，如首次统计不足24小时应按实际时数统计，护理记录单上注明统计时数。入量包括输入和饮入，出量包括引流液及尿量等，各项引流液可单独填写，一般病人不记小便次数。出入量应当记录前一日24小时的出入总量，用ml表示，分别填写于相应栏内。如"3月1日07：00时前统计病人出入量后，应记录在3月1日体温单相应栏内"。

（1）入量：应当将前一日24小时总入量记录在相应日期栏内，每隔24小时填写1次。

（2）出量：应当将前一日24小时总出量记录在相应日期栏内，每隔24小时填写1次。病重、病危或医嘱特别要求记录尿量的患者，应再单独记录尿量。导尿以字母"c"表示，如为保留导尿需记录尿量时，应画斜线表示（"c"为分母，尿量为分子）。如：24小时内保留导尿共1500ml，则表示为"1500/c"。小便失禁时用"※"表示。

3. 大便

（1）应当将前一日24小时大便记录在相应日期栏内，每隔24小时填写1次。

（2）特殊情况：患者无大便以"0"表示；大便失禁以"※"表示；人工肛门以"☆"表示；灌肠后大便以E作为分母、以排便作分子表示，如"1/E"表示灌肠后排便一次；"0/E"表示灌肠后无排便；"2·1/E"表示灌肠前有一次大便，灌肠后又排便二次；"3/2E"表示灌肠两次后排便三次；"※/E"表示清洁灌肠后大便多次。

4. 体重

以kg为单位填入，新入院（转入）患者当日应当测量体重并记录，根据患者病情及医嘱测量并记录。如因病情重或特殊原因不能测量者，在体重栏内可注明"卧床"。

5. 身高

以cm为单位填入，新入院患者当日应当测量身高并记录。

6. 空格栏

可作为需观察增加内容和项目，如腹围、药物过敏试验、记录管路情况等。使用HIS（hospital information system，HIS）系统等医院，可在系统中建立可供选择项，在相应空格栏中予以体现。

7. 页码

用蓝（黑）钢笔填写阿拉伯数字。

二、医嘱单

(一)医嘱的种类

(1)长期医嘱:指医生开立医嘱起,至医嘱停止,有效时间在24小时以上。当医生注明停止时间后医嘱失效,如一级护理、硝苯地平10mg tid。

(2)临时医嘱:24小时内有效,需在短时间内执行,有的需立即执行(st),一般只执行1次,如曲马多100mg im st。手术、会诊、各项检查等均属于临时医嘱,有限定的执行时间。

(3)备用医嘱

①长期备用医嘱(prn)指有效时间在24小时以上,必要时使用。两次执行之间有间隔时间,经医生注明停止时间后失效。如哌替啶50mg im q6h prn。

②临时备用医嘱(sos)仅在医生开立医嘱起的12小时内有效,必要时使用,如地西泮0.5mg po sos。

(二)医嘱的处理

1. 长期医嘱

医生开写医嘱于长期医嘱单上后,护士将医嘱逐项转抄至各种执行单上(如服药单、注射单、饮食单等),核对后签名。当医生注明停止时,护士应在停止栏内注明停止时间和签名并注销相应执行单。

2. 临时医嘱

医生开写医嘱于临时医嘱单上后,需立即执行医嘱的护士执行后必须写上执行时间并签名。有限定时间的医嘱护士应及时转抄至临时执行单上,核对后签名。手术、会诊、检查等申请单及时送相应科室。

3. 备用医嘱

(1)长期备用医嘱开写于长期医嘱单上,护士每执行一次都应在临时医嘱单上注明执行时间并签名。

(2)临时备用医嘱开写于临时医嘱单上,护士执行后注明执行时间并签名。过期未用,护士应用蓝色钢笔在执行时间栏内写"未用"二字并签名。

4. 停止医嘱

接到停止医嘱时,护士应把相应的执行单和治疗卡上的相关项目注销,然后在医嘱单原医嘱内容的停止日期栏内注明停止日期和时间,最后在执行者栏内签全名。

5. 重整医嘱

凡医嘱页数多(超过3页)或医嘱调整项目过多不易观察时,应重整医嘱。即在最后一行医嘱下面画一蓝色竖线直到空格最后一行,另起一页用红色钢笔写"重整医嘱"于第一行正中,并在本行上下画两条红横线,再将有效的长期医嘱按原日期顺序抄写,核对后签名。

（三）注意事项

（1）医嘱必须由医生签名方有效，执行者需在医嘱单上签全名。在一般情况下不执行口头医嘱，在抢救或手术过程中医生下达口头医嘱，执行护士应先复述一遍，双方确认无误后方可执行，抢救结束后即刻补记医嘱。

（2）处理医嘱时，先急后缓、先临时后长期，立即执行的医嘱要求在15分钟内完成。

（3）先核查后执行。处理医嘱时护士应核对无误后方可执行，若有疑问，必须及时明确后才可执行，不能盲目或自行修改。

（4）严格执行查对制度。医嘱应每班、每日、每周、每月核对，核对后在查对登记本签日期、时间和全名。

（5）交接班工作。凡需下一班执行的临时医嘱要交班，并在护士交班记录上注明。

（6）取消医嘱。医嘱单上内容有错或医嘱不需执行时，应由医生在该项医嘱栏内用蓝笔写"取消"，并在医嘱后用蓝笔签名，不得贴盖、涂改。

三、出入液量记录单

正常人每天的液体摄入量与排除量是保持动态平衡的。当患者休克、大面积烧伤、大手术后或心脏病、肝硬化腹水、肾脏病等疾病时，护理人员需要记录患者昼夜摄入与排出液量，以作为了解病情、协助诊断、确定治疗方案的重要依据。

（一）记录的内容和要求

（1）每日摄入量：包括每日饮水量、食物中的含水量、液体输入量、输血量等。患者的饮水容器应固定，并测定容量，准确记录。固体食物应记录单位数量或重量。

（2）每日排出量：主要为尿量、大便量、呕吐物量、出血量、引流量等，其他途径排除液也应作为排出量加以测量和记录。能自行排尿患者可记录其每次尿量，24小时后总计。昏迷、尿失禁或需要密切观察尿量的患者，最好留置导尿管，以便计量准确。

（二）记录的方法

（1）用蓝（黑）钢笔填写出入液量记录单的眉栏项目，如床号、姓名、住院号等。

（2）出入液量记录，当日晨7:00到晚19:00用蓝（黑）钢笔记录，晚19:00到次日凌晨7:00用红钢笔记录。

（3）记录应及时、准确。每班护士交班前做出入液量小结，夜班护士于规定时间做24小时出入液量总结，并用蓝（黑）钢笔填写在体温单对应栏目内。

四、护理观察记录单

（1）危重症护理记录单：是指护士根据医嘱和患者病情对危重患者住院期间护理过程的客观记录。适用于危重、抢救、特殊手术或治疗后和需严密观察病情者。其内容包括患者姓名、床号、科室、住院号、记录时间和日期，体温、脉搏、呼吸、血压、出入液量等病情动态观察，护理措施、治疗效果和反应、护士签名等。记录时间要求具体到分钟。

（2）手术护理记录单：是指巡回护士对手术患者术中护理情况及所用器械、敷料的记录，应在手术结束后及时完成。适用对象为手术室实行手术的住院患者。内容包括患者姓名、住院号、手术日期、术中护理情况、所用各种器械和敷料数量的清点核对情况、巡回护士和器械护士签名等。

（3）一般护理记录单：是指护士根据医嘱和患者病情，针对一般患者住院期间护理过程的客观记录。其内容包括患者床号、姓名、科室、住院号、页码、记录日期和时间、病情动态观察情况、护理措施、药物治疗效果与反应、护士签名等。记录时间要求具体到分钟。

五、病室交班报告

病室交班报告是由值班护士书写的书面交班报告，通过阅读交班报告，接班护士可迅速全面掌握整个病区总体情况，明确需继续观察的问题和特别护理的内容。

（一）交班内容

（1）出院、转出、死亡的患者。出院者写明病情结果、离开病室时间；转出者注明转往何处；死亡者扼要记录抢救过程及死亡时间。

（2）入院、转入的患者。应报告入院原因、时间、主诉、主要症状和体征、存在的护理问题、给予何种治疗护理措施及效果，下一班需观察、注意的事项等。

（3）手术患者。已手术的患者报告麻醉与手术方式、手术经过、清醒时间、回病室后的情况包括生命体征、伤口渗血、排尿、引流、输液、输血、镇痛剂使用情况等；准备手术的患者报告术前准备、术前用药情况及患者的心理状态等。

（4）产妇。产前应报告胎次、胎心、宫缩及破水情况；产后应报告产式、产程、分娩时间、会阴切口、恶露、有无排尿及婴儿情况等。

（5）危重、病情突然变化、有特殊治疗的患者。报告神志、意识、重要病情变化、治疗经过、护理措施及效果、患者目前状况及应注意的事项等。

（6）夜间值班，应增加报告患者的睡眠情况。此外，还应该报告患者的心理状态和重点观察及完成的事项。

（二）书写顺序

（1）用蓝黑钢笔书写眉栏各项，如日期、时间、病区、患者总数和入院、出院、转入、转出、手术分娩、病重、病危及死亡患者数等。

（2）书写顺序：先写离开病区患者（出院、转出、死亡），再写进入病区患者（入院、转入），最后写重点交班患者（手术、分娩、危重及有异常情况患者）。同一栏内按床号先后顺序书写报告。

（三）书写要求

（1）应在经常巡视和了解患者病情的基础上认真书写交班报告。
（2）书写内容应客观、真实、重点突出、简明扼要。

（3）日间用蓝黑钢笔书写，夜间用红钢笔书写，字迹清楚，不得随意修改。

（4）书写完毕应注明页数并签全名。

（5）护士长应每班检查，符合质量后签全名。

六、护理病历

目前，各医院护理病历设计不尽相同，一般包括入院评估单、护理计划单、护理记录单、健康教育记录单等。

（1）入院评估单：主要内容包括患者一般资料、目前健康状况、既往健康状况、心理社会状况等。用于对新入院患者进行初步护理评估，找出健康问题，确定护理诊断。

（2）护理计划单：主要内容包括护理诊断、护理目标、护理措施和护理效果评价等，是护理人员对患者实施整体护理具体方案的描述。

（3）护理记录单：主要内容包括患者的护理诊断或护理问题、护士采取的护理措施及执行后的护理效果等，是护士运用护理程序帮助患者解决问题的记录。一般采用的记录格式有 PIO（problem，intervention，outcome）格式和 SOAPE（subjective data，objective data，assessment，play，evaluation）格式。

（4）健康教育记录单：主要内容包括患者缺失的健康教育问题、护士所采取的健康教育方式与手段及实施后的健康教育效果等，是通过制订和实施帮助患者掌握健康知识的学习计划与技能训练计划，使患者早日恢复健康，维持健康状态。

第三节 计算机在医嘱处理中的应用

随着医疗水平和信息技术的飞速发展，对医院信息系统的网络化计算机管理成为医院现代化管理的基础。医院信息系统（hospital information system，HIS）是利用电子计算机和通讯设备，为医院所属各部门提供患者诊疗信息和行政、财务、药品管理信息的收集、处理、存储、提取和数据交换的作用，满足用户的功能需求。在医院各种计算机运行分系统中，医嘱处理分系统占据重要地位，它改变了护士转抄、查对医嘱的方式，减轻了护士工作强度，节省了时间和人力资源。目前，大中型医院已全面应用计算机对护理工作中的医嘱进行处理。

一、医嘱处理计算机化的应用

（一）医嘱信息库的建立

结合临床实践，从药品、检验、放射、护理等各个方面广泛收集信息，在建立医嘱信息库的过程中，经过反复调查、运行、补充、修改，保障医嘱信息的完整性、系统性，组建成立强大的医嘱信息库，同时标准、规范了医嘱信息的范围、内容，便于更好地应用信息。此外，采用拼音码和数字码输入方式构建医嘱信息库，达到信息共享。

(二)医嘱录入

医生通过医生工作站直接录入医嘱,医嘱下达至护士工作站。

(三)医嘱处理

(1)提取医嘱:处理医嘱的护士键入工作代码及个人密码,进入护士工作站系统提取医生录入的医嘱。

(2)核对医嘱:处理医嘱前须双人核对医嘱,核对内容包括医嘱类别、内容、执行时间等。双人核对无误后,方可确认执行。对有疑问的医嘱,应及时向医生询问,切忌盲目执行医嘱。

(3)执行医嘱:医嘱汇总批量生成后,药房根据网络医嘱信息摆药、分发针剂等;处理医嘱的护士通过科室终端机直接打印当日各种药物治疗单和口服、注射、输液等长期医嘱治疗单并执行。

(四)医嘱的查对方法

计算机医嘱查对遵循"每班核对、每日查对、每周总查对"的原则。查对内容包括执行单、医嘱单、各种标识(护理级别、饮食)等。

(五)医嘱处理的监控

(1)在医嘱录入、核对、汇总、生成、查对、删除等每个处理环节中,实行操作码与操作人员一一对应管理,操作人员只有凭借操作码方能进入计算机医嘱处理系统,操作人员的姓名可在后台显示。

(2)职能部门(如护理部)可通过监控系统浏览、查对住院或出院患者的全部医嘱;也可以浏览、查阅全院患者的某项医嘱等,从而监控各科室医嘱处理的质量。

二、医嘱处理计算机化管理的优势

(一)减轻工作负荷,缓解工作压力

运用计算机处理医嘱把护士从过去频繁转抄医嘱的琐碎事务中解放出来,护士能用更多的时间给患者提供全面、细致的身心护理,充分体现护理工作以人为本的服务理念。

(二)责任到人,减少医疗差错

实行操作码管理在医嘱处理的各个环节使每次操作责任到人,加强了护士操作时的责任心。实施医嘱处理计算机管理化后,由计算机自动化打印替代过去手工转抄医嘱,降低了护士在执行医嘱过程中的差错发生率。同时,计算机输入医嘱加强了医嘱查对,护士参考电脑医嘱的药物剂型、计量及用法,能够及时发现医嘱中的错误,防止医疗(护理)不良事件的发生。实施计算机管理后,办理出入院手续变得方便、迅速,结账速度变快等,获得了患者的好评，提高了工作效率。

(三)医疗护理工作透明，改善护患关系

在日常护理工作中，护士需要不断回答患者及其家属对医疗费用、治疗方案和病情的询问，不但影响护士的精力，而且有可能由于护士回答的不准确或过于简单而让患者产生误解。实行医嘱计算机化管理后，护士可向患者及家属提供清晰的检查、治疗、用药及费用情况，使治疗过程更加透明，增强了医务人员的工作责任心，使护患关系得到改善。

(四)利于医疗护理文件的整理与保护

医疗护理文件数量多、占空间、查询费时、管理困难，实施医嘱处理计算机化管理后，可一次性输入大量患者的信息，供全院共享，避免手工作业和重复劳动。同时，在浏览和查询医嘱档案时，计算机网络系统可在数秒内完成对系统中患者所有项目资料的查询。

第四节 案例学习

医嘱处理

学习目标

1. 能正确识别各类医嘱。
2. 能准确处理各类医嘱。

课前准备

1. 复习医嘱单的种类和各种医嘱处理方法。
2. 了解处理医嘱时的注意事项。

案例内容

患者王某，男，40岁。因近日以来自觉腹胀、腹痛收入院，查体：体温37.1℃，心率88次/分，呼吸22次/分，血压123/80mmHg。腹平软，心肺(-)，肝脾肋下未触及，全腹未扪及包块，全腹无压痛及反跳痛，Murphy征(-)，移动性浊音(-)，肝区叩痛(-)，肠鸣音正常，双下肢无水肿。医嘱：(1)急查血常规、肝肾脂糖电解质、凝血酶原；(2)腹部B超、CT，胸部X片，心电图；(3)哌拉西林2.5g+100ml生理盐水静脉点滴bid，转化糖电解质1000ml静脉点滴qd。

现在是上午10点，作为责任护士，如何处理各类医嘱？

关键点

1. 准确评估各项医嘱种类。
2. 正确处理各项医嘱。
3. 注意医嘱处理时的注意事项。

小　结

　　护理文件是医院和患者重要的档案资料，也是教学、科研、管理及法律上的重要资料。护理记录是护士对患者进行病情观察和实施护理措施的原始文字记载，是临床护理工作重要组成部分。规范、客观和准确地书写护理文件并妥善保管，保证其原始性、完整性和正确性，能为法律提供有效证据并维护医护人员自身合法利益。

思考与练习

一、单项选择题

1. 处理下列医嘱时应首先执行：
   A. 停止医嘱　　　　　　　　B. 临时备用医嘱
   C. 即刻医嘱　　　　　　　　D. 定时执行的医嘱
2. 物理降温半小时后，所测体温绘制符号及连线是：
   A. 红点红虚线　　　　　　　B. 蓝点蓝虚线
   C. 红圈红虚线　　　　　　　D. 蓝圈蓝虚线
3. 医疗与护理文件的书写要求哪项除外：
   A. 描述生动形象　　　　　　B. 记录及时准确
   C. 内容简明扼要　　　　　　D. 医学术语确切
4. 出院后医疗护理文件应保管于：
   A. 护理部　　　B. 住院处　　　　C. 出院处　　　D. 病案室
5. 下列哪项不属于体温单底栏内容：
   A. 体重　　　B. 血压　　　C. 出入量　　　D. 入院时间

二、多项选择题

1. 护士处理医嘱时要注意：
   A. 必须严格遵守"三查七对"，确认无疑问后方可执行
   B. 先执行临时医嘱，再执行长期医嘱
   C. 先执行，再转抄
   D. 红钩表示已执行，蓝钩表示已转抄
   E. 按医嘱的性质分别转抄在病历的长期和临时医嘱单上

三、思考题

1. 简述护理文件的记录原则和管理要求。
2. 叙述病区交班报告书写顺序及要求。

（顾希茜　张　青）

参 考 文 献

1. Bern L, Brandt M, & Mbelu N. Differences in blood pressure values obtained with automated and manual methods in medical inpatients[J]. Medsurg Nurs, 2007, 16(6).

2. Broussard J L, Ehrmann D, Van Cauter E, et al. Impaired insulin signaling in human adipocytes after experimental sleep restriction: A randomized, crossover study[J]. Annals of Internal Medicine, 2012, 157(8).

3. Centers for Disease Control and Prevention (CDC). Insufficient sleep is a public health epidemic: Continued public health surveillance of sleep quality, duration, behaviors, and disorders is needed to monitor sleep difficulties and their health impact[EB/OL]. http://www.cdc.gov/Features/dsSleep/. 2017-10-11.

4. Centers for Disease Control and Prevention (CDC). Sleep and sleep disorders[EB/OL]. http://www.cdc.gov/features/sleep/. 2017-10-1.

5. Centers for Disease Control and Prevention (CDC). Youth risk behavior surveillance—United States, 2009[R]. Morbidity and Mortality Weekly Report, 2010, 59(46).

6. 顾乃平. 护理专业导论[M]. 北京: 科学技术文献出版社, 1999.

7. 姜安丽. 护理学导论[M]. 上海: 复旦大学出版社, 2015.

8. 姜安丽. 新编护理学基础[M]. 第2版. 北京: 人民卫生出版社, 2012.

9. Joint National Committee on Prevention, Detection, Evaluation, and Treatment of High Blood Pressure. JNC 7 complete report. The seventh report of the Joint National Committee on Prevention, Detection, Evaluation, and Treatment of High Blood Pressure[R]. Bethesda, MD: National Institutes of Health. http://www.nhlbi.nih.gov/guidelines/hypertension/index.htm. 2017-8-26.

10. [美]Julia Balzer Riley. 护理人际沟通[M]. 第6版. 隋树杰, 董国忠, 译. 北京: 人民卫生出版社, 2010.

11. 李小寒, 尚少梅. 基础护理学[M]. 第6版. 北京: 人民卫生出版社, 2017.

12. 李小妹. 护理学导论[M]. 第3版. 北京: 人民卫生出版社, 2012.

13. 李小妹, 冯先琼. 护理学导论[M]. 第4版. 北京: 人民卫生出版社, 2017.

14. 姜安丽. 护理学基础(双语教材)[M]. 北京: 人民卫生出版社, 2005.

15. Lowdermilk D, Perry S, Cashion K, et al. Maternity & women's health care[M]. 10th ed. St. Louis, MO: Elsevier, 2012.

16. McBeth J, Lacey R J, & Wilkie R. Predictors of new-onset widespread pain in older adults: Results from a population-based prospective cohort study in the UK [J]. Arthritis &

Rheumatology, 2014, 66.

17. McCance K L, Huether S E. Pathophysiology: The biologic basis for disease in adults and children[M]. 6th ed. St. Louis, MO: C. V. Mosby, 2010.

18. McEwen M, Wills E. Theoretical basis for nursing[M]. 4th ed. Philadelphia: Wolters Kluwer Health, 2014.

19. Meltzer L J, Davis K F, Mindell J A. Patient and parent sleep in a children's hospital[J]. Pediatric Nursing, 2012, 38(2).

20. 南丁格尔. 护理札记[M]. 北京: 中国人民大学出版社, 2004.

21. National Heart, Lung, and Blood Institute (NHLBI). The fourth report on the diagnosis, evaluation, and treatment of high blood pressure in children and adolescents[EB/OL]. http://www. nhlbi. nih. gov/health/prof/heart/hbp/hbp_ ped. pdf. 2017-8-20.

22. National Institutes of Health (NIH). Resting may boost memory[R]. http://www. nih. gov/researchmatters/february2010/02082010rest. htm. 2017-10-1.

23. Nelson D, Kennedy B, Regnerus C, et al. Accuracy of automated blood pressure monitors [J]. Journal of Dental Hygiene, 2008, 82(4).

24. Pickering T, Hall J, Appel L, et al. Recommendations for blood pressure measurement in humans and experimental animals: Part 1: Blood pressure measurementin humans: A statement for professionals from the subcommittee of Professional and Public Education of the American Heart Association Council on High Blood Pressure Research[J]. Hypertension, 2005, 45(1).

25. Polan E, Taylor D. Journey across the life span[M]. 4th ed. Philadelphia: F. A. Davis, 2010.

26. Roehrs T A, Harris E, Randall S, et al. Pain sensitivity and recovery from mild chronic sleep loss[J]. Sleep, 2012, 35(12).

27. Tomlinson B. Accurately measuring blood pressure: Factors that contribute to false measurements[J]. Medsurg Nurs, 2010, 19(2).

28. 尚少梅. 护理学基础[M]. 北京: 北京大学医学出版社, 2008.

29. 绳宇. 护理学基础[M]. 北京: 中国协和医科大学出版社, 2015.

30. 史瑞芬. 护理人际学[M]. 第5版. 北京: 科学出版社, 2016.

31. 王维利. 护理学导论[M]. 北京: 人民卫生出版社, 2009.

32. Wilkinson J M, Treas L S, Barnett K L, et al. Fundamentals of nursing volume 1: Theory, concepts, and applications[M]. 3th ed. Philadelphia: F. A. Davis Company, 2016.

33. 杨新月. 护理学基础[M]. 天津: 天津科学技术出版社, 2004.

34. 殷胜芝. 洗必泰口腔护理与呼吸机相关性肺炎发生率相关性的 meta 分析[J]. 中国实用护理杂志, 2015, 31(4).

参 考 答 案

第一章

一、1. A　　　2. B　　　3. D　　　4. C　　　5. D

二、1. 建立健康的公共政策；创造支持性的环境；加强社区行动；开发个人技能；调整卫生服务方向。

2. 人类依赖环境生存和发展，但环境中也存在着很多危害人类健康的因素。环境因素包括自然环境和社会环境。这些因素与健康有密切的关系，积极的社会环境会促进人的健康，消极的社会环境会危害人的健康。

第二章

一、1. C　　　2. C　　　3. D　　　4. A

二、1. ABCDE

三、1.（1）预防机制：弹性防御线、正常防御线、抵抗线；

（2）干预：一级预防、二级预防、三级预防。

2.（1）完全补偿护理系统，是针对完全没有自理能力的患者，护士需要为患者提供完全的照顾，如昏迷、高位截瘫的患者；

（2）部分补偿护理系统，是针对有部分自理能力的患者，护士的功能是补偿患者自理不足的部分，如骨折固定后的患者；

（3）教育支持系统，是针对患者有较好的自理能力，能进行自理活动，护士的作用是教育和支持患者，提高其自理能力。

第三章

一、1. A　　　2. B　　　3. B　　　4. B　　　5. C　　　6. D
　　7. C

二、1. AC　　　2. ABDE　　　3. ABCDE

三、1.（1）一般性沟通：是最低层次的沟通，是使用社交应酬式、寒暄式交谈，话题表浅。

（2）事务性沟通：陈述事实是一种只罗列客观事实的说话方式，不加入个人观点和感情，不涉及人与人的关系。

（3）分享性沟通：是一种交换式、试探式的交谈。这种交流方式必须将自己的想法和判断说出来，并希望与对方分享，能引起共鸣或得到对方的认可、同情。

(4)情感性沟通：这个层次的交流是一种分享式、畅谈式的沟通。

(5)共鸣性沟通：这是互动双方达到一种完全一致的状态，产生高度和谐的感觉。

2.(1)主动-被动型：是一种传统的、常见的单向性，以生物医学模式及疾病为中心的护患关系模式。

(2)指导-合作型：是一种微弱单向，以生物医学-社会心理模式及疾病为中心的护患关系模式。在护理活动中，患者有一定的主动性，患者的地位是合作。

(3)共同参与型：是一种双向性的、以生物医学-社会心理模式及健康为中心的护患关系模式。护患双方有同等的主动性和权利，双方相互尊重，相互协商，共同参与护理措施的决策和实施。

第四章

一、1. A   2. D   3. C   4. D   5. D

二、1. ABCD   2. ACD   3. AC   4. ABCDE

三、1. 护理程序包括评估、诊断、计划、实施与评价。各个环节之间按照一定顺序进行，但在过程中又存在相互之间的影响。比如，实施护理程序是从评估一直到评价进行的，但在程序中的每一步都离不开评价，需要及时地评价完善校正护理程序。

2. 二者之间既有联系又有区别。二者都是在收集资料的基础上，结合相应医学知识对资料进行整理分析，最终做出专业诊断。但医疗诊断更注重于对个体生理、病理方面疾病的判断，它只适应于个体且相对稳定。而护理诊断的对象则是整体的人，不仅用于个体，也适用于团体。再者，护理诊断的一大特点在于它是动态的，随着护理对象健康问题的变化而做出相应改变，可以有多个护理诊断。

第五章

一、1. A   2. D   3. C   4. D   5. D

二、1.(1)入院流程：办理住院手续——通知病房——卫生处置——护送患者入病区。

(2)出院流程：

出院前一日：进行健康教育——征求意见——办理出院手续；

出院当日：结算住院费用——领取所需药品——清理物品——护送患者——停止医嘱——取下卡片——登记出院——处理床单位。

2.(1)医院需要有舒适的物理环境：从空间、温度、湿度、通风、音响、光线、装饰等方面调控。

(2)和谐的社会环境：从护患关系、患者与患者之间的关系以及医院规则调控。

(3)安全的生物环境：从控制医院感染处调控。

第六章

一、1. C   2. B   3. C   4. D   5. D   6. D

7. A   8. D

二、1. ABCDE   2. ACDE

三、1.（1）建立医院感染管理机构，加强三级监控；

（2）健全各项规章制度，依法管理医院感染；

（3）落实医院感染管理措施，阻断感染链；

（4）加强医院感染知识的教育，督促各级人员自觉预防与控制医院感染。

2. 常用于耐高压、耐高温、耐潮湿、物品的灭菌，如各类器械、敷料、搪瓷、橡胶、玻璃制品及溶液等的灭菌；不能用于凡士林等油类和滑石粉剂的灭菌。

3.（1）隔离单位标记明确；

（2）卫生设施齐全；

（3）集中进行各种护理操作以减少穿脱隔离衣的次数；

（4）患者的衣物、钱财应及时处理等。

4. WHO 提出的洗手指征共五个：

（1）直接接触每一个患者前后；

（2）接触患者黏膜、破损皮肤或伤口前后；

（3）接触患者血液、体液、分泌物、排泄物、伤口敷料等之后；

（4）穿脱隔离衣前后，脱手套之后；

（5）进行无菌操作、接触清洁、无菌物品之前。

第七章

一、1. B   2. D   3. C   4. C   5. A   6. A

7. C   8. D

二、1. ABCE   2. ABCDE

三、1.（1）对皮肤的影响，长期卧床可能形成压疮。

（2）对运动系统的影响，可出现腰背痛、肌张力减弱、骨质疏松、关节僵硬变形等。

（3）对心血管的影响，可出现体位性低血压、深静脉血栓形成。

（4）对呼吸系统的影响，限制有效通气、影响呼吸分泌物排出，导致坠积性肺炎。

（5）对消化系统的影响，可能出现营养不良、便秘。

（6）对泌尿系统的影响，可能出现尿潴留、泌尿系统感染、尿道结石和排尿困难。

（7）对心理状态的影响，可出现社会心理方面的改变。

2.（1）一般资料：年龄、日常活动习惯等；

（2）心肺功能评估；

（3）骨骼肌肉状态；

（4）关节功能状态；

（5）机体活动能力；

（6）活动耐力；

（7）目前患病情况及社会心理状况。

3.（1）协助病人变换体位；

（2）关节活动度练习；

（3）肌肉练习：等长练习、等张练习。

第八章

一、1. D　　2. D　　3. C　　4. A　　5. A　　6. D

　7. B　　8. C

二、1. ABCDE　2. ABCDE

三、1. 答案要点：①生长发育阶段的危险因素；②个体危险因素；③卫生保健机构中的危险因素：包括跌倒、患者内因性意外、与操作相关的意外、与设备相关的意外等。

2.（1）小儿患者：因认知和自我保护能力尚未发育完善，尤其是 6 岁以下儿童，易发生坠床、撞伤、抓伤等意外或不配合治疗等行为。

（2）坠床高危患者：如麻醉后未清醒者、意识不清、躁动不安、痉挛或年老体弱患者。

（3）某些眼科手术患者：如白内障摘除术后患者。

（4）精神疾患：如躁狂症、自我伤害者。

（5）皮肤瘙痒者：如全身或局部瘙痒难忍者。

（6）压疮高危患者。

3.（1）知情同意：应向患者和/或家属解释使用保护具的原因、目的、方法，取得同意与配合。如非必要，尽可能不用。

（2）短期使用：确保患者安全，只宜短期使用。使用时应保持肢体及各关节处于功能位。

（3）随时评价：能满足患者身体的基本需要，保证患者安全、舒适、无血液循环障碍、皮肤破损、坠床、撞伤等意外事故发生；患者有必须使用保护具的行为存在；患者及家属对使用保护具的了解程度、接受度和配合程度；各项检查、治疗和护理措施能够顺利进行。

第九章

一、1. D　　2. A　　3. C　　4. B　　5. C　　6. C

　7. C

二、1. ABCD　2. ABCDE　3. ABCDE

三、1. 患病时，机体正常状态和功能发生改变，若破坏了正常的防御屏障，则导致卫生问题的发生。例如，发热、糖尿病、白血病或者 HIV 感染的患者和运动系统功能受损的患者。

对疾病的治疗方式也可影响患者的卫生状况。例如，恶性肿瘤患者的放疗和化疗，外科术后的患者，以及侵入性医疗护理操作，抗生素的使用过度等。

2.（1）操作者动作轻柔，避免金属钳端碰到牙齿，损伤黏膜及牙龈，对凝血功能差的患者应当特别注意。

（2）对昏迷患者应当注意棉球干湿度，禁止漱口。

（3）使用开口器时，应从臼齿处放入。

（4）擦洗时，须用止血钳夹紧棉球，每次一个，防止棉球遗留在口腔内。

（5）如患者有活动的假牙，应先取下再进行操作。

（6）护士操作前后应当清点棉球数量。

（7）对牙齿数量少的老年患者，应操作前后清点牙齿数量，以免不慎牙齿掉落造成误吸。

3.（1）操作过程动作应当轻柔，在移动患者或变更患者体位时，应当避免发生骨折、扭伤、管道脱落、皮肤破损等意外伤害；

（2）温水擦洗时，容易引起患者的排尿和排便反射，操作前应协助患者排尿或排便，防止操作过程被打断；

（3）防止室内空气对流，及时遮盖可减少患者身体不必要的暴露，确保患者的隐私性，减少患者机体热量的散失，促进其身心舒适；

（4）避免操作中护士身体过度伸展，减少肌肉的紧张和疲劳。

4.（1）1 期压疮：皮肤完整，局部有压之不褪色的红斑；

（2）2 期压疮：部分皮层缺损伴真皮层暴露。可见伤口床，呈粉红或红色，潮湿，并可能表现为完整或破损的血清性水疱；

（3）3 期压疮：全层皮肤缺失，溃疡创面可见脂肪组织，常见肉芽组织和伤口卷边。可有坏死组织和/或焦痂；

（4）4 期压疮：全层皮肤和组织缺失，创面显露或直接暴露出筋膜、肌肉、肌腱、韧带、软骨或骨；

（5）深层组织压疮：皮肤可完整或不完整，局部出现持续的压之不褪色的深红色、褐色、紫色的皮色改变或者表皮分离显示出黑色的伤口床或血性水疱；

（6）不可分期压疮：全层皮肤和组织缺失，但由于坏死组织和焦痂的遮盖，溃疡内组织损伤的程度无法确定。

5. 压疮的愈合比较困难，在护理工作中，应尽量避免患者发生压疮。在治疗压疮时，也应根据压疮的程度选择合适的护理方法，促进伤口的愈合；评估：保护皮肤避免外界机械力的作用；维护皮肤的清洁；促进皮肤血液循环；增进全身营养；健康教育。

压疮的治疗：清创；换药；控制感染。

第十章

一、1. D　　2. B　　3. D　　4. D　　5. B　　6. B

7. B　　8. A

二、1. ABCD　　2. ABCDE

三、1.（1）呼吸系统：初期，呼吸加深加快。严重的急性缺氧可出现呼吸减弱甚至呼吸停止。

（2）循环系统：轻度缺氧或缺氧初期，心率增快、心排出量增加。而极严重的缺氧可使心率减慢、心排出量降低。缺氧可使增加机体氧气的运输与血红蛋白对氧气的释放。

（3）神经系统：急性缺氧可引起头痛、乏力、动作不协调、思维能力减退、多语好动、烦躁或欣快、判断能力和自主能力减弱、情绪激动和精神错乱等。严重缺氧时，表情淡漠、反应迟钝、嗜睡、甚至意识丧失。慢性缺氧时，精神症状较为缓和，可表现为注意力不集中、容易疲劳、轻度精神抑郁等。

2.(1)呼吸道分泌物干燥。预防的关键是加强吸入氧气的湿化,定期进行雾化吸入。

(2)呼吸抑制。Ⅱ型呼吸衰竭的患者应低流量、低浓度吸氧并监测 PaO_2 的变化。

(3)吸收性肺不张。预防的关键是防治呼吸道阻塞,包括鼓励患者深呼吸和咳嗽、加强排痰、经常变换体位、降低吸氧浓度(<60%)等。

(4)晶状体后纤维组织增生。新生儿吸氧浓度应严格控制在40%以下,并控制吸氧时间。

(5)氧中毒。预防氧中毒的主要措施是控制吸氧浓度与时间。常压下,吸入60%以下的氧是安全的,60%~80%的氧吸入时间不能超过24小时,100%的氧吸入时间不能超过4~12小时。应尽量避免长时间高浓度给氧,给氧期间应经常监测动脉血氧分压和血氧饱和度,密切观察给氧效果和有无氧疗副作用发生。

3. 低氧血症时, PaO_2 的降低可刺激周围化学感受器,反射性兴奋呼吸中枢,增加肺部通气。若患者长期依靠此反射性兴奋维持呼吸(如肺源性心脏病、Ⅱ型呼吸衰竭的患者),吸入高浓度氧后引起 PaO_2 升高可消除这一反射机制,导致患者自主呼吸抑制,甚至出现呼吸停止。因此,此类患者吸氧应低流量、低浓度并监测 PaO_2 的变化,使患者 PaO_2 维持在8kPa即可。

4.(1)叩击;(2)震颤;(3)体位引流。

第十一章

一、1. D   2. B   3. B   4. D   5. C   6. C
    7. B   8. B

二、1. BCD   2. CDE

三、1.(1)体温上升期:此期特点是产热大于散热。体温上升可有两种方式:骤升和渐升。骤升常见于肺炎球菌肺炎、疟疾等。渐升见于伤寒等。此期主要表现有:皮肤苍白、畏寒、寒颤、皮肤干燥。

(2)高热持续期:此期特点是产热和散热趋于平衡。体温维持在较高水平。主要表现有:皮肤潮红、灼热;口唇、皮肤干燥;呼吸深而快;心率加快;头痛、头晕、食欲不振、全身不适、软弱无力。

(3)退热期:此期特点是散热大于产热,体温恢复至正常水平。退热方式可有骤退和渐退两种。骤退易出现血压下降、脉搏细速、四肢厥冷等虚脱或休克现象。退热期主要表现有:皮肤潮湿、大量出汗。

2. 年龄超过18岁的成年人收缩压在140mmHg及以上和(或)舒张压在90mmHg及以上。一般认为成年人上肢动脉血压低于90/60mmHg即为低血压。根据病因可分为生理性和病理性低血压。生理性低血压状态指部分健康人群中,其血压测量值已达到低血压标准,但无任何自觉症状。病理性低血压除血压降低外,常伴有不同程度的症状以及引起低血压的病因。

3. 观察生命体征、伴随症状、发热的原因及诱因是否消除、治疗效果、实验室检查结果、出入量及体重变化。选用物理降温或药物降温方法。补充营养和水分。增进舒适、预防并发证。加强心理护理。健康教育：与患者共同讨论分析发热原因及防护措施。

第十二章

一、1. B　　　2. D　　　3. A　　　4. D　　　5. B　　　6. A
　　7. B

二、1. ABCDE　　2. ABCDE

三、1. 影响睡眠的因素有年龄、生活方式、药物、疾病及环境等。

　　2. 睡眠分为慢波睡眠和快波睡眠两个时相。快波睡眠持续约20~30分钟，深睡，很难唤醒，眼球快速运动，肌肉松弛不动。慢波睡眠分为四个时期：入睡期（Ⅰ期），浅睡期（Ⅱ期），中度睡眠期（Ⅲ期），熟睡期（Ⅳ期）。慢波睡眠与快波睡眠按一定顺序、持续一定的时间不断地重复出现形成睡眠周期。

第十三章

一、1. A　　　2. C　　　3. B　　　4. C　　　5. D

二、1. ABCDE　　2. ABCDE

三、1. 护理不舒适的患者通常遵循以下几个原则：细致观察，积极去除诱因，心理支持，加强生活护理，建立优良环境。

　　2. 常用卧位的分类：

（1）仰卧位：

①去枕仰卧位：患者去枕仰卧，头偏向一侧，两腿自然放平，将枕头横置于床头。

适用范围：昏迷或全身麻醉未清醒的患者，应防止呕吐物误入气管而引起窒息或肺部并发证；椎管内麻醉或脊髓腔穿刺后的患者，需预防因脑压降低而引起的头痛。

②中凹卧位：用垫枕抬高患者的头胸部约10°~20°，抬高下肢约30°。

适用范围：休克患者。抬高头胸部，有利于保持气道通畅，改善呼吸及缺氧；抬高下肢，有利于静脉血液回流，增加心输出量。

③屈膝仰卧位：患者平卧，头下放枕，双膝屈起，稍向外分开。

适用范围：胸腹部检查或行导尿术时放松腹肌，便于检查或暴露操作部位。

（2）侧卧位：患者侧卧，臀部稍后移，两臂屈肘，下腿稍伸直，上腿弯曲。必要时，在两膝之间、后背和胸腹前放置软枕，扩大支撑面，稳定卧位，使患者舒适。

适用范围：①灌肠、肛门检查、胃肠镜检查等；②与仰卧位交替，预防压疮；③对单侧肺部病变者，视病情采取患侧卧位或健侧卧位。

（3）半卧位：患者仰卧，先摇起床头或抬高床头支架30°~50°，再摇高床尾支架或用大单裹住枕芯放于两膝下，将大单两端固定于床沿处，使下肢屈曲，以防患者下滑。放平时，先摇平床尾或放平膝下支架，后摇平床头或放平床头支架。危重患者采取半坐卧位时，臀下应放置海绵软垫或使用气垫床，防止局部受压而发生压疮。

适用范围：①胸腔疾病、胸部创伤或心肺疾病患者：此卧位借助重力使膈肌下降，胸腔容积增大，部分血液滞留在下肢和盆腔脏器内，回心血量减少，减轻肺部淤血和心脏负担，有利于气体交换，改善呼吸困难，亦有利于脓液、血液及渗出液的引流；②腹腔、盆腔手术后或有炎症的患者：半卧位一方面可以减轻腹部切口缝合处的张力、疼痛，有利于切口愈合；另一方面可使腹腔渗出物流入盆腔，减少炎症扩散和毒素吸收，促使感染局限化，减少中毒反应；③某些面部及颈部手术后，采取半坐卧位可减少局部出血；④恢复期体质虚弱的患者采取半坐卧位，有利于向站立过渡。

（4）端坐位：扶患者坐起，摇起床头或抬高床头支架。患者身体稍向前，床上放一跨床小桌，桌上放一软枕，让患者伏桌休息。必要时加床栏，保证患者安全。

适用范围：左心衰竭、心包积液、支气管哮喘发作时，由于极度呼吸困难，患者被迫端坐。

（5）头低足高位：患者仰卧，头偏向一侧，枕头横立于床头以防碰伤头部。床尾用支托物垫高 15～30cm。这种体位易使患者感到不适，不可长时间使用，颅内高压患者禁用。

适用范围：①肺部分泌物引流，使痰易于咳出；②十二指肠引流术，有利于胆汁引流；③跟骨牵引或胫骨结节牵引时，利用人体重力作为反牵引力，防止下滑；④妊娠时胎膜早破，防止脐带脱垂。

（6）头高足低位：患者仰卧，床头用支托物垫高 15～30cm 或根据病情而定。适用于颈椎骨折作颅骨牵引、预防脑水肿、降低颅内压和开颅手术后。

（7）俯卧位：患者俯卧，两腿伸直，胸下、髋部及踝部各放一软枕，头偏向一侧。

适用范围：①腰、背部检查或配合胰、胆管造影检查时；②脊椎手术后或腰、背、臀部有伤口，不能仰卧或侧卧的患者；③缓解胃肠胀气所致的腹痛。

（8）膝胸卧位：患者跪卧，两条腿平放床上，稍分开，大腿和床面垂直，胸贴床面，腹部悬空，臀部抬起，头转向一侧，两臂曲肘放于头的两侧。

适用范围：①肛门、直肠、乙状结肠镜检查或治疗；②矫正子宫后倾或胎位不正。

（9）截石位：患者仰卧于检查台上，双腿分开，放在支腿架上，臀部齐床边。用此卧位时，应注意保暖和遮盖。

适用范围：会阴、肛门部位的检查、治疗或手术，如膀胱镜、妇产科检查或产妇分娩等。

3.（1）两名护士站在同一侧，将大单置于患者身下。分别抓紧靠近患者肩、腰背、臀、大腿等部位的大单，将患者拉至近侧，拉起床挡。

（2）护士绕至对侧，将患者近侧手臂移到头侧，远侧手臂置于胸前，两膝间放一软枕。

（3）护士双手分别抓紧患者肩、腰背、臀、大腿等部位的远侧大单，一人发口令，两人动作一致地将患者整个身体以圆滚轴式翻转至侧卧，使患者面向护士。

4. 药物止痛和非药物止痛：针灸止痛；物理止痛；认知行为疗法。

第十四章

一、1. B　　2. A　　3. A　　4. B　　5. B　　6. A
　　7. B　　8. D　　9. D　　10. C

二、1. 营养素是指食物中能被人体消化、吸收和利用的成分。人体需要的营养素包括碳水化合物、蛋白质、脂肪、水、维生素和矿物质。

2.（1）医院基本饮食包括普通饮食、治疗饮食、半流质饮食和流质饮食四种。

（2）半流质饮食适用于中等发热的患者，体弱及患有消化道疾患的患者，口腔疾病、咀嚼不便的患者，手术后患者。

3. 低脂肪饮食适用于肝胆疾患、高脂血症、动脉硬化、肥胖症、腹泻等患者。每日脂肪用量和质量要求：

（1）饮食清淡、少油，禁用肥肉、蛋黄、动物脑等；

（2）高脂血症和动脉硬化患者不必限制植物油（椰子油除外）；

（3）每日脂肪摄入量在 50g 以下，肝胆胰病患者少于 40g/d，尤其应限制动物脂肪的摄入。

4. 完全胃肠外营养的禁忌证：

（1）胃肠道功能正常，能获得足量的营养；

（2）估计应用时间不超过 5 天；

（3）患者伴有严重水电解质紊乱、酸碱失衡、出凝血功能紊乱或休克时应暂缓使用，待内环境稳定后再考虑胃肠外营养；

（4）已进入临终期、不可逆昏迷等患者不宜应用胃肠外营养。

完全胃肠外营养的禁忌证和并发证：

（1）机械性并发证：在中心静脉置管时，可因患者体位不当，穿刺方向不正确等引起气胸、皮下气肿、血肿，甚至神经损伤。若穿破静脉及胸膜，可发生血胸或液胸。输注过程中，若大量空气进入输注管道可发生空气栓塞，甚至死亡。

（2）感染性并发证：若置管时无菌操作不严格，营养液污染以及导管长期留置可引起穿刺部位感染、导管性脓毒症等感染性并发证。长期肠外营养也可发生肠源性感染。

（3）代谢性并发证：营养液输注速度、浓度不当或突然停用均可引起糖代谢紊乱、肝功能损害。长期肠外营养也可引起肠黏膜萎缩、胆汁淤积等并发证。

第十五章

一、1. A　　2. B　　3. C　　4. C　　5. B　　6. C
7. B　　8. C　　9. C　　10. B

二、1.（1）心理护理，理解病人心情，给予精神安慰；

（2）卧床休息，以减少肠蠕动；

（3）保护肛周围皮肤，便后用软纸揩拭、温水清洗，涂油膏于肛门周围；

（4）腹泻者去除病因，遵医嘱给予抗生素，粪便失禁者指导实施排便功能训练计划。

2. 导尿的目的：

（1）抢救休克：需要监测尿量（精密尿袋），观察病情。

（2）手术前引流：盆腔内器官手术，麻醉术前排空膀胱，避免术中误伤。

（3）泌尿系手术后：持续引流冲洗，减轻张力，利于愈合。

（4）为尿失禁或会阴部有伤口的患者引流尿液，保持会阴部清洁干燥。

（5）为尿失禁患者行膀胱功能训练。

导尿的注意事项：

（1）保持尿道口清洁；

（2）定期更换导尿管，及时排空集尿袋，并记录尿量。每周更换尿袋1~2次，若有尿液性状、颜色改变需及时更换；

（3）鼓励患者多饮水；

（4）训练膀胱反射功能，可采用间歇性夹管方式。夹闭导尿管，每3~4h开放1次，使膀胱定时充盈和排空；促进膀胱功能的恢复；

（5）注意患者的主诉并观察尿液情况，每周尿常规检查1次；

（6）固定集尿袋位置应低于膀胱高度，以避免尿液逆流引起逆行感染。

3. （1）尿潴留指尿液大量存留在膀胱内而不能自主排出。护理要点：

①安慰病人，消除焦虑和紧张情绪；

②提供隐蔽的环境，调整体位和姿势；

③按摩、热敷下腹部，以便解除肌肉紧张，促进排尿；

④利用条件反射，诱导排尿，如听流水声或用温水冲洗会阴；

⑤针灸治疗，针刺中极、曲骨、三阴交穴；

⑥经上述处理无效时，可采用导尿术。

（2）尿失禁指排尿失去意识控制或不受意识控制，尿液不自主地流出。护理要点：

①心理护理，提供必要的帮助，消除病人焦虑、自卑等情绪，鼓励病人摄入适当液体；

②保护病人会阴部皮肤，注意清洁干燥；

③应用接尿装置，女病人可用女式尿壶紧贴外阴接取尿液，男病人可用阴茎套连接集尿袋，接取尿液，但此法不宜长期使用；

④重建正常排尿功能。指导病人进行持续膀胱功能训练，骨盆底部肌肉的锻炼，以加强尿道括约肌的作用，恢复控制排尿功能。每2~3小时送一次便器以训练有意识的排尿；

⑤对长期尿失禁病人，必要时可留置导尿管。

第十六章

一、1. D　　　2. C　　　3. C　　　4. D　　　5. D　　　6. C

　　7. C　　　8. D

二、1. ABCD　　2. BE

三、1. 为确保药物疗法的准确和安全，护士在执行药疗时必须严格遵守下列原则：遵医嘱给药；严格执行查对制度；安全准确用药；密切观察用药反应。

2. （1）严格执行查对制度；

（2）严格遵守无菌操作原则；

（3）严格执行消毒隔离制度，避免交叉感染；

（4）选择合适的注射器和针头；

（5）选择合适的注射部位；

（6）注射药液现配现用；

（7）注射前排尽空气；

(8)注药前检查回血；

(9)掌握合适的进针角度和深度；

(10)使用减轻患者疼痛的注射技术。

3. 湿化气道；控制呼吸道感染；改善通气功能；预防呼吸道感染。

4. 临床表现：(1)呼吸道阻塞症状；(2)循环衰竭症状；(3)中枢神经系统症状；(4)其他过敏反应表现。

急救措施：

(1)立即停药，协助患者平卧，报告医生，就地抢救；

(2)立即皮下注射0.1%盐酸肾上腺素1ml，小儿剂量酌减。症状如不缓解，可每隔半小时皮下或静脉注射该药0.5ml，直至脱离危险期；

(3)给予氧气吸入，改善缺氧症状。呼吸受抑制时，应立即进行口对口人工呼吸，并肌内注射呼吸兴奋剂。有条件者可建立人工气道并辅助呼吸。喉头水肿导致窒息时，应尽快施行气管切开；

(4)应用地塞米松和抗组胺类药物。必要时应用液体扩容和血管活性药物；

(5)若发生呼吸心搏骤停，立即进行复苏抢救。密切观察病情。

第十七章

一、1. D   2. D   3. A   4. D   5. D   6. A

7. C   8. C   9. C   10. D   11. C   12. A

13. B   14. C   15. D   16. C   17. D   18. A

19. D   20. D

二、1. ABD   2. ACE   3. ABCDE   4. BDE   5. ABE

三、1. (1)补充水分及电解质；

(2)补充营养，供给能量，促进组织修复；

(3)输入药物，治疗疾病；

(4)增加循环血量，改善微循环，维持血压。

2. (1) 遵循"先晶后胶""先盐后糖""宁酸勿碱"的原则；

(2)在给患者补钾过程中，应该遵循"四不宜"原则，即不宜过多(严格限制钾总量，依据血钾水平补钾，每日补氯化钾总量不宜超过6~8g)，不宜过浓(浓度不超过40mmol/l，即3g/l))，不宜过快(滴速不超过20~40mmol/h)，不宜过早(一般以尿量超过40ml/d或500ml/d方可补钾)。

3. (1)轻者减慢输液滴速，重者立即停止输液，并及时通知医生；

(2)遵医嘱给予抗过敏药物或激素治疗；

(3)密切观察体温变化，患者寒冷时给予保暖，高热时进行物理降温；

(4)保留剩余药液和输液器进行检测，查找发热反应的原因。

4. (1)补充血容量，改善血液循环；

(2)补充红细胞，维持血红蛋白含量和红细胞携氧能力；

(3)补充各种凝血因子、血小板，改善凝血功能；

（4）补充抗体及白细胞，增强机体抵抗力，用于严重感染患者；

（5）补充血浆蛋白，维持胶体渗透压，用于低蛋白血症以及大出血、大手术的患者；

（6）排除有害物质，改善组织器官的缺氧状况。

第十八章

一、1. A　　2. B　　3. C　　4. A　　5. D　　6. A

　　7. C　　8. A　　9. A　　10. B

二、1. 采集标本的原则：

（1）遵照医嘱；

（2）充分准备；

（3）严格查对；

（4）正确采集；

（5）及时送检。

2. 采集全血、血清、血培养标时应注意：

（1）严格执行查对制度和无菌操作制度；

（2）采集标本的方法、采血量和时间要准确；

（3）肘部采血不要拍打患者前臂，止血带结扎的时间以 1 分钟为宜；

（4）严禁在输液、输血的针头处抽取血标本；

（5）真空管采血时，不可先将真空采血管与采血针头相连；

（6）采全血标本时，需注意加抗凝剂。抽血清标本须用干燥注射器、针头和干燥试管，避免溶血。采集血培养标本时，要防止污染，除严格执行无菌技术操作外，应检查培养基是否符合要求。

3. （1）尿常规：嘱病人留取翌日晨第一次尿液的中段尿，约 100ml 于标本瓶内。留取尿标本时，不可将粪便混于尿液中，以防粪便中的微生物使尿液变质。

（2）留取 12 小时或 24 小时尿标本，集尿瓶应放在阴凉处，根据检验项目要求在瓶内加防腐剂，防腐剂应在患者留尿后加入。按照医嘱在规定时间内留取，不可多余或少于 12 小时或 24 小时，以得到正确的检验结果。

第十九章

一、1. C　　2. D　　3. B　　4. B　　5. C　　6. D

　　7. B　　8. C

二、1. ABC　　2. ACE

三、1.（1）冷疗法的作用：减轻疼痛、降低体温、减轻局部充血或出血和控制炎症扩散 。

（2）冷疗法的禁忌：

①局部血液循环不良；

②慢性炎症或深部化脓病灶；

③组织损伤、破裂或有开放性伤口处；

④对冷过敏、心脏病、体质虚弱者；

⑤昏迷、感觉异常、年老体弱者、婴幼儿等；

⑥禁忌部位：枕后、耳廓、阴囊；心前区；腹部；足底。

2. 因该处血管丰富，面部静脉无静脉瓣，且与颅内海绵窦相通，热疗可使血管扩张，血流增多，导致细菌和毒素进入血液循环，促进炎症扩散，易造成颅内感染和败血症。

3.（1）经常检查热水袋有无破损，热水袋与塞子是否配套，以防漏水；

（2）特殊患者使用热水袋，应再包一块大毛巾或放于两层毯子之间，以防烫伤；

（3）加强巡视，做好宣教，定期检查局部皮肤情况，必要时床边交班；

（4）成人水温为60~70℃，昏迷、老人、婴幼儿、感觉迟钝，循环不良等患者，水温应低于50℃。

第二十章

一、1. C 　　2. D 　　3. A 　　4. A 　　5. A 　　6. A

7. A 　　8. C 　　9. C 　　10. A 　　11. B 　　12. C

13. C 　　14. A 　　15. C 　　16. D 　　17. A 　　18. B

19. C 　　20. B

二、1.（1）突然面色死灰、意识丧失；

（2）大动脉搏动消失；呼吸停止；

（3）瞳孔散大；皮肤苍白兼有紫绀；

（4）心尖搏动及心音消失；

（5）有心脏骤停的心电图表现，如心室颤动、心室停顿及心电—机械分离。

2.（1）按压时能扪及大动脉（颈、股动脉）搏动，收缩压维持在8.0kPa（60mmHg）以上；

（2）患者面色、口唇、指甲及皮肤等色泽由发绀转为红润；

（3）扩大的瞳孔再度缩小；

（4）出现自主呼吸；

（5）昏迷变浅，可有眼球活动，有时可有睫毛反射与对光反射，甚至手脚抽动，肌张力增加。

3.（1）患者呼吸和循环已有效恢复；

（2）心肺复苏进行30分钟以上，检查患者仍然无反应、无呼吸、无脉搏、瞳孔无回缩；

（3）环境安全危及到施救者；有合法医嘱或者家庭成员坚决拒绝抢救并签字为证。

4. 答题要点：心室颤动、心室扑动是最主要的适应证；无脉性室性心动过速；无法进行心电图或心电示波明确诊断，但不能排除心室颤动或室性心动过速的心脏骤停，不可盲目电除颤。

第二十一章

一、1. C 　　2. D 　　3. A 　　4. D 　　5. C 　　6. B

二、1. BCE 　　2. ABCDE 　　3. ABDE

三、1. 以照料为中心；维护人的尊严；提高临终生活质量；加强死亡教育使其接纳死亡；提供全面的照顾。

2.（1）生理反应：

①循环功能衰竭；

②呼吸功能减退（呼吸困难，痰液无法或无力咳出）；

③肌肉张力丧失；

④胃肠道功能减弱；

⑤感知觉、意识改变；

⑥意识改变清醒或改变。

（2）护理要点：

①改善循环与呼吸功能，包括吸氧、翻身拍背、舒适安全体位及必要的监测；

②重视疼痛管理；

③促进患者舒适；改善营养；

④减轻感、知觉改变的影响；

⑤病情观察。

3.（1）尸体护理的目的：

①使尸体清洁、姿势良好，以维持良好的外观；使尸体易于辨认；

②使家属得到安慰，减轻哀痛。

（2）尸体护理的注意事项：

①需经医生鉴别，确已死亡方能进行尸体护理；

②注意患者两人清点死者遗物，将贵重物品列出清单交护士长保存；

③对待患者家属，护士应具有同情心和爱心；

④及时进行尸体护理，以防尸体僵硬；

⑤维护死者隐私，同时注意减少对同病室其他患者情绪的影响；

⑥要尊重死者，严肃、认真地做好尸体护理。

第二十二章

一、1. C　　　2. C　　　3. A　　　4. D　　　5. E

二、1. ABCDE

三、1.（1）记录原则：及时；准确；完整；简要；清晰。

（2）管理要求：

①各种护理文件按规定定点放置，记录和使用后须放还原处；

②必须保持护理文件完整、整洁，防止污染、破损、拆散、丢失；

③患者和家属不得随意翻阅护理文件，不得擅自将护理文件带出病区；

④护理文件应妥善保存；

⑤患者本人或其代理人、死亡患者近亲属或其代理人有权复印或复制患者病历资料；

⑥当发生医疗事故纠纷时，应在医患双方同时在场的情况下封存或启封各种病历资料。

2.（1）病区交班报告书写顺序：

①用蓝黑钢笔书写眉栏各项，如日期、时间、病区、患者总数和入院、出院、转入、转出、手术分娩、病重、病危及死亡患者数等；

②先写离开病区患者（出院、转出、死亡），再写进入病区患者（入院、转入），最后写重点交班患者（手术、分娩、危重及有异常情况患者）。同一栏内按床号先后顺序书写报告。

（2）病区交班报告书写要求：

①应在经常巡视和了解患者病情的基础上认真书写交班报告；

②书写内容应客观、真实、重点突出、简明扼要；

③日间用蓝黑钢笔书写，夜间用红钢笔书写，字迹清楚，不得随意修改；

④书写完毕应注明页数并签全名；

⑤护士长应每班检查，符合质量后签全名。